Ruediger Dahlke

Aller guten Dinge sind 3
Mein Programm für mehr Gesundheit

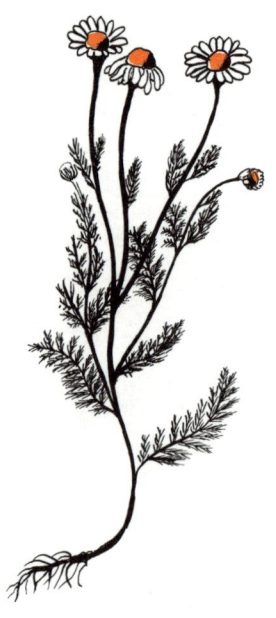

Ruediger Dahlke

ALLER GUTEN DINGE SIND

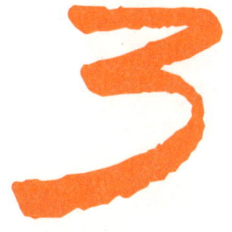

Mein Programm
für mehr Gesundheit

Bewegung ◆ Ernährung ◆ Entspannung

südwest°

Inhalt

4

Danksagung

Nach vielen Jahren mit Seminaren und Kursen über Bewegung, Ernährung und Entspannung danke ich meinem Freund *Baldur Preiml* für seine unzähligen Anregungen und Tipps. Er kommt aus der sportlichen, ich aus der philosophischen Richtung. Auf unserem gemeinsamen Weg, auf dem wir Programme zur Erhaltung der Gesundheit vermitteln, gibt es viele inhaltliche Überschneidungen.

Seinem Schüler, *Franz Mühlbauer*, danke ich für praktische Anregungen in vielen gemeinsamen Seminaren. *Dorothea Neumayr* gilt mein Dank für Korrekturen, *Isabella Kortz* für die gute Zusammenarbeit bei der Erstellung des Buches, *Christian Weiß* für Fotos und Cover.

Meinen Seminarteilnehmern und Patienten danke ich für das entgegengebrachte Vertrauen und die vielen Ideen und Anregungen, die sie mir über die Jahre schenkten und die so manche Korrektur zur Folge hatten.

Vorwort

Bewegung, Ernährung, Atmung, Umweltbewusstsein und Entspannung bilden das körperliche Fundament unseres Lebens. Wo nur ein Punkt davon ganz ausfällt, erleiden wir mehr oder weniger rasch Schiffbruch. Wer aufhört zu atmen, beendet damit sein Dasein hier. Aber auch wer sich nicht mehr bewegt, kann nicht weiterleben, denn die Muskeln würden sich abbauen und ganz ohne sie geht gar nichts. Wer sich überhaupt nicht mehr ernährt, hört ebenso auf zu leben wie jener, der gar keine Entspannung zulässt. Schon wer »nur« aufhört zu träumen und damit das Geschehen des Tages nicht mehr verarbeitet, verfällt unweigerlich dem Wahnsinn. Die Menschheit demonstriert gerade, wohin die Missachtung der Umwelt im großen Stil führt. Einzelne haben bereits gezeigt, dass das Fehlen jeden Umweltbewusstseins mit dem Leben unvereinbar ist.

Bei all dem haben wir also gar nicht die Wahl, ob wir uns entspannen, atmen, ernähren, bewegen und um die Umwelt kümmern, sondern nur, in welcher Form wir das tun. Nur dann, wenn all das im grünen Bereich bleibt, geht es uns gut und können wir unser Leben genießen. Dahin will dieser ganzheitliche Gesundheitsratgeber führen. Kurz und prägnant, einfach und klar, vieles weglassend, ohne Wesentliches zu unterschlagen, will ich Wege zu einem gesunden, erfüllten Leben aufzeigen, die leicht zu verwirklichen sind und dabei doch neue Perspektiven schaffen.

Durch Anwenden einfacher, aber äußerst wirkungsvoller Regeln können Sie jederzeit Ihre Lebensfreude steigern.

Der Körper ist natürlich nur die eine Seite, aber immerhin doch die Basis unseres Lebens. Ohne Grundlage und sichere Basis lässt sich nichts aufbauen und so ist die Seele auf den Körper angewiesen oder, wie es *Teresa von Avila* sagte: »Lasst uns gut sein zum Körper, damit die Seele gern in ihm wohne.« Ausgehend von diesem Gedanken werde ich erklären, warum wir einiges umstellen, anderes weglassen und manches neu entdecken sollten, um uns und unser Leben auf sicherer Basis voranzubringen. Auch wenn Sie bisher lieber auf dem Sofa saßen als durch Parks zu joggen, wenn Ihnen Fast Food praktischer erschien und näher lag als Obst und Gemüse, Sie eher ein Couch-Potato denn ein Marathonläufer waren, umsteigen und einsteigen in dieses ganzheitliche Gesundheitsprogramm kann jeder jederzeit.

Wer sich bisher kaum um seine Gesundheit mittels Ernährung und Bewegung gekümmert hat, wird sogar mit wenig Einsatz besonders große Fortschritte machen und sie verbessern. Vor allem wird dabei aber auch mehr Spaß am Leben herausspringen. Allerdings gilt es auch zu erkennen, wann und wo es des Guten zu viel wird. Wer sich und sein ganzes Leben nur noch rund um Ernährung oder Bewegungsprogramme, Entspannung oder Sport herum organisiert, übertreibt und übersieht noch Wesentlicheres. Kein Fundament im Leben zu haben, ist gefährlich, aber nur noch am Fundament zu arbeiten, ist absurd. Aber keine Angst: Auch wenn es mein erklärtes Ziel ist, Spaß an einem lebendigen Leben zu vermitteln und diesem eine verlässliche, lustvolle Basis zu geben, werde ich auf die wichtigsten Fallen und häufigsten Fehler hinweisen und wie man sie mit Witz und Engagement umgehen kann.

Jeder kann jederzeit mitmachen, denn jeder hat Kondition, was ja nichts anderes als Zustand heißt. Dieser Zustand wird sich automatisch verbessern, sobald man in Bewegung kommt – sowohl körperlich als auch geistig. Und da sich beide Bereiche ergänzen und unterstützen, werde ich häufig körperliche Übungen mit geistigen Inhalten verbinden. So wie es umgekehrt Sinn macht, bei geistiger Anstrengung den Körper mit ins Spiel (des Lebens) zu bringen.

Für ein neues Leben ist es nie zu spät, so alt kann man gar nicht werden. Aber man kann natürlich mit Genuss älter werden und dabei nicht nur reifer, sondern auch beweglicher – wiederum körperlich und geistig. Wo Anti-Aging lockt, weil es zum Beispiel gut schmeckt und Spaß bringt, bekommt es ebenfalls Platz in diesem Gesundheitsratgeber, wobei es natürlich mehr um Qualität als um Quantität gehen wird. Ein langes, langweiliges Leben mit quälenden Maßnahmen, die das Ende immer weiter hinausschieben, ist kein sinnvolles Ziel. Schon weil es nicht sinnlich ist, bleibt es sinnlos. Im Übrigen ist es gar nicht schwer, älter zu werden – das geht praktisch ganz von selbst. Aber um dabei innerlich und äußerlich jung und vital zu bleiben, braucht es ein paar Tricks und etwas Humor. Es gilt nur einige – in mancherlei Hinsicht teure – Holzwege zu vermeiden und durch

> *Wenn das Leben so viel Spaß macht, darf es auch ruhig länger dauern.*

günstige Maßnahmen zu ersetzen, wie auch durch
den einen oder anderen Trick, der gratis ist.

Motivation in modernen Zeiten

Motivation ist das Zauberwort geworden. Darin steckt das Wort »Motiv«, was Bild bedeutet. Wir
brauchen also Bilder, um voranzukommen, Bilder von
dem, was wir erreichen wollen, Bilder von uns, die zeigen, wie wir aussehen werden, wenn wir unseren Traum
von uns selbst verwirklicht haben. Der Bereich der Entspannung, der
Dritte im Bunde unserer drei guten Dinge, kann uns hier helfen,
über die Technik der geführten Meditation jene inneren Bilder zu
entwickeln, die wir äußerlich verwirklichen wollen. Die CD, die hinten im Buch zu finden ist, wird den notwendigen Rahmen liefern,
dieses Selbstbildnis in der eigenen, inneren Seelen-Bilder-Welt zu er-
schaffen, sodass wir uns das erstrebenswerte Ziel dieser Reise ständig
vor Augen führen können.

Um uns in Form zu bringen, brauchen wir ein eigenes Körperbild, das uns gefällt, das uns reizt, mit dem wir uns gerne und ge-
nussvoll identifizieren können. Gesundheit kann sich dabei in
einer entsprechend anziehenden Ausstrahlung zeigen. Das
richtige Größenverhältnis zwi-
schen Motivation und Ausreden bestimmt den Erfolg jeden
Gesundheitsprogramms. Heutzutage wissen viele Menschen
um die Notwendigkeit von Bewegung und Entspannung, aber
wenn die Ausreden die Oberhand behal-
ten, wird trotzdem nichts geschehen. Wer über viele gute Ausreden
verfügt, weil er sich zum Beispiel in eine wichtige, verantwortungs-
volle Position gebracht hat, wo er ständig von vielen gebraucht wird,
bedarf einer enormen Motivation, um gegen seine eindrucksvollen

Wir brauchen innere Bilder, um das zu erreichen, was wir uns am meisten wünschen.

Ausreden bestehen zu können. Wer dagegen nur wenige Ausreden hat, braucht gar nicht so viel Motivation, um sich und seine Gesundheit weiterzuentwickeln. Das Kräfteverhältnis zwischen Motivation und Ausreden ist also von Anfang an und für jede Phase eines Gesundheitsprogramms entscheidend.

Die meisten Menschen kennen nur ansteckende Krankheiten, wie sie von der Schulmedizin propagiert und von entsprechenden Panik-Spezialisten besonders während der letzten Jahre für eigene Zwecke immer wieder ins Spiel gebracht wurden. Nach SARS, der gefährlichen asiatischen Lungenentzündung, die wir knapp überlebt haben, der Vogelgrippe, der wir haarscharf entronnen sind, durch

Wählen Sie zwischen ansteckender Krankheit oder ansteckender Gesundheit.

konsequenten Verzicht aufs Vögeln mit Vögeln, hat die Zunft der Panikmacher sich etwas Neues einfallen lassen: die Schweinegrippe. Diese ist nun tatsächlich von Mensch zu Mensch übertragbar und man muss nicht mehr direkt am Verstand der Angstmacher zweifeln. Aber ob dieses neue, an alle Wände gemalte Grauen für uns in Europa wirklich bedrohlich wird, darf doch bezweifelt werden.

Jedenfalls hat diese Angstkampagne – wie die vergangenen – wieder den Effekt, Menschen nicht nur gefügig für die Politik der Angstmacher, sondern immunologisch anfälliger zu machen. Das ist die eigentliche Gefahr. In »normalen« Jahren sterben in Deutschland zwischen 5000 und 8000 Menschen an »normaler« Grippe. Die Grippewelle zu Beginn des Jahres 2005 hat – laut Angaben des Robert-Koch-Instituts – in Deutschland 15 000 bis 20 000 Menschen das Leben gekostet. Man fragt sich, warum also solch eine Panik, wo doch die Schweinegrippe im Vergleich eher harmlos erscheint. Allein in Deutschland ereignen sich jährlich 17 000 Todesfälle durch vermeidbare Fehler im Krankenhaus und 25 000 Personen erliegen den Nebenwirkungen von Medikamenten. Diese Menschen wären nicht gestorben, hätten sie diese Medikamente nicht genommen und die Ärzte diese Fehler nicht gemacht.

Es gäbe also tatsächlich Grund zur Angst, aber macht es wirklich Sinn, Angst und Panik zu schüren? Aus ärztlicher Sicht keinesfalls! Jeder hat natürlich seine Schuldigen: Für Schulmediziner sind es böse Viren, vor denen sie uns nur unter Einsatz ihres Arsenals an Impfungen und Medikamenten wie dem angeblichen Grippe-Hit Tamiflu so knapp retten können. Einer der behördlichen Zulassungs-Prüfer von Tamiflu soll gesagt haben: »Ein Placebo mit gefährlichen Nebenwirkungen«. Der Mann wurde angeblich bald ersetzt. Die Globalisierungsgegner von Attac finden ihre Schuldigen in einer großen mexikanischen Schweinemästerei, wo unter unmenschlichen Bedingungen Tiere zur Schlachtreife gequält werden und wo sich – bei großem Aufwand an Chemie – eher Resistenzen und Mutationen ergeben. Aber ganz unabhängig von der Schuldfrage wäre die Lösung eigentlich einfach: Nach BSE, Vogelpestgrippe, Schweinepest und -grippe könnten wir aufhören, (in diesem Ausmaß) Fleisch zu essen. So ersparten wir uns auch gleich all die Stress- und Angsthormone der Schlachttiere. Vor allem aber müssten wir unsere Abwehrkraft steigern, anstatt sie medial durch Angstverbreitung schwächen zu lassen. Also meiden Sie – wegen der unübersehbaren Nebenwirkungen wo immer möglich – Schulmediziner und ihre Pharmaka, Impfungen und Industriefutter, aber auch auf Panik spezialisierte Nachrichtensendungen. Lassen Sie es sich und Ihrem Immunsystem stattdessen gut gehen.

Das ist recht einfach und dieses Buch kann den Weg dazu bereiten, der eher über Mittagsschlaf und besser noch »Tiefenentspannung«, Bewegung im Sauerstoffgleichgewicht führt und die Produktion von genug Wachstumshormon (HGH) und ausreichend Wohlfühlhormon (Serotonin) zur Anhebung der Lebensstimmung

Wir können uns von guten Ideen und Gedanken anstecken lassen.

fördert. Steigt aber die Stimmung, wächst auch die Abwehrkraft. Wir haben es selbst in der Hand, uns von Ideen und guten Gedanken anstecken zu lassen und die Weichen in Richtung Gesundheit zu stellen.

Mein erklärtes Ziel in diesem Buch ist es, Sie mit gesundmachenden Gedanken und Fantasien zu infizieren, sodass diese im wahrsten Sinne des Wortes in Fleisch und Blut übergehen. Sie mit Bildern von sich selbst zu infizieren, wie Sie Ihr volles Potenzial ausschöpfen und sich in der für Sie möglichen, optimalen Gestalt verwirklichen. Wenn Sie sich von diesen gesunden Vorstellungen anstecken lassen, werden Sie im Gegenzug resistenter werden gegen die weiterhin zu erwartende Angstmache. Das Interessenkartell aus Pharmaindustrie und der in ihre Abhängigkeit geratenen Schulmedizin wird es mit seinen Panikattacken wohl leider auch künftig schaffen, Medien und Presseorgane vor seinen Karren zu spannen.

Wir haben noch immer sehr viel Freiheit und ich kann hier schreiben, was ich will. Aber eine freie, unabhängige Presse haben wir schon lange nicht mehr. So werden zum Beispiel die Printmedien über die Bezahlung oder den Entzug von Anzeigen gefügig gemacht.

Wer sich für den Gedanken ansteckender Gesundheit öffnet, hat gute Karten, sein Leben in einem seinen Möglichkeiten entsprechend optimal ausgestatteten Körperhaus bei anmachender Vitalität und Lebensfreude zu genießen. Die dazu notwendigen inneren Bilder sind ebenso leicht zu finden wie anzunehmen, da sie Spaß machen. Fast jeder Mensch hat Lust, das Beste aus sich herauszuholen. Auf alle Fälle jeder, der bis hierher gelesen hat. Sie also höchstwahrscheinlich! Die ideale Hilfe dazu bietet die zugehörige CD.

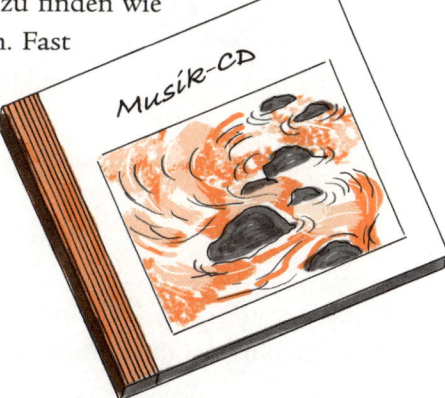

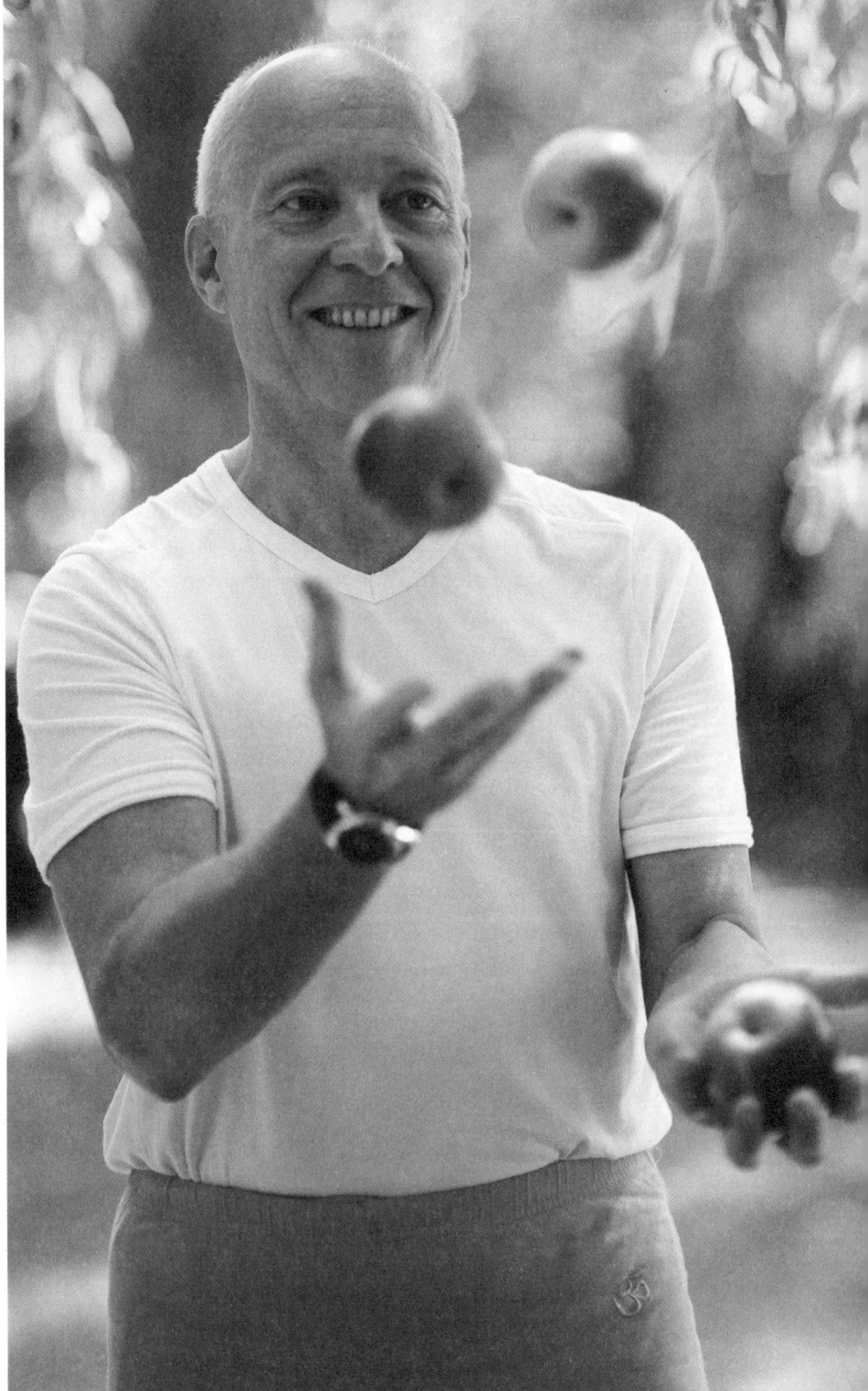

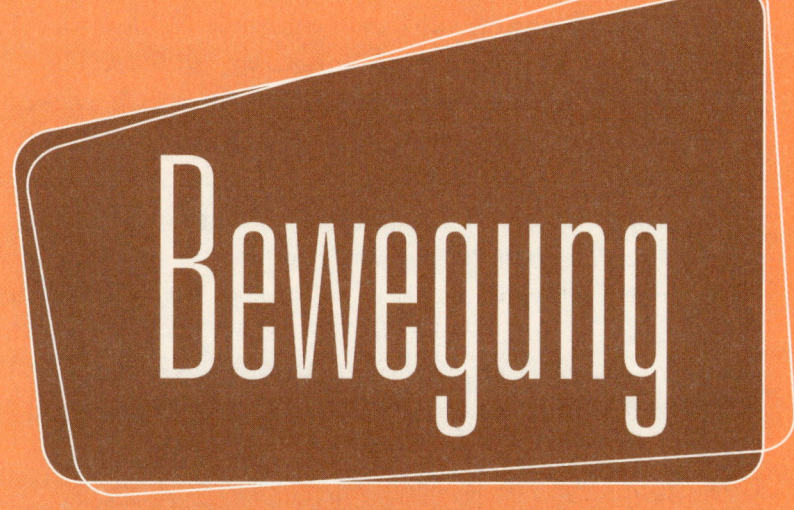

Bewegung

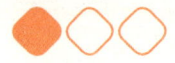

Ein Wunderwerk

Ein Kind wachsen und sich bewegen zu sehen, kann uns das Wunder des Lebens deutlich vor Augen führen. Trotz modernster Technologie und der sich daraus ergebenden Selbstüberschätzung können wir nicht einmal einen einzigen menschlichen Finger konstruieren oder auch nur einen Grashalm kopieren. Ob wir die Evolution oder Gott als Schöpfer für all diese unnachahmlichen Wunder verantwortlich machen, die uns die Schöpfung enthüllt, wenn wir nur unsere Augen dafür öffnen, bleibt sich gleich. Dass wir uns an die Fülle dieser natürlichen Wunder im Mikrokosmos unseres Körpers und im Makrokosmos der uns umgebenden Natur gewöhnt haben, ändert nichts an deren Einzigartigkeit.

Unser Körper ist mit seiner Vielzahl an Muskeln, die alle wie kleine wundervolle Motore wirken, ein beispielloses Wunderwerk, selbst

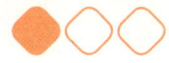

wenn wir nur diese mechanische Seite betrachten. Diese Wunderwelt an Bewegungsmöglichkeiten nehmen wir in der Regel so lange als Selbstverständlichkeit hin, bis etwas nicht mehr funktioniert. Dann erst werden wir aufmerksam und merken, was wir verloren haben. Lediglich die wenigen Menschen, die ihr Leben feiern und ihre Begeisterung in verschiedenen Formen von Ekstase ausdrücken, sind da anders. Sie leben auf einem hohen Bewusstseinsniveau und nehmen auch die kleinen Dinge, die jeder Augenblick bietet, intensiv wahr. Damit entsprechen sie dem Zen-Meister, der auf die Frage, wie er es schaffe, so heiteren Gemüts ein so kontemplativ bewusstes Leben zu führen, antwortete: »Wenn ich

Das Leben ist ein Wunder und Bewegung ist eines seiner wesentlichen Charakteristika.

sitze, sitze ich, wenn ich gehe, gehe ich, und wenn ich esse, esse ich.« – »Aber das tun wir doch auch!«, entgegneten die Schüler. Der Zen-Meister aber antwortete: »Im Gegenteil, wenn ihr sitzt, denkt ihr schon ans Aufstehen, wenn ihr aufsteht, denkt ihr schon ans Gehen, und wenn ihr geht, schiebt ihr euch schon den ersten Bissen zwischen die Zähne.«

Der berühmte Augenblick enthält das Geheimnis. Wem es gelingt, ganz entspannt im Hier und Jetzt zu leben, statt völlig verspannt im Wenn und Aber, der hat gute Chancen, sein Leben ekstatisch zu genießen und in jeder Form von Bewegung aufzugehen.

Genießen Sie also den Augenblick in jeder Bewegungsphase, und wenn das nicht gelingt, suchen Sie weiter nach der zu Ihnen passenden Bewegungsart, die so viel Freude macht, dass Sie wirklich dabeibleiben können.

Wenn wir uns des Wunders unseres Körpers in der Fülle seiner Ausdrucksmöglichkeiten erst bewusst werden,

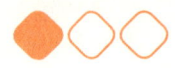

wenn eine davon ausfällt, ist es wirklich recht spät. Außerdem ist es schade, wenn wir ihn erst über seine Missfunktionen wahrnehmen. Gerade in seinen gesunden Möglichkeiten liegen solche Chancen! Wer schon einmal ausgelassen getanzt hat oder beim Sport in eine Art Bewegungsrausch geraten ist, kennt dieses Wunder aus eigener Erfahrung. Beim Skifahren federleicht durch den Tiefschnee zu schweben und mit kleinsten Gewichtsveränderungen seinen Weg zwischen tief verschneiten Latschen zu nehmen, erhebt das Bewusstsein. Den Wind in den Händen über die Wellen des Meeres zu tanzen und mit elegantem Schwung und voller Beschleunigung in eine Powerhalse zu fahren, verändert nicht nur die Richtung des Surfboards, sondern das Leben des Surfers. Es wird leichter als er selbst, wenn er aus der Kurve gleichsam herauskatapultiert wird. Der Reiter, der im gestreckten Galopp unter sich das Pferd mehr ahnt als spürt, dessen Schenkel längst eins mit dem mächtigen Leib des Pferdes geworden sind, findet das Glück dieser Erde auf dem Rücken der Pferde.

Genießen Sie den Augenblick

Ob um der Bewegung selbst willen oder getragen von bewegender Musik, das Leben könnte solch ein berauschender Tanz sein, wenn wir uns ihm hingeben und mittanzen würden. Unser Körper und die Chance, ihn in Bewegung wahr- und wichtig zu nehmen, ist viel zu wertvoll, um bewusstlos abzuwarten, bis er schmerzt oder nicht mehr wie gewohnt funktioniert. Ihm erst dann Aufmerksamkeit zu schenken, ist eine dumme Form von Knauserigkeit, eigentlich nur ein Programm für Menschen, die sich nichts gönnen können.

Wer sich mit den kommenden Übungen bewusst Bewegung schenkt, wird nicht nur Bewusstheit, sondern auch Lebensfreude und vielleicht sogar Ekstase ernten. Das Wort bedeutet »außer sich« sein. Wer so weit kommen will, muss natürlich weit gehen und sich ein ganzes Stück

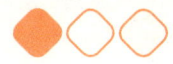

weit hinauslehnen. Bewegung bringt unseren Stoffwechsel in Gang, aktiviert die Atmung und damit das Zwerchfell, das wiederum die Därme massiert und so die Verdauung anregt. Außerdem fördert Bewegung unsere Beweglichkeit auch im übertragenen Sinn. Sogar auf das Angebot an Neurotransmittern hat sie Einfluss. Wer sich einige Zeit intensiv und in einem für ihn idealen Bereich bewegt hat, kennt das Wohlgefühl, das wie eine anschließende Belohnung erscheint. Wer schon die Bewegung davor genossen hat, ist einfach der glücklichere Mensch.

Dummerweise bewegen sich immer mehr moderne Menschen immer weniger. Wer nicht gerade Sportler ist, hat sich alle mögliche Bewegung abgewöhnt. Er fliegt und fährt Auto, Rolltreppe und Aufzug. Körperliche Betätigung haben wir im hoch industrialisierten Westen kaum noch nötig. Dabei wäre sie so *not*wendig. Früher kamen wir ohne Bewegung nicht an Nahrung heran,

Wer sich bewegt, atmet auch tiefer und ergiebiger und verschafft seinem Körper genug vom Lebenselixier Sauerstoff.

heute geht das spielend und oft nebenbei. Wer sich aber nicht mehr bewegt, atmet mit der Zeit auch flacher und der Organismus wird unterversorgt mit seiner Hauptenergie Sauerstoff. Insofern müssten die Bewegungsmuffel wenigstens Atemtherapie machen, aber auch da herrscht Fehlanzeige. Wer schon keine Lust mehr auf Bewegung hat, wird von sich aus kaum Atemübungen als Ersatz einführen.

Allenfalls wenn Ärzte Bewegung in Form von Krankengymnastik verordnen, wird ihr wieder bewusst Raum und Zeit eingeräumt. So bleibt dem Körper vieler moderner Menschen eigentlich gar nichts anderes übrig, als über schlechte Funktion, über Blockaden, Widerstände und Ausfälle die notwendige Beachtung zu suchen. Wenn die Anwohner einer verkehrsreichen Durchgangsstraße diese blockieren, bekommen sie plötzlich Aufmerksamkeit. Solange sie sich brav

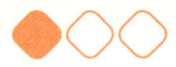

vergiften lassen, kümmert sich niemand um ihr Anliegen. Ähnlich ergeht es dem Organismus, der – über lange Zeiten ignoriert – irgendwann die Notbremse zieht. Jetzt wird er wahrgenommen und so lange mit Sorgfalt behandelt, wie er schlecht funktioniert. Macht er keine Probleme mehr, kümmern wir uns nicht mehr um den Körper. So erziehen wir den Organismus in die falsche Richtung und programmieren ihn geradezu auf Störungen.

Ähnlich ergeht es Kindern, die die Beachtung und Zuwendung ihrer Eltern nur bei Krankheit bekommen. Das führt geradezu zum Erlernen und Beibehalten von Krankheitsmustern. Beispielsweise kann Asthma bronchiale auf diese Art erlernt werden, wie Forschungen zeigten. Wenn ein Kind, um das sich die Mutter nicht viel kümmern konnte, merkt, dass es durch schlimmen Husten die Mutter tagelang ganz für sich haben kann, wird es unter diesem Husten gar nicht mehr so leiden. Wenn dieser sich über Wochen hinzieht und in eine Bronchitis übergeht, verlängert das ja auch die so ersehnte Zweisamkeit. Ein guter Grund also, diesen Zustand aufrechtzuerhalten. Die erschreckende Botschaft aber, die so gelernt wird, lautet: Du bekommst, was du brauchst, wenn du krank bist.

Durch Aufmerksamkeit auf den gesunden Organismus können wir ihn im idealen Zustand halten.

Wie viel geschickter wäre es da, schon dem gesunden Organismus Aufmerksamkeit zu schenken, um ihn in seinem idealen Zustand zu halten! Oder auch eine gesunde Verfassung bewusst noch weiter zu verbessern! Hier liegt der hohe Wert von Körperübungen, die die Bewusstheit auf den Körper lenken, wie das östliche Tai-Chi, Qigong und Hatha-Yoga oder auch Übungen aus dem westlichen Kulturkreis nach *Moshé Feldenkrais*, *Francis Alexander* oder *Milton Trager*, auf die wir noch zu sprechen kommen.

Wenn der Organismus Alarm schlägt, ist diese wundervolle Chance schon vertan, aber nicht für alle Zeiten. Jeder Schmerz, Aus-

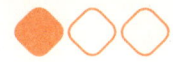

fall, aber auch schon eine (Muskel-)Schwäche beinhaltet die große Chance, jetzt selbst etwas für die Gesundheit zu tun, bis der entstandene Schaden behoben ist, und dann gleich nahtlos weiterzumachen und so mit geringem Aufwand weiteren Problemen vorzubeugen. Wir müssen uns nur bewusst und freiwillig um unseren Körper kümmern, sodass er erst gar nicht auf die Idee kommt, sich über Blockaden und Beschwerden fehlende Aufmerksamkeit zu verschaffen. Wer rechtzeitig auf die Zeichen und Hinweise seines Körpers achtet, braucht sich von ihm nicht »anschreien« zu lassen. Schmerzen sind ja nichts anderes als ein Aufschrei des Körpers beziehungsweise seines Gewebes, das nicht bekommt, was es dringend zum Leben braucht, wie etwa Durchblutung oder Sauerstoff. Beides verschaffen wir dem Organismus durch ausreichende Bewegung.

Zu wenig Bewegung macht krank

Ein wenig verstehen wir uns alle darauf, die Zeichen und Symptome unseres Körpers zu deuten. Denn wenn er Durst, Hunger oder Lust meldet, beachten wir das und wissen, dass wir über kurz oder lang diesen Bedürfnissen besser nachgeben. Wenn wir nicht trinken, spüren wir sehr schnell die negativen Konsequenzen des Austrocknens und wissen, dass es uns langfristig umbringen kann. Wenn wir dem Bewegungsdrang nicht nachgeben, sondern ihn unterdrücken, können wir genauso sicher davon ausgehen, dass wir langfristig bewegungsunfähig und krank und letztlich daran zugrunde gehen werden. Es würde nur länger dauern. Dieser Zeitfaktor aber ist es, der vielen Menschen die Illusion gibt, sie könnten ohne ausreichende Bewegung davonkommen. Wir kommen auch davon, aber nicht mit dem Leben. Zu wenig Bewegung macht eindeutig krank.

Wer aber zum Beispiel jeden Morgen nur fünf Minuten Gymnastik macht, erspart sich nicht selten spätere Krankengymnastik, die jedenfalls viel weniger vergnüglich ist. Das Ziel dieses Buches aber ist, eine Art von Bewegung zu vermitteln, die sogar Freude macht. Der freiwillige Weg hat außerdem den Vorteil, dass Sie sich selbst

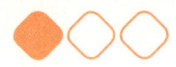

aussuchen können, wie Sie vorbeugen wollen. Das macht Spaß und weckt die Lebensgeister. Ob Sie ganz für sich allein trainieren oder sich einer Gruppe anschließen, ob Sie als Morgenmensch gleich früh ihren Körper auf Trab bringen oder lieber abends beim Waldlauf entspannen, das liegt in Ihrer Hand und natürlich in Ihren Füßen. Tatsächlich ergibt sich hier ein Weg echter Vorbeugung. Wir bewegen uns mit Lust, bevor wir von Schmerzen oder lästigen bis unerträglichen Ausfällen dazu gezwungen werden. »Gymnastik statt Krankengymnastik« könnte die Devise auch lauten. All die vielen inzwischen schon wieder sehr umstrittenen sogenannten Vorsorgeuntersuchungen der Schulmedizin sind in Wirklichkeit gar keine, denn sie setzen darauf, schon eingetretene Probleme möglichst früh zu erkennen. Früherkennung ist natürlich besser als Spätererkennung, hat aber mit Vorbeugung gar nichts zu tun.

Gegen Früherkennung an sich ist natürlich nichts einzuwenden, wenn sie sich sicherer und unschädlicher Methoden bedient, wie es leider selten der Fall ist. Die im Rahmen der Brustkrebsfrüherkennung eingesetzte Mammografie ist aufgrund der dabei verwendeten weichen Röntgenstrahlung so gefährlich, dass ich dringend davon abraten würde. Andere Maßnahmen wie die Pap-Abstriche und die sogenannte Prostata-Vorsorge sind so unsicher, dass sie wegen einer Überfülle an falschen und übertriebenen Diagnosen selbst von immer mehr Schulmedizinern abgelehnt werden. In England ist Letztere seit vielen Jahren abgeschafft.

Faszination Bewegung

Rechtzeitige Bewegung ist dagegen echte Vorbeugung, weil sie eine ganze Reihe von Symptomen und Krankheitsbildern vermeiden helfen kann. Deren Kette reicht von Muskelschwund und Osteoporose bis zur Herzinsuffizienz. Vor allem ist das dann der Fall, wenn die jeweilige seelische Komponente im Sinne von »Krankheit als Symbol« mitbeachtet wird. Vorbeugung ist also viel besser als gar keine Bewegung.

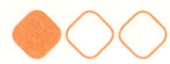

Sehnsucht nach positiven Körpergefühlen steckt hinter vielen Aktionen, ohne dass wir das sofort erkennen. Die meisten Sportler dürften diese Triebfeder haben, denn all die Millionen Skifahrer, Windsurfer und Tennisspieler erwarten realistischerweise keine Goldmedaillen mehr oder materielle Vergütungen für ihren oft bewundernswerten Einsatz. Ihr Lohn sind ein gutes Körpergefühl und die Freude an fließender, harmonischer Bewegung, an Geschwindigkeit und der Leichtigkeit des Seins. Wir können unseren Körper natürlich genießen, wenn er keine Probleme macht. Genau wie wir es genießen, wenn Schmerzen nachlassen, wenn wir uns von Beschwerden wieder erholen und unsere Kräfte zurückgewinnen.

Es stellt sich allerdings die Frage, ob wir unser Leben überhaupt genießen wollen? Man könnte zum Beispiel daran zweifeln, wenn man an die vielen Skifans denkt, die immer denselben Hang hinuntersausen, um sich nach endlosem

> *Der Lohn besteht in einem guten Körpergefühl und der Freude an fließender, harmonischer Bewegung.*

Anstehen am Lift wieder hinaufhieven zu lassen und das offensichtlich sinnlose Spiel zum x-ten Male von Neuem zu beginnen. Oder an die Windsurfer, die von einer Powerhalse zur nächsten immer dieselbe Stelle eines Sees überqueren, während ihre Familien am Ufer im Wind frieren.

Fragt man aber den einzelnen Surfer oder Skifahrer nach seinem seltsam erscheinenden Verhalten, kommt der nicht selten ins Schwärmen, spricht von Empfindungen, die von eindrucksvollen bis in spirituelle Dimensionen reichen. Selbst ganz nüchterne Menschen finden ungewohnte Worte für aufputschende Erfahrungen von Geschwindigkeit und Schwung. Die Leichtigkeit und das erhebende Gefühl, wenn das Surfboard ins Gleiten kommt und sie den Wind in den Händen halten, oder das unglaubliche Freiheitsgefühl, wenn man sich im tiefen Schnee von der Schwerkraft zu lösen scheint und sich einfach treiben lassen kann, bringen sie zum Schwärmen.

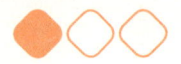

Geschwindigkeit und Schwerelosigkeit, Gefühle des Schwebens und der Leichtigkeit scheinen uns unserer Bestimmung näherzubringen. Die Beschwernisse des Alltags bleiben zurück, während spürbar wird, wie lebendig wir sind und wie die Lebensenergie frei durch den Körper pulsiert. In solchen Momenten ist man im Reinen mit sich, spürt den Wind im Haar und das Prickeln auf dem Gesicht, während die Muskeln sich in geschmeidiger Aktion koordiniert und harmonisch bewegen. Obwohl die Situationen oft nicht ungefährlich sind, wähnen wir uns in solchen Momenten sicher aus eigener Kraft und fühlen uns in uns selbst geborgen.

Die Leichtigkeit des Seins

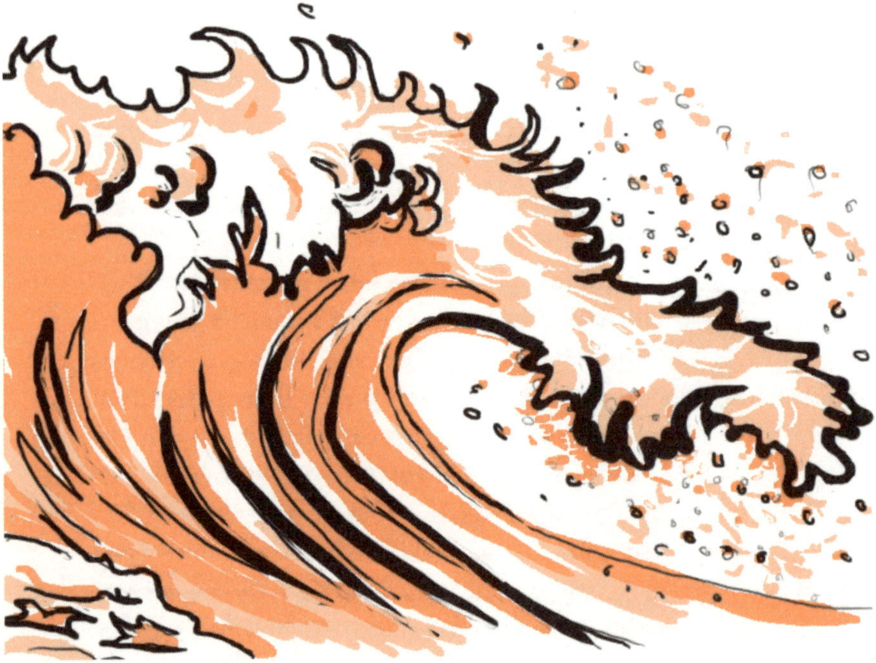

So ergeben sich unvergleichliche Momente, in denen man im Einklang ist mit sich und den Elementen. Viele Sportarten ermöglichen solche Erfahrungen. Ob wir tauchen oder bergsteigen, reiten

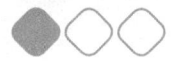

oder kiten, wichtig allein ist das Gefühl absoluter Präsenz im jeweiligen Augenblick und das Fehlen aller Widerstände. Letzteres ist auch die überzeugendste Gemeinsamkeit aller Gipfelerlebnisse. Ihnen ist das Verschwinden aller Widerstände gemeinsam. Im Einklang mit sich und den Elementen, wie so oft bei rauschhafter Bewegung, treten solche Erfahrungen gar nicht so selten auf.

Vergleicht man Erleuchtungserlebnisse, wie sie uns in Fülle aus dem Osten und vereinzelt auch im Westen berichtet werden, so fällt auf, dass sie sich ebenfalls enorm in den verwendeten Meditationstechniken und den äußeren Begleitumständen unterscheiden. Übereinstimmend aber sind auch hier immer das Fehlen aller Widerstände und das Eintauchen in die Gegenwart des Hier und Jetzt. In diesem magischen Moment, in dem Vergangenheit und Zukunft in die Gegenwart münden, gibt es keine Widerstände, sondern völlige Bewusstheit für das augenblickliche Sein im Körper. Der kann dann – wie begeisterte Menschen von diesem Zustand schwärmend berichten – zum Tempel der unsterblichen Seele werden. Im Taschenbuch *Schwebend die Leichtigkeit des Seins erleben*[1] habe ich entsprechende Seins-Zustände und Wege zu ihnen ausführlich beschrieben.

Solch magische Momente werden als Befreiung empfunden – nicht nur, aber auch weil sie tatsächlich alle Widerstände lösen. Daraus lässt sich schließen, dass Erleuchtung mit Widerstand unvereinbar ist. So sehen es die einen. Es könnte aber auch heißen: Wann immer man kein Erleuchtungserlebnis hat, befindet man sich im Widerstand.

Da jeder Gedanke an Vergangenheit und Zukunft immer zugleich ein Im-Widerstand-mit-der-Gegenwart-Sein bedeutet, ist das auch leicht möglich. Der Weg zur Befreiung ist damit der Weg aus dem Widerstand in den Augenblick oder der Weg aus der Unbewusstheit in die Bewusstheit. Das hört sich kompliziert an, aber dieser Weg lässt sich mithilfe verschiedener Techniken verwirklichen.

Diese können sowohl aus dem Bereich spiritueller Traditionen stammen als auch aus sportlichen Übungsprogrammen. Letzteres ist allerdings noch seltener der Fall, weil Sport auf diese Weise selten

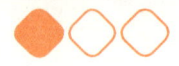

bewusst genutzt wird und sich daraus bei uns auch nie eine Tradition entwickelt hat. Im Osten dagegen sind Wege wie der des Tai-Chi-Chuan oder des Kung-Fu tief in den jeweiligen Traditionen verankert und verbinden körperliche Übungen mit spirituellen Absichten.

Spiritualität, Sport und Männlichkeit

Der Weg von körperlicher Bewegung zu spiritueller Erfahrung ist naheliegend. Solche im tiefsten Sinne seelischen Erfahrungen werden im Westen aber meist nur verschämt eingestanden. Wenn auch in Wirklichkeit gar nicht so selten, gelten sie doch als Ausnahme und spielen im vom Leistungsgedanken beherrschten Sport keine Rolle. Auch Schul- und Breitensport sowie Fitnessübungen werden bei uns meist ohne Verbindung zur spirituellen Dimension betrieben. Das ist bedauerlich und unnötig, wie indische Yoga-, chinesische Tai-Chi- oder japanische Aikido-Traditionen zeigen. Es reicht eine einzige Seins-Erfahrung, um auf Dauer motiviert zu sein und sich immer wieder auf die Suche nach Ähnlichem zu begeben. Würde das Millionenheer der Freizeit- und Hobbysportler über seine tieferen Beweggründe Rechenschaft ablegen, kämen wohl gar nicht so selten spirituelle Motive ans Licht oder zumindest zu anderen Motivationen hinzu wie das Erlangen von Fitness oder der Idealfigur.

Vom Körper zur Seele

So wunderbar und hilfreich solche Seins- oder Einheitserfahrungen für die Motivation sind, so wenig lassen sie sich erzwingen. Der archetypisch männliche Pol, der die »Machergesellschaft« beherrscht und alles unter seine Kontrolle bringen will, hat hier Probleme. Denn ein Eintauchen in den Augenblick wird nur möglich durch Loslassen von allem Wollen, Sollen und Kontrollieren und damit von der einseitigen Fixierung auf das männliche Prinzip.

Nun lässt sich kaum von jemandem seine eigene Entmachtung verlangen – und das gilt auch für das Ego, das von seinen Kontroll-

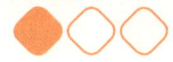

mechanismen und Abgrenzungstendenzen lebt. So ist es zu erklären, dass es oft erst zur Katastrophe kommen muss, bevor sich ein Mensch seiner anderen Seite bewusst zuwendet. *Hé katastrophé* hat im Griechischen neben der Bedeutung des katastrophalen Aspekts auch noch den des Umkehrpunktes. Und zur Umkehr und Einsicht kann eine Krankheit, ein Unfall oder ein anderer Schicksalsschlag führen. Natürlich wäre es möglich, schon vorher aus Erkenntnis umzukehren. Das allerdings verlangt viel Eigenverantwortung.

Bewegung und Sport könnten hier große Chancen bieten, denn ganz auf dem männlichen Pol begonnen, können sie doch allmählich in die Mitte bringen. Glücklicherweise haben wir es in der Hand, uns in jede gewünschte richtige Richtung zu entwickeln. Indem wir uns und unserem Körper die notwendige Zuwendung schenken und seine Funktionen ausreichend trainieren, helfen wir auch unserer Seele und erleichtern es ihr, spirituell voranzuschreiten. Auf diese Weise bleibt der Körper auch am ehesten gesund und muss sich nicht durch Beschwerden Beachtung verschaffen. Auf solcher Grundlage ist es in idealer Weise möglich, sich in der Kunst des jeweiligen Augenblicks zu schulen, aus der letzte Erfüllung erwächst.

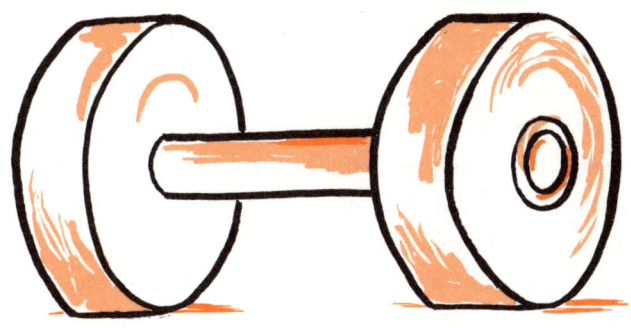

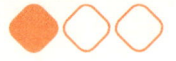

Was müssen Sie wissen?

Westliche Sportarten sind für das individuelle Bewegungsprogramm genauso geeignet wie östliche Kampfkünste. Das Geheimnis liegt – wie so oft – in der Mitte: zwischen den Polen Über- und Unterforderung. Ein sich ständig überfordernder Leistungssportler hat wenig Chancen, umfassendes Körperbewusstsein zu entwickeln, weil ihm Leichtigkeit und Lockerheit und das spielerische Element fehlen, das für ekstatische Erfahrungen ebenso wichtig ist wie die körperliche Kondition. Leistungssportler wollen den Körper manchmal sogar quälen, um ihn über seine Grenzen hinauszutreiben. Fast wird dann der Körper zu ihrem Feind, den es zu besiegen gilt.

Auf der anderen Seite nützt es aber auch nichts, zu lässig vorzugehen. Völlige Lockerheit, die keinerlei Anstrengung kennt, verspielt

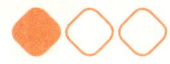

gleichermaßen die Chance, da eine tragfähige Grundlage gar nicht erst entsteht. Wer nur etwas für sich tut, wenn er Lust dazu verspürt, wer nach wenigen Metern zu laufen aufhört, weil er ins Schwitzen gerät, bringt die heilsamen Prozesse für den Körper erst gar nicht in Gang. Auf einen einfachen Nenner gebracht: Wer sich *fördern* will, muss sich auch *fordern*, sollte sich aber keinesfalls permanent *überfordern*. Oder wie der Volksmund die Gefahr der Extreme umschreibt: »Zu wenig und zu viel ist aller Narren Ziel.«

Asiatische Körperphilosophie

Es gibt zwei Wege im Umgang mit dem Körper, den östlichen und den westlichen, und beide ergänzen sich ausgezeichnet. Der Osten hat immer am meisten Wert auf ganz bewusste Bewegung gelegt, wie wir es vom Tai-Chi, Qigong und Yoga kennen. Diese Übungen erhöhen Aufmerksamkeit und Geschmeidigkeit in den Bewegungsabläufen und im Leben. Sie verbessern somit etwa die Bildung von Gelenkflüssigkeit und erhalten die Beweglichkeit. Allerdings lassen sie das Herz-Kreislauf-System weitestgehend aus dem Spiel und verbessern auf diese Weise kaum die Kondition. Diese ist jedoch wichtig. Ideal wäre demnach die Verbindung beider Richtungen oder die Integration beider Ziele in einem System.

Glück durch Sport und Körperbewusstsein

Während es nicht so leicht vorstellbar ist, sich mit Yogaübungen Kondition zu erwerben, ist es kein Problem, in sportliche Übungsabläufe Bewusstheit einfließen zu lassen. Eine andere gute Möglichkeit, seinem Körper diesbezüglich Gutes zu tun, wäre, beide Systeme parallel zu üben. Das ist einfach, denn natürlich steht es uns offen, Ausdauertraining und Tai-Chi hintereinander zu machen. Die Verbindung von Osten und Westen geschieht zwar immer häufiger, und

Loslassen zu Musik

Der Übende legt sich entspannt auf den Rücken, während er seinen Kopf und die vier Extremitäten jeweils Helfern übergibt, die diese sanft und bewusst bewegen – am besten zu stimulierender Musik. Sie tanzen sozusagen mit den Körperregionen, allerdings völlig unkoordiniert. Die Helfer achten darauf, dass synchrone Bewegungen von Armen und Beinen vermieden werden, aber auch Ähnlichkeiten in den Bewegungsmustern der Arme sind auszuschließen. Da niemand an fünf Stellen zugleich Kontrolle ausüben kann, ist es so möglich, wirklich loszulassen. Besondere Achtsamkeit ist auf den Kopf zu lenken, der nur sehr sanft und vorsichtig bewegt werden darf. In der *Haupt*sache ist es naturgemäß für moderne »Intellekttiger« besonders schwer, richtig loszulassen. Einerseits wäre es gut, den Kopf nur jemandem zu überlassen, dem man wirklich vertraut und sein bestes Stück auch gern übergeben kann. Andererseits liegt gerade hier eine besondere Chance, das so wichtige Loslassen zu lernen.
Eine Steigerung ist noch möglich, wenn diese Übung im körperwarmen Thermalwasser gemacht wird. Nach zehn Minuten sind die meisten Übenden gelassener, entspannter und viele in einer Art beglückender Trance.

Feldenkrais

Legen Sie sich auf den Rücken mit zu den Seiten ausgestreckten Armen und nach oben offenen Händen und nehmen sich jetzt viel Zeit, die Arme in dieser ausgestreckten Position in Zeitlupe und ganz bewusst vom Boden zu heben, sodass sich nach fünf oder besser noch zehn Minuten die Handflächen in katholischer Gebetsposition in der Mitte hoch über dem Kopf vor dem Gesicht treffen. Diese Übung wird verblüffende Bewusstheit in die Arme bringen.

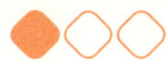

es gibt inzwischen zahlreiche Anleitungen zu östlichen Übungen, zumal auch immer mehr östliche Lehrer den Weg in den Westen finden. Übungen wie die von *Moshé Feldenkrais* und *Milton Trager*[2] versöhnen östliche Elemente mit westlichen Bewegungssystemen, ohne allerdings die Konditionskomponente zu integrieren. Besonders die nach ihrem Erfinder *Trager* genannte Variante bereitet schon von Anfang an viel Spaß und tut dem Körper richtig gut. Der Übende lernt sich völlig anzuvertrauen und die Kontrolle weitgehend aufzugeben. Letzteres bringt eine für westliche Menschen mit Loslassproblemen wunderbare Erfahrung ins Spiel (des Lebens).

Der Westen und die Kondition

Kondition im sportlichen Sinne aber können all diese Übungen kaum fördern, dafür umso mehr Körperbewusstheit. Um Erstere aufzubauen, sind die traditionell im Westen entstandenen Übungssysteme besser geeignet. Dabei sind »Sackgassen« und Fehler zu meiden, denn was nützt, kann auch schaden. Wer die östliche oder die oben beschriebenen westlichen Bewusstseinsübungen falsch macht, hat zwar nichts davon, aber wenigstens auch keinen Schaden. Werden aber Konditionsübungen mit zu viel archetypisch männlichem Ehrgeiz und Willen betrieben, können sie sogar der Gesundheit abträglich sein.

Wege zur Körperintelligenz

Ausdauertraining zahlt sich für den Aufbau von Kondition aus. Der Körper entwickelt gleichsam mit jedem Schritt mehr von seiner ganz eigenen Art von Intelligenz. Wer wach dafür ist, wird sie allmählich immer mehr genießen und achten können. Nachdem jahrelang die intellektuelle Intelligenz (IQ) der Maßstab war, bis endlich auch die Emotionale Intelligenz (EQ) entdeckt wurde, erkennen wir jetzt

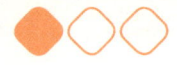

auch die Intelligenz des Körpers zunehmend an. Einige Forscher entdecken sogar gerade das Bauchgehirn, das offenbar seine ganz eigene Intelligenz hat. Die Körperintelligenz könnten wir analog als *Body Intelligence (BQ)* bezeichnen.

Durch regelmäßige Ausdauerbewegung im Atemgleichgewicht kommt es zu einer Mehrversorgung des Körpers mit dem Lebenselixier Sauerstoff. Im sogenannten Sauerstoffgleichgewicht wird niemals mehr Energie verbraucht, als durch Atmung hereingeholt werden kann. Dies ist die ideale Form, um den Körper wieder zu seiner eigenen Intelligenz finden zu lassen. Auf diesem Weg können Zellen, Gewebe und Organe mehr als das Doppelte vom »Allheilmittel« Sauerstoff bekommen.

Nicht umsonst geht die alte indische Tradition des Ayurveda davon aus, dass die Atemluft nicht nur Sauerstoff, sondern auch *Prana*, Lebenskraft, enthält und hereinholt. Aber selbst wenn wir nur den Sauerstoff betrachten, sind die Ergebnisse eindrucksvoll genug.

Auch das Gehirn profitiert beim Ausdauertraining von der Sauerstoffmehrversorgung. Sie verbessert seine Leistungen deutlich mess- und vor allem spürbar. Und weil sich die Körperintelligenz mit dem Training erhöht, verlangt der Organismus intuitiv, was er benötigt.

> *Das tägliche Ausdauertraining in Maßen hält fit, ohne zu körperlicher Überlastung zu führen.*

Nach einer Eingewöhnungszeit von einem Monat bis etwa sechs Wochen wird der Organismus nicht nur durch die automatisch zunehmende Fettverbrennung sein Gewicht regulieren, sondern er wird auch von sich aus ein größeres Bedürfnis nach Lebensmitteln entwickeln, die ihm zuträglich sind. Im Körper hängt alles mit allem zusammen, und wie ein Teufelskreis den nächsten fördert, kann auch wachsende Gesundheit ansteckend wirken. Das funktioniert in unserem Organismus und nicht selten sogar in unserem sozialen Umfeld.

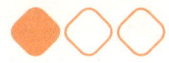

Die Produktion der eigenen Wohlfühl- und Glückshormone

Menschen, die sich bisher gerne im Lokal getroffen und in rauchiger Luft Stunden zugebracht haben, verabreden sich vielleicht jetzt zum gemeinsamen Joggen. Auf diese Weise werden aus »Teufelskreisen« »Glücksspiralen«. Unser Körper kann eigene Mittel produzieren, sein Wohlbefinden zu steigern und Glück zu empfinden. Es ist viel die Rede von den sogenannten *Endorphinen*, den Glückshormonen des Organismus, die er im Ausdauertraining selbst erzeugt; man muss ihn nur durch sanfte Bewegung in den entsprechenden Stoffwechselbereich bringen.

Viele Antidepressiva wirken über eine Steigerung des Serotoninspiegels im Blut und verbessern auf diese Weise die Gemütsverfassung. Nun spricht einiges dafür, dass der Serotoninspiegel durch richtige Bewegung auf ganz natürliche Weise ebenfalls angehoben wird.

Im Ernährungsteil werden wir noch sehen, wie man durch einfache Maßnahmen wie die Aufnahme spezieller Rohkost hier zusätzlich wahre Wunder wirken kann. So ist die gute, gehobene Stimmung vieler Läufer und anderer Ausdauersportler zu erklären wie auch jener als »Runner's High« bezeichnete, leider nur kurzfristige Glücksmoment, der einem zufallen kann, wenn man auch durch schwierige Phasen hindurch läuft. Die Euphorie, die sich nach einigen Wochen sanfter Bewegung nicht selten einstellt, lässt sich also auch biochemisch erklären. Dass der Stress abnimmt, ist einfach über den sinkenden Blutdruck und Cholesterinspiegel nachzuweisen.

Zusätzlich stärkt die regelmäßige Belastung im Ausdauerbereich das Gefäßsystem, um die wachsenden Muskeln noch besser mit Energie versorgen zu können. Mediziner wissen, dass der Organismus nach einem Herzinfarkt versucht, mit sogenannten Kollateralgefäßen die Blockaden zu umgehen. Zwar kann man seine Bypässe notfalls von Herzchirurgen legen lassen, aber viel besser ist es, sie selbst »prophylaktisch wachsen« zu lassen, indem man sein Herz-

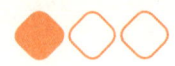

Kreislauf-System trainiert. Allerdings ist auch hier wieder vor Übertreibungen zu warnen: Die Grenze liegt dort, wo das Herz so groß wird, dass die Mehrversorgung mit zusätzlichen Gefäßen nicht mehr gewährleistet ist. Eine annehmbare Faustregel, an die wir uns halten können, lautet: Auf der sicheren Seite ist, wer täglich *mindestens* eine halbe Stunde Ausdauertraining betreibt, aber *unter* einer Stunde bleibt.

Ein weiterer Vorteil des Ausdauertrainings ist der Verbrauch des Stresshormons Adrenalin. Früher mussten Steinzeitmenschen jede Herausforderung und vor allem Bedrohung unmittelbar mit körperlicher Reaktion erwidern: Im Kampf oder auf der Flucht waren sie auf ihre Muskeln angewiesen und forderten ihr Herz zu Höchstleistungen, was zum schnellen Verbrauch des gebildeten Adrenalins führte.

Vom Büro nach Hause laufen

Heute sitzen wir solche Situationen im Allgemeinen am Schreibtisch oder am Steuer unseres Autos aus und haben keine Chance, Stresshormone durch Bewegung wieder abzubauen. Das einmalige, mindestens halbstündige tägliche Training ist zwar eine meist späte, aber äußerst wertvolle Möglichkeit, im wahrsten Sinne des Wortes »wieder mit sich ins Reine zu kommen«.

Viele Berufstätige haben das erkannt und sich deshalb dafür entschieden, den Heimweg vom Büro zu Fuß anzutreten oder mit dem Fahrrad zu fahren. Mit jedem Schritt entfernt man sich auf diese Weise von den Ärgernissen des Tages und kommt entspannter nach Hause.

Das angenehme Bewegen im Sauerstoffgleichgewicht, wie etwa beim Laufen auf einer vertrauten Strecke, ist außerdem eine wundervolle Chance, auch im übertragenen Sinn »wieder mit sich ins Reine zu kommen«, seinen Träumen und Wünschen Raum zu geben und über sein Leben nachzudenken. Eine ideale Herz-Kreislauf-Prophylaxe auf allen wesentlichen Ebenen!

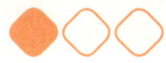

Übertreibung schadet der Abwehr

Durch regelmäßige Anregung des Stoffwechsels sinkt auch der Harnsäurespiegel. Mit der Betonung auf dem Ausatmen, was bei allen Ausdauersportarten empfehlenswert ist, wird außerdem vermehrt Kohlendioxid und damit Kohlensäure ausgeatmet, die Stoffwechselsituation wird basischer oder alkalischer, das Gegenteil von sauer. Somit ist moderate Bewegung ein vortreffliches Mittel gegen Übersäuerung, die entsteht, wenn wir uns überfordern und der Körper zu wenig Sauerstoff bekommt. Er wehrt sich dann mit verstärkter Milchsäurebildung, die man beispielsweise beim Muskelkater als Schmerzen spürt. Alles, was an Bewegung Muskelkater hervorruft, ist bereits übertrieben, denn auch hier gilt: Weniger nützt der Gesundheit oft viel mehr.

Selbst Sportler sollten ihre Grenzen beachten, damit sie gesund bleiben.

Nicht nur das als besonders gefährlich erachtete (LDL-)Cholesterin, sondern auch die Blutfette (Triglyceride) allgemein sinken durch Ausdauertraining, und die Leistungsfähigkeit des Immunsystems steigt. Bereits nach einer halbstündigen Trainingseinheit nehmen die Killerzellen der Abwehr um bis zu einem Drittel zu und sind darüber hinaus besser in der Lage, ihrer aggressiven Aufgabe nachzukommen; dies kann bis zur Heilung von Krebs durch entsprechend sanftes Ausdauertraining gehen. Dem Krebs davonlaufen, ist, so konkret genommen, tatsächlich eine Möglichkeit.

In solchen Extremsituationen ist es natürlich besonders wichtig, das Training nicht zu übertreiben und auf keinen Fall eine Sauerstoffschuld einzugehen. Beim Laufen ist das zum Beispiel so lange gewährleistet, wie man gerade noch durch die Nase atmen kann. Macht man zu viel, wird die Abwehr nicht gestärkt, sondern im Gegenteil geschwächt. Wer demnach chronischen Krankheitsbildern wie Infektionsherden oder gar Krebs davonlaufen will, muss es langsam, aber stetig angehen, ob beim Laufen oder Radfahren oder wel-

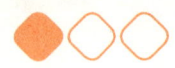

cher Bewegungsart auch immer. Ausdauertraining verbessert auch die Energiesituation. In jeder Zelle gibt es kleine Kraftwerke, die sogenannten *Mitochondrien*, die die Zelle und damit den ganzen Körper mit Energie versorgen. Durch regelmäßiges Ausdauertraining lassen sie sich deutlich und nachweislich vermehren – in Extremfällen wie bei Triathleten um bis zu 500 Prozent. Auch wenn ich diese Sportart nicht empfehlen kann, da sie insgesamt eine furchtbare Übertreibung mit sich bringt, zeigt das Beispiel doch, was möglich wäre.

Aber selbst wenn wir gemächlich laufen, schwimmen oder Rad fahren, nehmen die kleinen Zellkraftwerke zu. Und bereits eine Verdoppelung resultiert in gewaltig zunehmender Ausdauer und macht aus einer »lahmen Ente« einen »Adler«. Die hier gegebenen Empfehlungen beziehen sich auf den Gesundheits- und Präventivbereich und auf alle, die in der Bewegung einen Beitrag zur körperlich-seelischen Ausgeglichenheit suchen, um sich sowohl regenerieren als auch Kraft und Freude am Leben schöpfen zu können. Auch wenn Leistungssportler und engagierte Hobbysportler, deren Ziel Leistungssteigerung und Erfolg ist, selbstverständlich noch nach anderen Kriterien trainieren, sollten jedoch auch sie ihre Grenzen kennen, um bei aller Leistungssteigerung gesund zu bleiben.

Kindliche Vorbilder

Wer erst einmal die Anfangsprobleme überwunden und seinen Rhythmus gefunden hat, wird bald entdecken, welche gewaltige Kraftquelle im Ausdauersport schlummert. Sie zum Fließen zu bringen, ist leicht und hebt die Lebensstimmung. Leben ist Bewegung. Bewegungslosigkeit kann man lediglich eine Zeit lang überleben. Mensch und Bewegung gehören von jeher zusammen. Ein Kind läuft durchschnittlich zehn, ein Erwachsener nur oder immer noch drei bis vier Kilometer pro Tag. Auch in dieser Hinsicht sollten wir wieder wie die Kinder werden und versuchen, deren Pensum zu schaffen. Laufen ist nach wie vor eine der besten Fitness-Möglichkeiten, da dadurch über zwei Drittel unserer Muskulatur beansprucht werden.

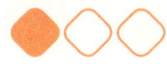

Schwimmen schont die Gelenke

Es gibt viele Wege, sich im Sauerstoffgleichgewicht zu bewegen. Von der Auslastung der Muskeln her gesehen ist Skilanglauf noch effektiver, fordert er doch 90 Prozent unserer Muskeln, während beim Radfahren nur ein gutes Drittel der Muskulatur aktiviert wird, eben fast nur die untere Extremität.

Beim Schwimmen sind es normalerweise schon deutlich mehr. Allerdings braucht es bei dieser Bewegungsart eine gute, ja ausgefeilte Technik, um uns überhaupt längere Zeit im Wasser wohlzufühlen, Spaß daran zu haben und etwas zu bewegen, während wir uns bewegen. Wer mit hoch erhobenem Haupt seine Kreise im Wasser zieht, verwechselt Baden mit Schwimmen. Alle frisurschonenden Bewegungsmuster im Wasser fallen eigentlich gar nicht unter Schwimmen.

Andererseits ist richtiges Schwimmen für die Gelenke mit Abstand die schonendste Bewegungsart, aber sie will gelernt sein. Im Kraul- oder Schmetterlingsstil werden naturgemäß mehr Muskeln

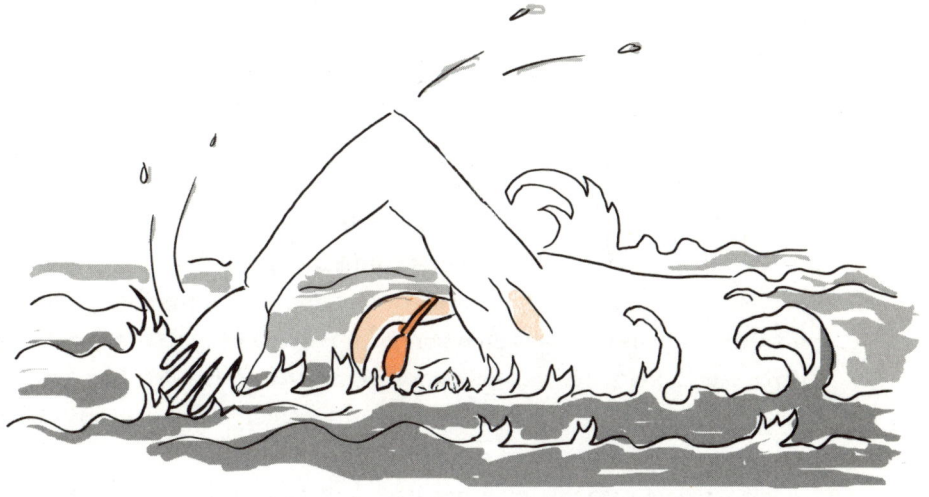

benutzt, auch beim Rückenschwimmen, wenn die Arme wie bei einem Raddampfer arbeiten. Da diese Stile anstrengender als das im deutschsprachigen Bereich übliche Brustschwimmen sind, eignen sie sich auch besser für den Konditionsaufbau. Ideal wäre eine Kombination aller Stile von Kraulen, Butterfly über Rücken- bis Brustschwimmen, um möglichst viele Muskelgruppen zu fordern und zu fördern und die Lungenkapazität anzuregen.

Zwei Fliegen mit einer Klappe schlagen – Schwimmen und Kneippen

Eine wundervolle, extrem durchblutungsfördernde Bewegungsart hat sich in meinen Seminaren im italienischen Montegrotto entwickelt. Nachdem dort ein großzügiges Kneippbecken mitten in das große Thermalbecken integriert wurde, können zwei Durchblutung und Kreislauf fördernde Maßnahmen mit großem Gewinn kombiniert werden. Während das Thermalwasser Temperaturen zwischen 34 und 36 Grad hat, die der Hauttemperatur entsprechen und als sehr warm empfunden werden, liegen die des Kneippbeckens bei ungefähr 15 Grad.

Richtiges Schwimmen ist für die Gelenke die schonendste Bewegungsart und am besten zum Konditionsaufbau.

Wer nun im Thermalwasser zügig, aber deutlich unterhalb seiner Höchstleistung schwimmt, sodass der Atemfluss sich spürbar steigert, ohne in die Kurzatmigkeit zu kommen, kann nach fünf Minuten ins Kneippbecken wechseln und wird den Gegenpol sogar genießen. Langsam und bewusst atmend Schritt für Schritt tiefer ins Kaltwasser vordringend, wird sich ein starkes zusammenziehendes Kältegefühl in allen Teilen einstellen, die schon im kalten Wasser sind. Nachdem man bis zur Brusthöhe des Wassers langsam fortgeschritten ist, kann man im Kneippbecken des Hotel Garden sogar ein paar Züge schwimmen oder tauchen.

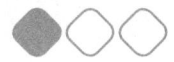

Das Blut wird durch den langsamen und bewussten Wechsel ins Kalte rasch aus der Haut, unserem größten Organ und Blutspeicher, zum Zentrum getrieben. Wenn man anschließend ins Warmwasserbecken zum Schwimmen zurückkehrt, wird ein enormes Prickeln die Rückkehr des Blutes und des Lebens in die Körperperipherie anzeigen und dabei ein wirklich wohltuendes und agiles Körpergefühl verbreiten.

Die prickelnde Lebendigkeit kann sich mit der Erkenntnis verbinden, wirklich einiges für seine Durchblutung und damit auch für die Gefäße zu tun. Bekanntlich steht das Alter in der ersten Lebenshälfte ganz richtig im Pass, in der zweiten aber lässt es sich verlässlich nur noch am Zustand der Gefäße ablesen. Sie werden durch dieses Wechselbad der Empfindungen enorm trainiert und lernen sich – wie bei keiner anderen Übung – anzupassen.

Nach einer kurzen Schwimmrunde im warmen Wasser hat sich ein neuerlicher Ausflug ins Kneippbecken bewährt, der die Kälte schon weniger dramatisch erscheinen lässt. Die anschließende Warmwasserrunde aber löst ähnliches Prickeln im doppelten Sinn des Wortes aus. Es hat sich über die Jahre bewährt, nun wieder eine Runde im Warmen zu schwimmen, bis das Prickeln vergeht, um zum dritten Mal ins Kneipp-Becken einzutauchen. Jetzt, beim dritten Mal, erfordert das gar keine große Überwindung mehr. Der Organismus hat bereits so rasch gelernt und zeigt seine Bereitwilligkeit sich anzupassen. Anschließend geht es gleich wieder ins Warme, um länger schwimmend die Rückkehr des Blutes und Lebens in die Haut zu genießen. Nach fünf Minuten Schwimmen im warmen Thermalwasser im Sauerstoffgleichgewicht wiederholt sich das Kneippspiel.

Sofern das Thermalwasser so wenig kreislaufbelastend ist wie das von Abano-Montegrotto und das Becken den modernen Standards entspricht, wo der Wind darüberstreichen kann, weil die Wasseroberfläche den höchsten Punkt bildet, kann man diese Zyklen mit der Zeit auf vier steigern. Auf diese Art und Weise kann man eine wundervolle halbe Stunde Kreislauf und Gefäße wie wohl bei keiner anderen Methode trainieren.

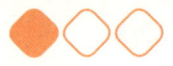

Auf die Ausdauer kommt es an

Egal, wofür Sie sich entscheiden, am wichtigsten ist die Freude bei der Bewegung und der Spaß, der aufkommt, wenn Sie sich im aeroben Bereich, also dem des Sauerstoffgleichgewichts, auf den Weg machen.

Letzteres bedeutet allerdings, dass genau die Sportarten, die vor allem von Männern bevorzugt werden, wie Fuß-, Hand- und Volleyball, oder auch Tennis und Squash, gar nicht infrage kommen. Sie führen zu ständiger Überlastung im Wechsel mit Phasen der Unterforderung. Auch Reiten ist – wegen der zu geringen Kreislaufbelastung – nicht geeignet. Es ist ein gutes Herz-Kreislauf-Training für Pferde, aber nicht für Reiter. Diese sagen auch sehr ehrlich: »Ich muss mein Pferd mal wieder bewegen.« Genau das tun sie reitend auch. Wenn sie sich selbst bewegen wollen, müssten sie eine der unten angeführten Ausdauersportarten nutzen.

Ähnliches gilt für Golf, von dem Baldur Preiml – der österreichische Olympiasieger und Trainer von vielen Goldmedaillengewinnern und mein Lehrer auf dem Gebiet von Bewegungslehre und Sport – sagte, es käme (aus Sicht der körperlichen Belastung) gleich nach Nasenbohren. Auch wenn es andere Aspekte wie Konzentration wunderbar üben mag, und vor allem Geschäfte wie wenig anderes fördert, Ausdauersport ist es nicht, auch wenn es viel Ausdauer erfordert. Und für ein Training im Sauerstoffgleichgewicht kommt es nicht infrage.

Geeignet sind neben Joggen, Walken, Schwimmen, Skilanglauf und Radfahren vor allem Inline-Skaten, Rudern, Bergwandern und besonders von Frauen sehr geschätzt auch Tanzen.

Während es ziemlich gleichgültig ist, mit welcher der angeführten Bewegungs- oder Sportart man in den Ausdauerbereich kommt, ist es zwingend, von Beginn an dorthin zu gelangen und mindestens eine halbe Stunde dort zu bleiben, ohne in die Unter- oder Überforderung zu gelangen. Letzeres verhindert die gewünschten Effekte und ist obendrein gefährlich, Ersteres ist zwar harm-, aber auch wirkungslos.

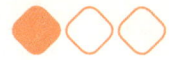

Aquajogging

Ein guter Kompromiss wäre auch Laufen im brusttiefen Wasser. Allerdings nur wenn es Spaß macht. Das ist überhaupt der entscheidende Punkt. Durchhalten lassen sich Bewegungsübungen nur, wenn Freude mit im Spiel ist. Daher wäre Wechseln zwischen verschiedenen Sportarten für diejenigen zu empfehlen, die Abwechslung lieben und brauchen.

Walking

Laufen im Sinne schnellen Gehens ist für viele ein geeigneter Einstieg. Immer mehr Menschen schwören beispielsweise auf *Walking* bzw. *Nordic Walking*. Bei dieser aus Skandinavien stammenden Trendsportart, die allerdings ihren Gipfel schon wieder überschritten zu haben scheint, läuft man mit Stöcken, um die Bewegung zu unterstützen und den Rücken, Arm- und Schulterbereich mit zu trainieren. Entscheidend ist dabei, die Technik so zu lernen, dass

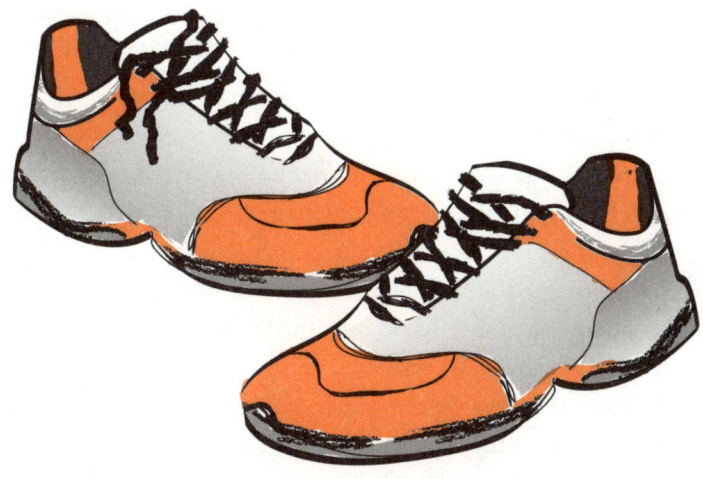

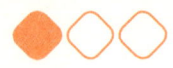

wirklich die Kraft der Rückenmuskeln mit ins Spiel gebracht wird. Dazu ist es notwendig, sich in der Phase, in der das Bein in der Luft ist, aus dem Rücken heraus vorwärtszuschieben, den Griff am Stock anschließend zu lösen und erst wieder gezielt einzusetzen, wenn die Stockspitze neuerlich den Boden berührt.

Wer nur Stöcke durch die Gegend und vor sich her trägt oder mit diesen vor sich hinstochert, gewinnt wenig dabei und sieht komisch aus. Also sogar Gehen will auf diese effiziente nordische Art gelernt sein.

Praktische Überlegungen

Da es beim Laufen am wenigsten Hindernisse zu überwinden gilt und damit Ausreden entfallen, bleibt diese bewährte Methode die empfehlenswerteste für die meisten Menschen. Allerdings ist Radfahren traditionsgemäß immer noch beliebter und rangiert im deutschsprachigen Bereich ziemlich unangefochten an erster Stelle. Dabei wäre lediglich darauf zu achten, dass es bis in den Anforderungsbereich geht, was allein fahrend oft gar nicht leicht ist. In der Gruppe geht es dagegen viel leichter, wenn man sich beim Windschattenfahren abwechseln kann. Sobald es allerdings bergauf und -ab geht, kommt das Problem der Überforderung bergauf und der Unterforderung bergab hinzu. Radfahren wäre also mit nachhaltigem Erfolg vor allem in der Ebene zu empfehlen.

Viele fragen nach solchen Erklärungen, wie oft sie sich denn nun solcherart im Sauerstoffgleichgewicht bewegen sollen. Die Antwort ist ganz einfach: An allen Tagen, an denen Sie essen! Lediglich beim Fasten, wo Bewegung zwar Spaß machen würde, könnte man es gut gemütlicher angehen lassen.

Ganz wichtig ist es, vor allem im ersten Monat durchzuhalten und sich jeden Tag – möglichst eben ohne Ausnahme – zu bewegen. So ist der Einstieg am leichtesten zu schaffen. Wenn dann all die positiven Wirkungen und Belohnungen spürbar werden, geht es ganz leicht weiter, Monat für Monat, Jahr für Jahr.

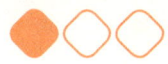

Bewegung und Sport

Zwischen Sport und Bewegung ist grundsätzlich zu unterscheiden: Bewegung ist die notwendige Instandhaltungsarbeit, um unseren Bewegungsapparat so zu warten und zu pflegen, dass Leistungsfähigkeit, Schmerzfreiheit, ein reibungsloses Zusammenspiel aller Muskelpartien und ein harmonisches Körpergefühl zum Normalzustand werden.

Sport geht deutlich über dieses Mindestmaß hinaus. Ob die Motivation dafür die Freude am Gemeinschaftserlebnis wie bei Mannschaftsspielen ist, ob das Erfolgserlebnis im direkten Vergleich im Wettkampf lockt oder wohltuende Regeneration beim Ausdauersport, ist ziemlich gleichgültig. Die Entscheidung, Sport zu treiben, ist demnach freiwillig und letztlich das Ergebnis von Kultur. Bewegungsdrang ist angeboren und folglich Natur. Sie hält uns im körperlichen und geistig-seelischen Gleichgewicht. Die entscheidende Frage für die Bewegung lautet: In welchem Ausmaß muss ich mich bewegen, um das Herz-Kreislauf-System nicht degenerieren zu lassen, um ein muskuläres Gleichgewicht zu erhalten oder wiederzuerlangen, um meine Körperzellen ausreichend mit Sauerstoff zu versorgen und um Stress zu kompensieren?

> *Bewegungsdrang ist angeboren und hält uns im Gleichgewicht.*

Das Prinzip der funktionellen Anpassung

Mediziner und Sportwissenschaftler liefern Anhaltspunkte, wie wir uns vernünftig zu bewegen hätten. Sie sprechen vom »Prinzip der funktionellen Anpassung«. Das heißt, biologische Systeme wie Muskelapparat, Herz-Kreislauf-System, Verdauungsapparat oder Intellekt brauchen ein bestimmtes Maß an Anforderungen, um ihre Funktionstüchtigkeit zu erhalten oder auch zu steigern. Steigt das

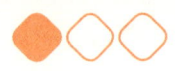

Anforderungsniveau infolge entsprechender Herausforderungen, wird das System leistungsfähiger, oder um es sportlich auszudrücken, wir üben oder trainieren und werden dadurch besser.

Kraft im weitesten Sinne wächst am Widerstand, den sie überwindet. Nutzen wir unsere Muskeln nicht ausreichend, nimmt deren Leistungsvermögen ab. Wenn unser Muskelsystem über lange Zeiträume überhaupt nicht mehr gebraucht wird, kann es seine Mitarbeit ganz aufkündigen, denn der Körper leistet sich nicht den Luxus, ein System zu erhalten, das nicht gebraucht wird. Bestes Beispiel ist der Muskel, der sich – durch einen Gipsverband »ruhig gestellt« – schnell zurückbildet. Nicht beanspruchte Muskulatur degeneriert – wie an der Bauchmuskulatur oft erkennbar – und wird schlaff. Das sieht dann nicht nur hässlich aus, sondern ist auch ungesund. Wissenschaftler stellen zunehmend fest, wie besonders bei Männern der sogenannte »Bierbauch« zur ernsthaften Gefahr für die Gesundheit wird.

Herztraining vor Muskeltraining!

Unser Herz müsste uns »am Herzen liegen«. Deshalb sollten wir es aber nicht schonen, indem wir ihm Arbeit ersparen, es durch unsere Bequemlichkeit einerseits unterfordern und es andererseits einem Übermaß an Stress aussetzen. Vielmehr ist ein mildes Kreislauftraining notwendig, das – wie aufgezeigt – die Risikofaktoren senkt und es zu ökonomischer Leistungsfähigkeit »erzieht«. In der Praxis essen wir aber zu viel und bewegen uns dafür zu wenig. Und ans Herz denken wir oft erst, wenn es uns vor Angst bis zum Halse schlägt, weil wir den Anforderungen nicht mehr gerecht werden, die die Arbeitswelt an uns stellt. Spätestens dann ist es an der Zeit umzudenken. Ideal wäre es, das schon viel früher ins Auge zu fassen.

> *Das Herz ist immer im Dienst und versorgt den Organismus auch im Ruhezustand.*

Ihre persönliche Einstufung

Wie viel Sie sich zutrauen dürfen, zeigt Ihnen dieser kleine Test, der zumindest erste Anhaltspunkte gibt: Messen Sie morgens nach dem Aufwachen in Ruhelage ihren Puls – zum Beispiel am Handgelenk – und zählen Sie die Schläge pro Minute. Das ergibt den Ruhepuls und der bedeutet Folgendes:

Test

Das verrät Ihr Ruhepuls

Ruhepuls rund um 50 und niedriger

Sie haben ein sehr gut trainiertes Herz-Kreislauf-System, ein leistungsfähiges und ökonomisch arbeitendes Herz. Vermutlich sind Sie ein engagierter Ausdauersportler.

Ruhepuls rund um 60

Das spricht für eine gute Effizienz im Herz-Kreislauf-System; Sie sollten darauf achten, sich diesen Bonus zu erhalten!

Ruhepuls rund um 70 und höher

Ihre Lebensweise geht nicht spurlos an Ihrem Herzen vorbei. Bevor die Signale Ihres Körpers noch deutlicher werden, sollten Sie mit einem gezielten Herz-Kreislauf-Training beginnen. Sie werden sehen, wenn Sie erst einmal die ersten Schritte gemacht haben, geht es viel besser.

Ruhepuls über 80

Sehen Sie diesen hohen Puls als »Warnzeichen Ihres Körpers«, der mögliche Beeinträchtigungen Ihrer Gesundheit signalisiert! Sie sollten unbedingt jetzt mit leichtem Herz-Kreislauf-Training beginnen. Bei noch höheren Werten wäre eine Beratung bei einem Arzt, der mit diesem Thema vertraut ist, anzuraten.

Messen Sie Ihren Ruhepuls hin und wieder. Auf diese Weise können Sie sich bald an den ersten Erfolgen Ihres Trainings und den positiven Reaktionen Ihres Körpers freuen.

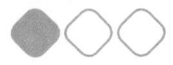

Als zentrales Organ des Kreislaufs schlägt das Herz unablässig: Ob wir wach sind oder schlafen, arbeiten oder unsere Hobbys pflegen – Sekunde um Sekunde unseres Lebens arbeitet es für uns. Sehr sensibel reagierend passt es seine Arbeitsweise den Aufgaben an. Dabei hat es drei Möglichkeiten: Es erhält seine Leistung bei konstanten Anforderungen, steigert sie bei erhöhter Belastung oder fährt seine Leistungen zurück, wenn es unterfordert wird.

»Wer rastet, der rostet«, weiß der Volksmund und das gilt auch für das Herz. Aber es ist ungleich mehr als ein Motor, auch wenn es dessen Leistung bringt. Aufschluss darüber, wie es um die Effizienz dieser zentralen »Pumpe« bestellt ist, gibt unter anderem der *Ruhepuls*. Er ist leicht zu ermitteln: Gezählt wird die Anzahl von Pulsschlägen pro Minute, die das Herz im Ruhezustand leistet, um die Versorgung zu sichern.

Je höher der Ruhepuls ist, desto mehr neigt man dazu, sein Herz zu vernachlässigen. Wer sich kaum noch bewegt und alle Ausdauerbelastungen meidet, bekommt eine schlechte Kondition. Sein Herz muss sich bereits in Ruhe, beim Nichtstun, ziemlich plagen. Wenn bereits geringe körperliche Belastungen zu großer Anstrengung führen, sind große Anforderungen kaum noch zu bewältigen und die Leistung sinkt. Mediziner sprechen von einer *Degeneration des Herzens*. Jetzt wäre es höchste Zeit, Rücksicht auf sein Herz zu nehmen und es mit sanften Ausdauerbelastungen zu trainieren, damit es wieder ökonomisch und dadurch möglichst effizient und ausdauernd schlägt!

Der Zusammenhang zwischen Leistungsfähigkeit, Pulsfrequenz, Herzen und richtiger Bewegung ist über das *Gesetz der funktionellen Anpassung* von *Arndt Schulz* zu durchschauen. Nach diesem Gesetz werden die Lebenskräfte von schwachen Reizen angeregt, von starken Reizen ausgebaut und von zu starken Reizen geschädigt. Dementsprechend reagiert unser Herz auf die richtige Anforderung mittels sanfter Bewegung mit einem Leistungszuwachs. In diesem Fall vergrößert es sich, steigert sein Schlagvolumen und pumpt mehr Blut pro Herzschlag in den Kreislauf. Durch die größere Füllung

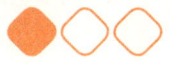

und den Zuwachs an Pumpkraft erspart es sich bei gleicher Leistung einige Pulsschläge, seine Arbeit wird ökonomischer. Unser Ziel muss sein, das Herz in einem Bereich arbeiten zu lassen, in dem es gute Leistung bei wenig Einsatz bringt. Das Maß dafür ist ein niedriger Ruhepuls, der bei wachsenden Anforderungen ermöglicht, die Leistung erheblich zu steigern.

Die Herzreaktionen auf verschiedene Anforderungen

Unser Herz unterscheidet nicht, ob man körperlich schwer arbeitet, Sport treibt oder emotionalen Stress zu bewältigen hat; es reagiert immer mit einer Pulssteigerung. Je mehr Spielraum es dabei nach oben hat, desto besser für uns.

Faustregel 1

Sinnvolle Belastung: 180 – Lebensalter = Pulsschläge

Für einen 40-Jährigen bedeutet dies: 180 – 40 = 140; für den 50-Jährigen entsprechend 130. Mit dieser Pulsfrequenz liegt man im Ziel- beziehungsweise Trainingsbereich. 30 Schläge niedriger – für den 40-Jährigen bis 110 – für den 50-Jährigen bis 100, reicht der Bereich, der die Fettverbrennung sinnvoll anregt.

Faustregel 2

Obere Grenze

Eine zweite Faustregel bestimmt die obere Grenze: Man sollte sich bei Ausdauerbewegung nur so weit belasten, wie man noch gut durch die Nase ein- und ausatmen kann oder sich bei der Bewegung unterhalten könnte.

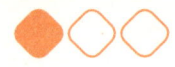

Der maximal erreichbare Pulswert ist altersabhängig und somit begrenzt. Bei entsprechender Belastung kann der Puls als Richtwert maximal 220 Schläge minus Lebensalter (bei einem 50-Jährigen also $220 - 50 = 170$) erreichen. Variabel und von jedem Menschen selbst abhängig ist nur der Ausgangswert oder Ruhepuls. Die Spanne, die zwischen Ruhe- und Maximalpuls liegt, ist die persönliche Leistungszone für Arbeit, Sport und emotionale Belastungen, die uns zur Verfügung steht.

Wir sollten unser Herz demnach gezielt trainieren. Dies gilt vor allem für Menschen, die aufgrund ihrer beruflichen Situation wenig Bewegung haben. Ein Bergführer, der täglich in der Natur unterwegs ist, müsste sich also nicht angesprochen fühlen. Wer dagegen von morgens bis abends am Schreibtisch sitzt, der sollte etwas für sein Herz und damit für seinen Körper tun. Die Zauberformel heißt: Mildes Herz-Kreislauf-Training im Ausdauerbereich und im Sauerstoffgleichgewicht!

Überfordern Sie sich keinesfalls!

Wenn Sie den Anfang alleine nicht schaffen, suchen Sie sich einen oder mehrere Partner. Ist man zum Laufen zu einer bestimmten Zeit im Park verabredet, geht man auch hin, selbst wenn man vielleicht keine Lust hat. Als Einzelkämpfer bliebe man möglicherweise in einem solchen Fall auf dem Sofa sitzen.

Die Ausdauer trainieren

Auch wenn sie anfangs Überwindung kostet, darf Ausdauerbewegung nie zur Qual werden, sondern sollte sich, sobald die Anfangshürden überwunden sind, zu einer harmonisch runden Bewegungsform entwickeln. Hier gilt für die meisten Männer: *Weniger ist mehr*. Versuchen Sie, sich während der Übung in einem Ihnen persönlich entsprechenden Bereich zu belasten, ohne sich zu unter- oder überfordern. Jede Trainingseinheit sollte mindestens 30 Minuten andauern, kann aber bei entsprechender Kondition natürlich mit Gewinn auch

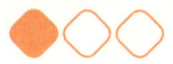

länger sein. Medizinische Langzeituntersuchungen zeigen, dass Ausdauerbewegung bis ins hohe Alter sinnvoll ist und einen wirkungsvollen Beitrag zu lebenslanger Gesundheit darstellt. Am besten ist es, sich zwischen 60 und 75 Prozent seiner maximalen, persönlichen Leistungsfähigkeit zu belasten. Üben und trainieren Sie daher mit Qualität!

Am einfachsten lässt sich das mit einem Herzfrequenzmessgerät kontrollieren. Mit dieser Pulsuhr bereitet das Trainieren – besonders Männern – auch mehr Spaß. Informationen und Geräte gibt es in allen besseren Sportgeschäften.

Kontrolle mit der Pulsuhr

An den angegebenen Werten können Sie sich orientieren: Sie sind altersabhängig und werden nicht vom Trainingszustand bestimmt. Entscheidend ist im Zweifelsfall immer, sich am inneren »Tachometer«, dem Pulsschlag, zu orientieren, um sich nicht zu überfordern.

Häufig wird in zu hohen Pulszonen trainiert. Aber vergessen wir nicht, dass die Bewegung ein Gegenpol zum Arbeitsalltag sein sollte, wo es nicht mehr um Leistung, Konkurrenz und Marktanteile geht. Wer schon im Berufsleben das Thema »immer mehr, immer besser, immer schneller, immer größer, immer mächtiger« kennt, sollte es jedenfalls aus seinem Regenerationsprogramm streichen. Die Prinzipien des »immer mehr und

Alter	Puls
20	120–150
25	117–146
30	114–142
35	111–138
40	108–135
45	105–131
50	102–127
55	99–123
60	96–120
65	93–116
70	90–113

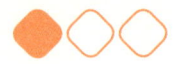

immer besser« auch im Bewegungsbereich anzuwenden, in dem Ausgleich, Krafttanken und Wiederfinden der eigenen Mitte im Vordergrund stehen sollten, wäre ein gefährlicher Fehler. Schnell verkehren sich nämlich dann die positiven Effekte ins Gegenteil.

Bewegung und Gewichtsreduktion

Übergewicht erschwert die Bewegung, denn je dicker der Mensch ist, desto mehr muss er mit sich herumschleppen. Andererseits ist Bewegung aber auch umso nötiger, je schwerer man ist, desto weniger wird man sich aber dazu durchringen können.

Aber gerade Bewegung ist der Schlüssel zu erfolgreichem Abspecken: Zwei Squash- oder Tennisstunden in der Woche, bei denen man sich unter großer Überwindung verausgabt, sind allerdings nicht die Lösung. Zwar verbrennt man während der Überlastung Kalorien, aber erstens nicht viele und zweitens ist der Drang, sich anschließend mit einem leckeren Essen für die Tortur zu belohnen, viel zu groß. Und damit wäre alle Mühe nicht nur umsonst gewesen, sondern meist auch noch der gegenteilige Effekt erreicht! Ein einziges Sandwich enthält mehr Kalorien, als man in der Regel verbrannt hat. Um sechs Kilogramm Fett zu verbrennen, müsste der wenig Trainierte 1000 Kilometer rennen, für 600 Gramm sind es immer noch 100 Kilometer.

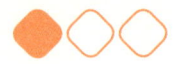

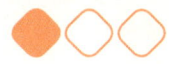

Wer sich überlastet, verbrennt außerdem kaum Fett, sondern vor allem Kohlenhydrate. Fett lässt sich in relevantem Maß nur im Sauerstoffgleichgewicht verbrauchen, da seine Verbrennung biochemisch auf Sauerstoff angewiesen ist. Auch beim Fasten wird nur dann ausreichend Fett verbrannt, wenn der Stoffwechsel durch regelmäßige Bewegung angeregt wird. Wer sich überfordert und das Sauerstoffgleichgewicht verlässt, läuft außerdem Gefahr, seinen Körper durch Milchsäurebildung zu übersäuern.

Bewegung macht schlank

Als schrecklich wird oft empfunden, dass Untrainierte anfangs besonders wenig Fett verbrennen, da ihr Körper noch nicht darauf eingestellt ist. Ihnen fehlen die zur Fettverbrennung notwendigen Zellkraftwerke, die bereits erwähnten *Mitochondrien*, in ausreichender Zahl. Es ist also notwendig, erst die Fettverbrennung zu trainieren. Das Positive dabei ist, dass der Körper bereitwillig und in überschaubarer Zeit diesen Prozess durchläuft. Möglicherweise verbrennt man zu Beginn des Lauftrainings gerade einmal ein Gramm Fett pro Stunde. Aber das Ergebnis wird sich innerhalb von nur vier Wochen enorm steigern: Dann geht es schon über 10 Gramm Fett an den Kragen; nach einem Vierteljahr regelmäßigen Laufens wird eine Stunde Rennen bereits 50 Gramm Fett verbrauchen, was immerhin fast 500 Kilokalorien entspricht. Bei diesen Angaben wird immer vorausgesetzt, man bleibt im Sauerstoffgleichgewicht.

Regelmäßiges Laufen verändert also die Biochemie unseres Körpers in eine für den Übergewichtigen faszinierende Richtung: Einerseits wird viel leichter mehr Fett verbrannt, weil der Körper die dafür nötigen biochemischen Voraussetzungen geschaffen hat, zum anderen nimmt die Muskulatur durch das Training zu. Mehr Muskeln verbrauchen – während der (Muskel-)Arbeit – natürlich auch mehr Fett. Durch diesen synergetischen Effekt wird der Fettverbrauch zusätzlich gesteigert. Das Ganze (Laufprogramm) bringt also mehr als die Summe seiner Teile.

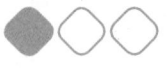

Laufen

Die Auswahl an Bewegungsprogrammen ist heutzutage groß: Walking, Stretching, Spinning, Indoor-Rowing, Biking, Aerobic, Workout; möglichst englisch benannt und mit entsprechendem Outfit vermarktet; dennoch bleibt der bewährte Waldlauf in mancher Hinsicht konkurrenzlos: Nirgendwo kann man mit sich so gut »ins Reine kommen« wie in einem Wald mit alten Bäumen, durch die die Sonne fällt und ihre malerischen Lichtspuren auf den Boden zeichnet. Der Wald symbolisiert das Unbewusste, und so ist ein Eindringen in das Reich der Bäume immer auch eine symbolische Mutprobe und ein Stück Regeneration für die Seele.

Der von den Bäumen tagsüber reichlich ausgeschiedene Sauerstoff gibt uns Energie, genau wie unser Kohlendioxidausstoß die Bäume nährt. Der weiche Waldboden ist die beste Grundlage für unsere Füße, denn er federt die Schritte ab und schont auf diese Weise unsere Gelenke. Mit seinen Wurzeln und Ästen fordert er obendrein unsere Wachsamkeit und macht uns anpassungsfähig. Diese Umwelt bereitet mehr Spaß als eine Tartanbahn oder ein Laufband im Fitnessstudio. Hinzu kommen der Duft der Pflanzen, der Charme der jeweiligen Tages- und Jahreszeit und die Atmosphäre natürlicher Freiheit! All das nehmen wir mit jedem Schritt und Atemzug in uns auf.

Ein Loblied auf den Waldlauf

Wer im Wald läuft, tut nicht nur etwas für den Körper, sondern auch für die Seele, denn wer innere Ruhe sucht, wird sie bevorzugt an Plätzen äußerer Ruhe finden. Das Ankommen im Augenblick und das Hinter-sich-Lassen des Bekannten kann man körperlich unterstützen: Durch die Betonung des Ausatmens mit einem bewussten Loslassen der Schultern und angedeutetem Ausschütteln der Hände.

Ein Morgenlauf kann mir zeigen, wie ich diesen Tag angehen, wie ich ihn durchhalten kann: Langsam und bewusst oder zügig und

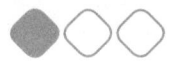

erwartungsvoll? Mit Kraft und Ausdauer oder eher weich und sanft abwartend? Der Abendlauf kann mir helfen, den Tag biochemisch zu verarbeiten und seelisch zu verdauen. Die wichtigsten Themen und Probleme mögen wieder auftauchen, um dann endgültig abzutauchen, weil wir mit ihnen abschließen. In dem Maße, wie ich fertig werde mit dem Tag, kann ich offen werden für den Feierabend.

Morgens und abends laufen

Man kann aber auch einen Partner einladen und schweigend – während des Laufens – mit ihm ins Reine kommen, denn im gemeinsamen Rhythmus der stetigen Schritte und des Atems kann sich manches Problem auch ohne Worte lösen. Wer im Gleichschritt läuft und atmet, kommt viel leichter miteinander in Gleichklang, ein anderes Wort für Harmonie. Oder wir nehmen den Partner nur in Gedanken mit, um uns mit ihm auseinanderzusetzen und zusammenzuraufen und zu -finden. Laufend geht das leichter, weil man parallel dazu auf die Bodenbeschaffenheit achten muss und so wach und aufmerksam – sozusagen bei der Sache – und auf der Suche bleibt.

Eingefahrene Wege verlassen!

Mit etwas Mut und Entdeckungswillen lässt sich auch aus jedem Lauf durch die Natur ein Orientierungslauf machen. Verlassen Sie die eingefahrenen Wege! Laufen Sie einfach mal ins Blaue hinein und schauen Sie, wo Sie hinkommen, und vor allem, wie Sie wieder zurückfinden. Die Erfahrung ist aufschlussreich: Wie steht es überhaupt mit meiner Orientierung, wenn ich die gewohnte Strecke verlasse und mich stattdessen auf meine fünf Sinne verlasse? Wie steht es um meinen sechsten Sinn?
Selbstverständlich gilt Vergleichbares auch für Walking und dessen verschiedene Spielarten. Für Menschen, die bereits Gelenkprobleme haben oder übergewichtig sind, hat es sogar große Vorteile.

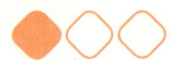

Mit dem Training steigt der Fettverbrauch

Ideal ist, dass die gesteigerte Fettverbrennung nicht nur während des Trainierens erhöht bleibt, sondern auch in der übrigen Zeit weiterläuft. Selbst wenn man schläft, ist der Grundumsatz höher und die Fett verbrennenden Enzyme arbeiten weiter. Man kommt sozusagen schlafend in Form.

Ausdauertraining senkt darüber hinaus auch den Insulinspiegel in Richtung Norm, was der Zuckerkrankheit vorbeugt und den Hunger stillt. Ziel ist es dabei, nicht den Blutzucker durch körperliche Überanstrengung zu senken, sondern vielmehr den Insulinspiegel durch Bewegung im Sauerstoffgleichgewicht! Hier liegt auch das entscheidende Geheimnis bei der Vermeidung der sogenannten Insulinresistenz, einer Vorstufe des Typ-2-Diabetes, der immer mehr um sich greift. Diesbezüglich lässt sich mittels stimmiger Bewegung mehr erreichen als mit Reduktionsdiäten. Der erste Schritt beim Abnehmen mittels Ausdauer-Bewegung ist demnach der schwerste, die späteren werden dagegen zunehmend zum Genuss.

Geben Sie der Zuckerkrankheit keine Chance!

Muskulatur

Aufbau

Das Wort allein sagt es schon: Der Bewegungsapparat braucht Bewegung. Bräuchte er Schonung, wie manche Orthopäden immer noch glauben, würde er ja wohl Schonungsapparat heißen! Entwicklungsgeschichtlich ist unser »Körperhaus«, das wir wie eine Schnecke auf Schritt und Tritt durchs Leben mitnehmen, für einen Läufer oder jedenfalls ein sich viel bewegendes Wesen angelegt. Im Moment

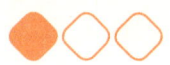

scheint es eher so zu sein, dass wir entweder zu viel oder zu wenig für unseren Körper tun. Spitzensportler überschreiten oftmals ihre Grenzen und schaden damit dem Bewegungsapparat. Allzu bequeme Menschen gehen andererseits davon aus, Beachtung, Pflege und »Instandhaltung« des Bewegungsapparates sei alleinige Aufgabe des behandelnden Arztes.

Weder Sportfanatiker noch Bewegungsverweigerer werden ihrem Körper gerecht. Und dies gilt insbesondere für die Muskulatur. Die Wahrheit liegt wie immer in der Mitte und ist mit dem *Prinzip der funktionellen Anpassung* beschrieben. Bezogen auf unser Muskelsystem heißt das: Wie jedes biologische System erhält auch die Muskulatur ihre Leistungsfähigkeit, wenn sie vernünftig in Betrieb gehalten wird, und sie steigert ihre Leistungen, wenn die Anforderungen zunehmen. Reduzieren sich die Bewegungen, bildet sich ein Muskel zurück und erschlafft. Jede Bewegung, die wir ausführen, ganz gleich ob bei körperlicher Arbeit, beim Sport oder bei anderen Hobbys, wirkt sich auf die Entwicklung unseres Muskelsystems aus.

Häufige Handgriffe und Bewegungen bewirken, dass der entsprechend trainierte Muskel kräftiger und ausdauernder wird und an Umfang zunimmt. Dabei wird er aber auch kürzer. Dieser Effekt wird kaum beachtet und ist doch Ursache für Schmerzen und Probleme am Bewegungsapparat. Auch Routinearbeiten führen also zu einer Verkürzung und Verspannung der betroffenen Muskeln und Muskelgruppen. Insofern haben viele Handwerker, Arbeiter und Bauern zwar entsprechend ihrer Arbeitsanforderung einseitig trainierte Muskeln, diese sind aber in der Regel verkürzt. Selbst noch Büroarbeiter, die ihre Tage vor Bildschirmen verbringen und auf den Tasten ihrer Keyboards herumhämmern, haben trainierte Finger- beziehungsweise Unterarmmuskeln, die – meist verkürzt – zu unangenehmen Problemen wie Karpaltunnelsyndromen führen können. Andere Muskelgruppen wiederum gebrauchen wir höchst selten. Diese verringern

Unser Körper braucht angemessene Bewegung.

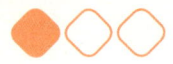

nicht nur ihre Kraft und Leistung, sondern erschlaffen und verlängern sich während ihres untätigen Daseins. Deshalb muss die Muskulatur nach dem Abnehmen eines Gipsverbandes erst wieder aufgebaut werden.

Fassen wir zusammen:

- Viel Bewegung im Alltag sorgt für kräftige Muskeln, die aber unter Verkürzungen und damit unter (Ver-)Spannungen leiden.
- Wenig Bewegung im Alltag lässt Muskeln degenerieren. Sie erschlaffen und verlängern sich und können ihre Stütz- und Schutzfunktion nicht mehr wahrnehmen. Der Körper kommt außer Form, er beginnt sich zu verformen beziehungsweise zu deformieren.
- Ruhig gestellte Gelenke, zum Beispiel die Wirbelsäule, lassen den Muskeltonus steigen; minimale Bewegungen normalisieren den Tonus. Aus dieser Tatsache lassen sich die verblüffenden Erfolge der sanften östlichen Bewegungsrituale wie Tai-Chi und Qigong, aber auch westlicher Feldenkrais-Übungen erklären. Deshalb sind anatomische Büromöbel sinnvoll, die dynamisches Sitzen erlauben. Der Hit sind obendrein energetisch stabilisierende Modelle.[5]

Sind die Muskeln im Gleichgewicht, geht es uns besser. Es ist also wichtig herauszufinden, wo die eigenen Stärken und wo die Schwachstellen liegen, wo sich gering-, viel- und überbeschäftigte Muskeln verbergen. Beide Gruppen brauchen Zuwendung – überstrapazierte in erholsamer Form bei Dehnungsübungen; unterforderte in aufbauender Form bei Kräftigungsübungen.

Mögliche Ursachen für Schmerzen

Die Muskeln reagieren auf unsere Behandlung: Wo wir sie benutzen, ohne sie anschließend zu entspannen, werden sie sich verkürzen und damit später Probleme machen. Am besten ist es deshalb, freiwillig vorzubeugen statt unter Schmerzen nachzuholen, was versäumt wurde. *Vorbeugen* wird so zu einer der sinnvollsten und wichtigsten

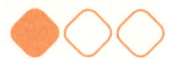

Bewegungen. Unser Körper ist ein sensibles Wunderwerk und dafür ausgelegt, uns über hundert Jahre gute Dienste zu leisten. Daher lohnt sich seine »Wartung« immer. Nur dann können wir ihn in all seinen Funktionen optimal nutzen. Erstaunlicherweise haben wir dieses Prinzip beim Auto längst begriffen. Es kommt rechtzeitig zur Inspektion in die Werkstatt und wird gewartet, auch wenn das Zeit und Geld kostet und Umstände bereitet. Fragt man den typischen Autobesitzer, warum er das alles auf sich nimmt, wird er antworten, um die Lebenserwartung des Autos zu erhöhen und seinen Wert zu erhalten.

Bei sich selbst ist derselbe Mensch ungleich nachlässiger. Selbstverständlich geht er nicht in Kur oder macht Erholungsurlaube. Das ist er sich einfach nicht wert. Die eigene Lebenserwartung zählt fast nichts. Wie viel mehr dem modernen Menschen inzwischen sein Auto wert ist im Vergleich zum Körper, zeigen viele kleine sprachliche Wendungen. Vom Auto spricht er in der Regel in der ersten Person, die vollkommene Identifikation verrät »meine Kupplung schleift«, »meine Bremse blockiert«. Von seiner Frau oder den Kindern spricht er, ohne es zu merken, eher in der Distanz anzeigenden dritten Person: »Sie

Benutzte, aber nicht entspannte Muskeln werden sich verkürzen und so später Probleme machen.

hat den Kaufrausch!« Aber er hält sich oft schon selbst für sein Auto. Wenn Sie ihn nach dem Kino und einem seelisch berührenden Film fragen, wo er stehe, wird er weder eine psychologische Standortanalyse geben noch sagen: »Aber Schatz, hier neben dir!«, sondern in aller Regel auf ein Parkhaus in der Nähe verweisen.

Wie sich solches Verhalten auf den Bewegungsapparat auswirkt, wird der folgende Streifzug durch den Körper zeigen, wobei wir nur auf die wichtigsten Bereiche eingehen werden. Aber allein die Wiedergewinnung der Balance in diesen wesentlichen Bereichen wird schon eine erstaunliche Veränderung im Lebensgefühl mit sich bringen.

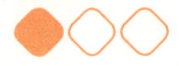

Wade

Beginnen wir mit de r ersten großen Muskelregion, der Wade. Die Wadenmuskeln sind viel beschäftigt: Bei jedem Schritt, allen schnelleren Laufbewegungen und vielen sportlichen Übungen wirken gewaltige Belastungen auf die Wadenmuskulatur und ihre Verlängerung, die Achillessehne. Aus dieser hohen Belastung, die einer entsprechenden Reizsetzung entspricht, neigt die Wade zur Verkürzung. Diese bringt wiederum die Achillessehne unter erhöhte Spannung und behindert deren Stoffwechsel. Nicht umsonst sprechen wir schon im übertragenen Sinn von der *Achillesferse* als Synonym für *Schwachstelle*. Die aus der Überlastung der Wadenmuskeln resultierenden, gesundheitlichen Probleme sind vielfältig. Die Palette reicht von der Verhärtung und erhöhten Krampfneigung der Wade bis zum Achillessehnenriss. Diesen Problemen lässt sich durch regelmäßiges Dehnen der Wade, wie es später beschrieben ist, vorbeugen.

Da die Waden auch unsere Sprungmuskulatur umfassen, sind es manchmal Probleme mit dem Absprung, die sich hier körperlich niederschlagen. Das Problem kann sowohl im Konkreten wie auch im Übertragenen liegen. Wer *ständig auf dem Sprung* ist, ohne je *den Absprung* zu *kriegen*, wird diese Dauerspannung in der Wade spüren.

Oberschenkel und Hüften

Im Körper ein Stück höher wandernd, treffen wir auf die Muskeln am Oberschenkel. Der Einfachheit halber betrachten wir sie in Verbindung mit der Hüftmuskulatur. Aufgrund ihrer differenzierten Aufgaben teilen wir sie in zwei Gruppen, in die der Oberschenkelrückseite und die der -vorderseite.

Die Belastungen sind ähnlich intensiv wie die der Wade; erfahrungsgemäß verkürzt sich die Oberschenkelmuskulatur bei Männern noch stärker als bei Frauen. Eine erhöhte Verletzungsanfälligkeit in Form von Zerrungen, Muskelanrissen und Verletzungen der sehnenartigen Muskelhaut ist die Folge, die Hüfte wird unbewegli-

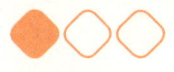
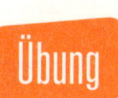

Oberschenkel und Hüften

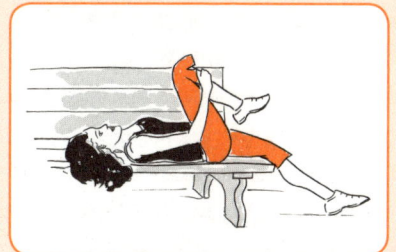

Legen Sie sich mit dem Rücken auf einen Tisch oder eine Bank, das Gesäß auf der Kante. Winkeln Sie nun ein Bein an, fassen es mit beiden Händen am Knie und ziehen es zur Brust. Das Gewicht des herabhängenden anderen Beines reicht aus, eine spürbare Dehnung im Hüftbeuger (Iliopsoas) und auf der Oberschenkelvorderseite zu erreichen.

cher und häufig kann es zu Sehnenansatzentzündungen kommen. Auffällige Schmerzstellen liegen am Rücken und auf der Gürtellinie, nach rechts und links außen versetzt an der Wirbelsäule.

Auch viele der Beschwerden, die unter Diagnosen wie Ischias, Ischialgie, Lumbago, LWS-Syndrom oder einfach Kreuzschmerzen fallen, sind Folgen dieser Verkürzung. Die Oberschenkelrückseite sollte deshalb regelmäßig gedehnt werden. Entsprechende Übungen folgen.

Die Oberschenkel dehnen

Die Oberschenkelvorderseite in Verbindung mit der Hüftbeugemuskulatur sollten wir ebenfalls vor Verspannung und Verkürzung bewahren, da sonst unangenehme Folgen auftreten wie Knie- und Kniescheibenprobleme, Hüftgelenkseinschränkungen oder eine permanente Hohlkreuzstellung der Lendenwirbelsäule, die eine Gefahr für die Bandscheiben darstellt. Im Rücken sitzt der Schmerz, die eigentliche Ursache liegt aber viel tiefer und ist im Oberschenkel zu suchen. Diese Gefahr wird drastisch verstärkt durch gut gemeinte, aber in der Ausführung oft falsche Übungen zur Stärkung der Bauchmuskeln.

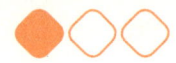

Vorsicht vor falschen Übungen!

Leider sind immer noch althergebrachte Übungen und sogar Geräte zur Bauchmuskelkräftigung im Einsatz, die erheblichen Schaden anrichten, weil sie vorwiegend auf die Hüftbeugemuskulatur wirken. Wenn Sie sich nicht sicher sind, ob Ihnen die Übung gut tut, fragen Sie im Zweifelsfall lieber einen Experten, bevor Sie etwas falsch machen und Ihr Problem verstärken. Wichtig ist auf jeden Fall, die Oberschenkelvorderseite und die Hüftbeugemuskulatur regelmäßig zu dehnen. Auch bei der Oberschenkelmuskulatur kann man den Zusammenhang von Körper und Seele beschreiben: Dass wir zutreten können, verdanken wir dieser Oberschenkelmuskulatur. Nicht ausgeteilte Tritte, die schon auf der Impuls- oder vor allem Muskelebene blockiert wurden, können sich hier manifestieren.

Gesäß

Die Gesäßmuskulatur sorgt nicht nur für runde Formen, sondern hat auch große Bedeutung für Haltung und Bewegung; eine Degeneration dieser Muskulatur führt zur Gesäßmuskelschwäche. Ein flacher Gesäßmuskel ist daher kein Schicksalsschlag, sondern Ergebnis

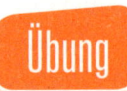
Übung

Gesäß

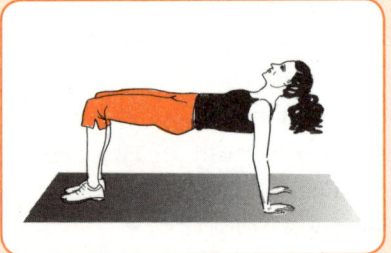

Setzen Sie sich mit angewinkelten Beinen auf den Boden, stützen Sie sich auf den gestreckten Armen ab und heben Sie nun das Becken durch Anspannung der Gesäßmuskulatur hoch. 20- bis 50-mal wiederholen. Der Gesäßmuskel Gluteus maximus ist der größte Muskel des Körpers und ebenfalls am Gehen und Steigen beteiligt.

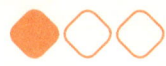

von Vernachlässigung. Er könnte mit gezielter Kräftigung wieder in seine funktional richtige runde Form gebracht werden.

Bauchmuskulatur

Noch etwas höher treffen wir auf einen der wichtigsten Haltungsmuskel, ohne den ein aufrechter Stand auf Dauer nicht möglich ist. In seiner ursprünglichen Form bildet er eine gerade Linie vom Ende des Brustkorbes hinunter zum Becken. Er ist als Gegenspieler der Rückenmuskulatur zu sehen, hält gleichsam das Becken und muss dessen Nachvornekippen und somit eine übertriebene Hohlkreuzstellung verhindern.

Zwerchfellhochstand

Mit der Bauchmuskulatur haben viele Menschen Probleme. Da ihr in unserem normalen Alltag Belastungen und damit die notwendigen Reizsetzungen fehlen, beginnt sie zu erschlaffen und sich zu verlängern. Sie gibt dem häufig vorhandenen Eingeweidedruck durch Gasentwicklung infolge von Fehlverdauung im Darmbereich nach und beult sich nach vorne aus. Die erschlafften Bauchmuskeln, die schon den Eingeweiden kaum standhalten, geraten durch Blähungsdruck unter erheblichen Zugzwang und geben nach, der Bauch wird dicker. Ein entsprechendes Krankheitsbild wäre das *Roemheld-Syndrom*. Es entsteht aus dem Spannungsfeld von entgleister Verdauung und erschlaffter Bauchdecke. Die Symptome zeigen sich am Herzen, das unter erheblichen Druck gerät, weil das Zwerchfell nach oben nachgibt und so das Herz einengt.

Ausschließliches Bauchmuskeltraining wäre in diesem Fall zu wenig und gefährdet sogar das Herz. Denn wenn der Überdruck nicht mehr nach vorne in den Bauch ausweichen kann, muss er sich einen anderen Weg suchen – am ehesten über das Zwerchfell nach oben. Mediziner sprechen dann vom *Zwerchfellhochstand*, der das Herz von unten unter Druck bringt. In diesem Fall müsste vor der Bauchdecke noch die Verdauung in Ordnung gebracht werden.[3]

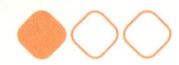

Grundsätzlich hat eine gute Bauchmuskulatur eine sehr hilfreiche Funktion für die Verdauung, da sie das Ausweichen nach vorn verhindert und auf diese Weise dafür sorgt, dass über die Atembewegungen des Zwerchfells die Eingeweide kontinuierlich massiert werden.

Aus der unheiligen »Trinität« von verkürzter Oberschenkelrückseite, verkürzter Oberschenkelvorderseite beziehungsweise verkürzten Hüftbeugern und zu schwacher Bauchmuskulatur entwickeln sich Risikofaktoren, die bereits Schulkinder haben und die sich durch alle Alters- und Berufsgruppen ziehen; oft leiden die Betroffenen ihr ganzes Leben unter Schmerzen.

Nicht den Hüftbeuger trainieren!

Die Bauchmuskulatur sollte deshalb regelmäßig gekräftigt werden mit speziell dafür geeigneten Übungen, die wirklich die Bauchmuskeln und nicht den Hüftbeuger trainieren. Sie machen zwar nicht unbedingt Spaß, belohnen uns aber mit einem guten Körpergefühl. Und sie können uns langfristig Schmerzen in den verschiedensten Regionen ersparen. Ganz abgesehen vom ästhetischen Aspekt einer flachen Vorderfront.

Wir sprechen hier noch nicht von einem Waschbrettbauch. Solange man nicht darauf zielt, sein Geld durch die Präsentation von Unterwäsche zu verdienen, ist dieser nicht notwendig. Ein fester Bauch ist dagegen notwendig und durch regelmäßige Kräftigungsarbeit gar nicht so schwer zu erreichen.

Hals- und Nackenmuskulatur

Noch weiter nach oben gewandert, präsentiert sich die nächste Problemzone mit der Hals- und Nackenmuskulatur, die vielfach verhärtet und verspannt ist und deshalb schmerzt. Die sogenannten oberen *Schulterfixatoren* sind großen Belastungen im Alltag ausgesetzt, da fast jeder Handgriff ihre Beteiligung und damit ein Schulterhochziehen erfordert. Falsche Bewegungsabläufe, zum Beispiel beim Heben

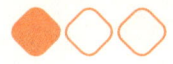

der Arme, sorgen für Verspannungen und Fehlhaltungen. Unvorteilhaft ist es auch, den ganzen Tag am Schreibtisch zu sitzen, ohne sich zu bewegen. Vielleicht hat man auch noch den falschen Stuhl oder sitzt zu nah am Computer.

Angst verursacht Verspannungen

Außerdem besteht ein direkter psychosomatischer Zusammenhang zwischen der Schulterhaltung, der Nackensituation und der Angst. Die Angst kann einem im wahrsten Sinne des Wortes »im Nacken sitzen« und hier auf Dauer für Verspannungen sorgen. Ein ängstlicher Mensch neigt dazu, die Schultern zu heben und seinen Kopf zwischen ihnen zu verstecken. *Kopfeinziehen* ist bei Menschen, die viel einstecken müssen, eine reflexartige Reaktion.

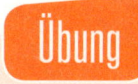

Hals und Nacken

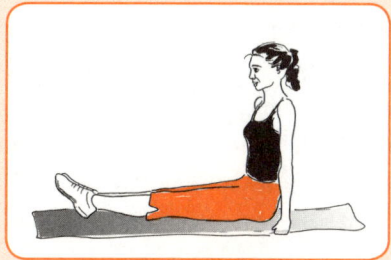

Setzen Sie sich mit ausgestreckten Beinen auf den Boden. Stützen Sie sich auf den zu Fäusten geballten Händen (in Hüfthöhe) auf und heben Sie mit durchgestreckten Armen Ihr Gesäß einige Zentimeter vom Boden ab. Ziehen Sie das Kinn wie ein Doppelkinn heran, sodass der Hinterkopf den höchsten Punkt bildet.

Hilfen für Hals und Nacken: Fehlbelastungen vermeiden, diese Muskelgruppen dehnen und gleichzeitig die unteren Schulterfixatoren kräftigen.

Wenn solche Lebenssituationen, die das Zurückstecken und Kopfeinziehen mit sich bringen, zur Grundhaltung werden, wird sich das in Verengungen und Verkürzungen der dauerhaft verspannten Muskeln zeigen. Der sprichwörtliche »Stiernacken«, dem das sture Verfolgen der eigenen Ziele, ohne nach links und rechts zu schauen oder sich im Geringsten durch Argumente beirren zu lassen, nachgesagt wird, zeigt schon durch seinen Umfang die Verdickung der Muskulatur an.

Schultern entspannen und ausatmen

Eine sehr einfache und wohltuende Übung ist auch das häufige bewusste Loslassen der Schultern in Verbindung mit tiefem Ausatmen. Das entlastet nicht nur die Schulterpartie, sondern tut auch der Seele gut. Es gibt unzählige Gelegenheiten, während des Tages die Schultern loszulassen und tief durchzuatmen. Wem es gelingt, diese banale Übung zu einer Art Reflex zu machen, der wird staunend feststellen, wie er selbst gelassener und (angst-)freier wird.

Werden Sie gelassener und angstfrei.

Ein guter Trick für den Anfang: Bringen Sie an Orten, die mit viel Stress für Sie verbunden sind, wie zum Beispiel dem Telefon, ein Zeichen an, das Sie an das ausatmende Schulterloslassen erinnert. Haben Sie diese Art der Entspannung erst einmal verinnerlicht, wollen Sie sicher nicht mehr darauf verzichten. Mit der Zeit konditionieren Sie so das Abheben des Telefonhörers mit einem Loslassen der Schultern. Das wird folglich und auf Dauer sogar Ihre Telefongespräche angstfreier und so insgesamt freier werden lassen.

Arme und Hände

Auch für die Arme ist die Balance zwischen An- und Entspannung wichtig: Der sogenannte Tennisellbogen etwa, Sehnenansatzentzündungen oder Sehnenscheidenentzündungen hängen ursächlich mit

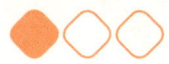

Längen- und Spannungsverhältnissen in der Muskulatur zusammen. Computer-, Greif-, Halte- und Knet- sowie Hausarbeit lässt die Unterarmmuskulatur stark verkürzen. Häufig sind auch Mütter, die ihre Kinder oft auf dem Arm tragen, von dieser Überbelastung betroffen.

Gezielte Vorbeugung ist jedoch ganz einfach und die passenden Dehnübungen sind leicht auszuführen. Unsere Arme und Hände sind die Werkzeuge, mit denen wir »die Welt zu uns heranholen«. Ohne das Ellbogengelenk und die damit verbundenen Muskeln wüssten wir gar nicht, wie wir das Essen zum Mund führen sollten.

Mit den Ellbogen setzen wir uns im symbolischen Sinne durch. Mit unseren Händen greifen wir nach allem, was uns wichtig erscheint, und so zeigen sie in ihrem muskulären Zustand an, inwieweit wir das Leben in den Griff bekommen.

Ausblick

Da das Gesetz der *funktionellen Anpassung* auf sämtliche unserer annähernd 500 Körpermuskeln wirkt, sollten wir ihm Beachtung schenken. Es mag banal und zu einfach klingen, so viele Probleme – von Entzündungen und Hexenschuss angefangen bis hin zu Bandscheibenvorfall und Arthrose – allein durch die Übung des Bewegungsapparats in den Griff bekommen zu wollen. Erfolge sowohl in Sport wie auch Gesundheitsseminaren bestätigen dies jedoch immer wieder. Im Übrigen möge sich niemand hindern lassen, in *Krankheit als Symbol*[4] die jeweilig mitschwingende seelische Bedeutung nachzuschlagen.

Die Orthopädie reagiert mit aufwendigen Operationen bei den geschilderten Beschwerden, wobei komplizierte Sehnenplastiken auch nichts anderes bewirken, als die durch Verkürzung der entsprechenden Muskeln überstrapazierten Sehnen zu verlängern. Über die Dehnung der geplagten Muskeln wäre der gleiche Effekt viel (schmerz- und kosten-)schonender zu erreichen. Es lohnt sich also in vieler Hinsicht, ein muskuläres Gleichgewicht herzustellen.

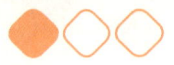

So testet man seine Körpermuskulatur

Viele Muskelgruppen sind in Eigenregie auf Länge und Kraft zu testen. Beachten Sie dabei, dass diese Tests jeweils auf die Mindestlänge und -stärke, die der Muskel haben sollte, ausgelegt sind. All die Tests, die auf die Längenverhältnisse der Muskulatur abzielen, dürfen nur durchgeführt werden, bis man ein deutliches Spannungsgefühl spürt, und keinesfalls darüber hinaus. Es ist wichtig, unter der persönlichen Schmerzgrenze zu bleiben!

Überschreiten Sie nie Ihre individuelle Schmerzgrenze, die beim Spüren eines deutlichen Spannungsgefühles liegt.

Eine fundierte Aussage zum Zustandsbild der Muskulatur kann jedoch nur der Spezialist geben. Bedauerlicherweise gibt es nur wenige Ärzte, Osteopathen, Physiotherapeuten und Gesundheitstrainer, die mit diesem Ansatz beraten und therapieren.

Vor schwerwiegenden Eingriffen, wie Operationen von Bandscheibenvorfällen, Karpaltunnelsyndromen und dergleichen, lohnen immer Versuche mit der Muskelspannungsregulation. Die Selbstheilungskräfte des Organismus sind, wenn sie entsprechend angeregt werden, zu unglaublichen Regenerationsleistungen fähig.

Die Wadenmuskulatur

Die Wadenmuskeln sollten gut in Form sein, schließlich sind sie bei jedem Schritt und vor allem auch jedem Sprung im Einsatz; abgesehen davon sorgen sie für unseren aufrechten Gang.

Da wir sie ständig belasten, sind die Wadenmuskeln häufig verkürzt. Das spüren vor allem Frauen, die häufig mit hohen Absätzen unterwegs sind. Sie sollten zum Ausgleich zwischendurch immer wieder barfuß laufen und auf jeden Fall regelmäßig Dehnübungen machen.

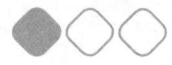

Die Wadenmuskeln

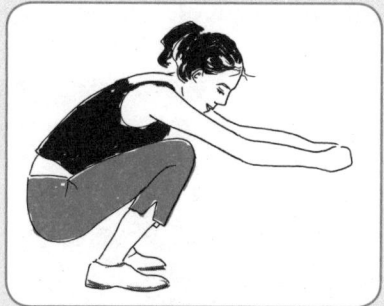

Stellen Sie sich barfuß auf einen
möglichst harten Untergrund, die
Füße hüftbreit und parallel zueinander.
Beugen Sie die Knie und gehen Sie so
tief wie möglich in die Hocke. Geht
das problemlos, sind Ihre Wadenmuskeln lang genug. Schaffen Sie es nur,
wenn Sie dabei die Fersen vom Boden
abheben, Übergewicht nach hinten
bekommen oder die Füße nach außen
drehen müssen, ist die Wadenmuskulatur verkürzt.

Dehnung

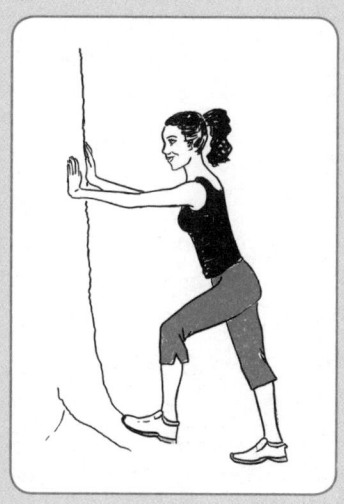

Am besten wiederholen Sie diesen Test immer wieder aufs Neue, denn die Hocke ist
eine schnell gemachte Dehnübung, die die
Wadenmuskeln streckt.
Andere dazu passende Übungen, die Ihren
Muskeln wieder die notwendige Länge
geben und somit das Sprunggelenk wieder
aus seiner Einschränkung erlösen, wie die
Abgebildete, sind einfach und auf die Dauer wirksam.

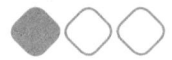

Die Oberschenkelmuskulatur

Auch die Muskulatur an der Vorder- und Rückseite der Oberschenkel neigt leicht zu Verkürzungen. Und wir brauchen sie ständig für unseren aufrechten Gang.

Die Oberschenkel-Vorderseite

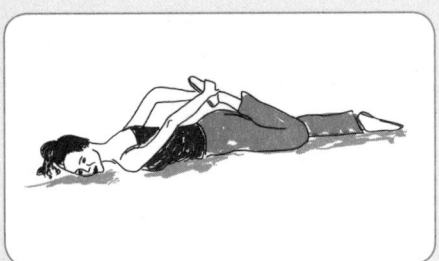

Legen Sie sich auf den Bauch und drücken Sie Ihr Becken fest gegen die Unterlage. Gesäßbacken zusammenkneifen. Winkeln Sie jetzt ein Bein an, umfassen Sie mit einer Hand den Rist und ziehen Sie mit der anderen die Ferse zum Gesäß. Hebt sich jetzt die Hüfte vom Boden ab oder kommen Sie mit der Ferse nicht ans Gesäß, ist die Muskulatur verkürzt. Wechseln Sie das Bein und testen Sie auch die zweite Seite.

Dehnung

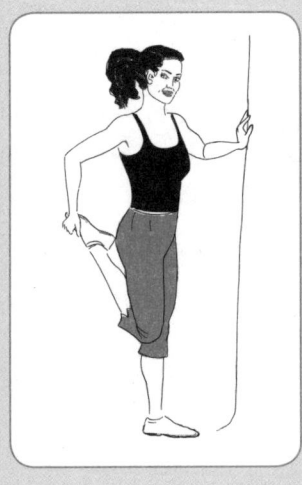

Auch hier ist die Testübung gleichzeitig eine gute Dehnungsübung. Probieren Sie es auch einmal im Stehen. Achten Sie darauf, dass Sie den Bauch einziehen, zwischen Oberschenkel und Körper eine gerade Linie ist und Sie kein Hohlkreuz machen. Bauen Sie die Spannung immer langsam auf und bleiben Sie unter der Schmerzgrenze. Ruhig atmen und in 20 bis 25 Sekunden die Spannung immer wieder im Wechsel verstärken und nachgeben.

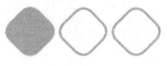
Die Oberschenkel-Rückseite

Legen Sie sich auf den Rücken. Schlingen Sie ein Handtuch um die rechte Fußsohle und ziehen Sie damit mit beiden Armen das gestreckte Bein in die Senkrechte. Das linke Bein liegt ausgestreckt am Boden. Nicht das Becken anheben! Gelingt Ihnen das leicht, ist die Muskulatur in Ordnung. Jetzt noch das linke Bein testen.

Wiederholen Sie die Testübung regelmäßig.

Dehnung

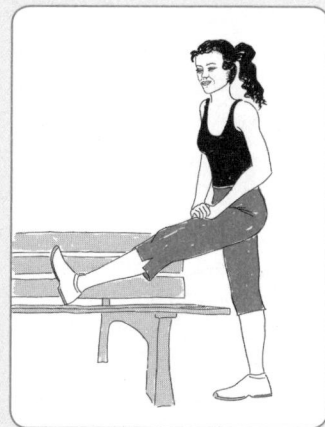

Legen Sie Ihr gestrecktes Bein auf die Sitzfläche einer Bank, die Fußspitze Ihres Standbeines zeigt nach vorn. Neigen Sie sich langsam – in der Hüfte beugend – nach vorn. Die Arme sind auf dem Rücken verschränkt. Versuchen Sie, mit dem Brustbein möglichst weit nach vorne zu kommen.

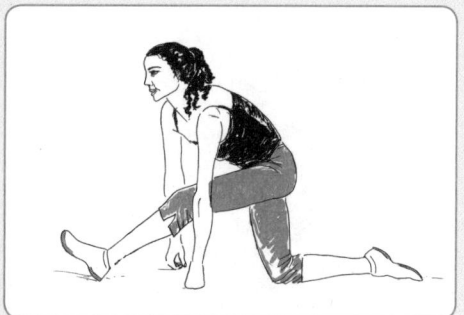

Dieselbe Dehnübung können Sie auch im Kniestand probieren.

Vorsicht: Keinen Katzenbuckel machen!

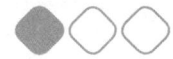

Die Oberschenkel-Vorderseite in Kombination mit der Hüftbeugemuskulatur

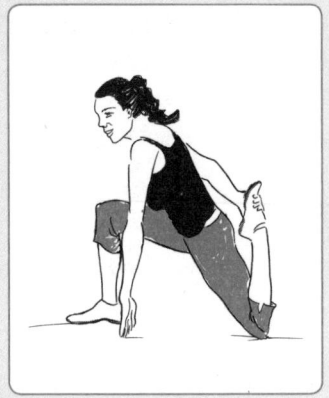

Hier ist die exakte Position besonders wichtig! Knien Sie sich aufs linke Knie und steigen Sie mit dem rechten Bein weit nach vorn. Der vordere Unterschenkel steht dabei senkrecht zum Boden. Schieben Sie Ihr Becken so weit nach vorn und unten, dass eine gerade Linie entsteht zwischen Ihrem linken Oberschenkel und Ihrem Oberkörper. Die Hüfte muss durchgestreckt bleiben.

Umgreifen Sie mit der rechten Hand den linken Vorderfuß und ziehen Sie die linke Ferse hoch in Richtung Gesäß. Müssen Sie dabei die Hüfte beugen oder erreichen Sie die Ferse nicht, ist die Muskulatur verkürzt. Jetzt die andere Seite testen.

Dehnung

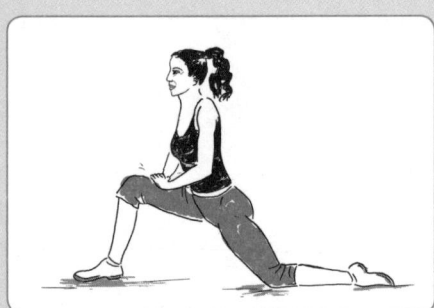

Schon das Vorschieben der Hüfte in die Ausgangsposition entlastet die Muskulatur. Die Testübung können Sie variieren, indem sie ein Handtuch um den Knöchel schlingen und damit den Arm verlängern.

70

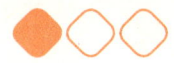

Die Bauchmuskulatur

Diesmal geht es darum, Ihre Bauchmuskeln zu kräftigen. Ein fester Bauch ist nicht nur ästhetisch, sondern fördert auch die Verdauungsfunktion, gibt dem Körper insgesamt eine bessere Haltung und wirkt Rückenproblemen entgegen.

Test

Die Bauchmuskulatur I

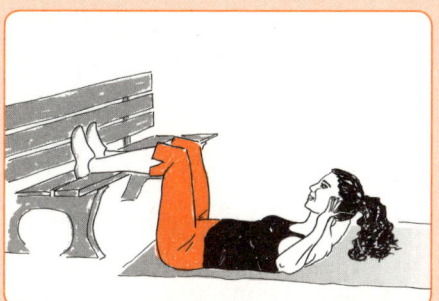

Legen Sie sich auf den Rücken. Dann die Unterschenkel mit rechten Winkeln an Hüfte und Knie zum Beispiel auf eine Bank legen. Die Finger an die Ohrläppchen legen und den Oberkörper heben, bis im Idealfall die Ellbogen die Knie berühren.

Die Bauchmuskulatur II

Auf den Rücken legen, beide Beine sind angewinkelt. Klemmen Sie zwei Bleistifte in die Kniekehlen. Die Arme nach hinten ausstrecken und langsam und ohne Schwung versuchen, das Becken vom Boden wegzurollen, ohne dass die Stifte dabei herausfallen. Versuchen Sie während der Anstrengung auszuatmen, um nicht zu pressen.

Übung mit Variationen

Kräftigung: Beide Testübungen kräftigen die gerade Bauchmuskulatur. Beginnen Sie mit der ersten Übung. Später bieten sich Variationsmöglichkeiten an, etwa mit dem rechten Ellbogen zum linken Knie und

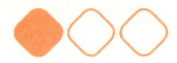

umgekehrt. Dadurch wird die schräge Bauchmuskulatur gekräftigt. Achten Sie darauf, dass bei jeder Bauchmuskelübung die Hüftbeuger »ruhig gestellt« sind. Sonst wird wie bei den »alten« Bauchmuskelübungen (Füße unter einer Bank einklemmen und den Oberkörper hochziehen) der sowieso schon überlastete und somit verspannte Hüftbeuger (Iliopsoas) trainiert.

Kräftigen lässt sich gut in zwei Serien (später auch drei bis fünf) zu 5–15 Wiederholungen. Genug ist, wenn Sie spüren, dass die Kraft des Bauchmuskels erschöpft ist, der Bauch warm bis heiß wird und zu brennen beginnt. Wenn das geschieht, sollte man die Übung noch fünfmal wiederholen, um einen deutlichen Wachstumsreiz zu setzen. Die gute Nachricht ist, dass sich das Brennen bei denjenigen mit den geringsten Bauchmuskeln sehr rasch einstellen wird und sie deshalb am Anfang nur fünf Übungen zu machen brauchen.

Dehnungsübungen

Dazwischen ist Zeit für eine der Dehnungsübungen.

Test

Die Unterarm-Innenseiten

Knien Sie sich hin. Die Handflächen in Schulterbreite so auf den Boden legen, dass die Daumen nach außen und die Finger zu den Knien zeigen. So weit zurücksetzen, bis im Idealfall ein rechter Winkel zwischen Boden und Ihren Unterarmen entsteht. Nicht an die Schmerzgrenze gehen und ruhig atmen.

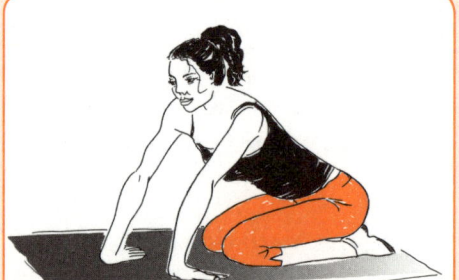

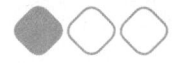

Dehnung

Die Testübung ist gleichzeitig Dehnübung. Variieren lassen
sich dabei die Stellungen der Hände. Sie können zwischen die
Knie, jeweils zum Knie und etwas nach außen zeigen. Auch
im Stehen kann gedehnt werden. Legen Sie dann die Handflächen auf eine Tischplatte.

Die Unterarm-Außenseiten

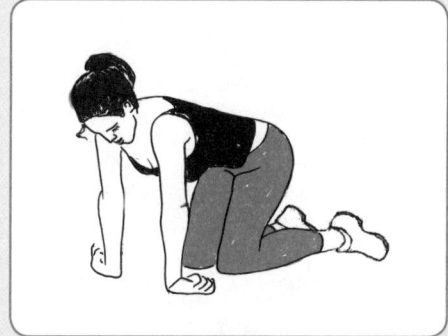

In den Kniestand gehen. Die
Finger zu Fäusten ballen, die
Daumen zeigen zum Körper.
Stützen Sie Ihre Fäuste schulter-
breit so am Boden auf, dass die
Handrücken zueinander zeigen.
Mit geschlossenen Fäusten die
Handrücken nach innen zum
Boden klappen. Gelingt diese
Übung problemlos, ist die Mus-
kulatur in Ordnung.

Dehnung

Regelmäßig die Testübung machen. Sind Ihre Muskeln stark
verkürzt, wird die Übung leichter, wenn Sie den Abstand der
Arme zueinander vergrößern.

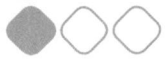

Die Schulter- und Brustmuskulatur

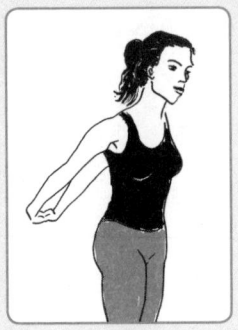

Stellen Sie sich aufrecht hin und verschränken Sie Ihre Finger hinter dem Rücken ineinander. Strecken Sie die Arme ganz durch und versuchen Sie, die gestreckten Arme nach hinten oben zu führen, bis Sie mindestens einen Winkel von etwa 40 Grad erreichen. Gelingt das nicht, ist die Beweglichkeit in den Schultergelenken beeinträchtigt.

Dehnung

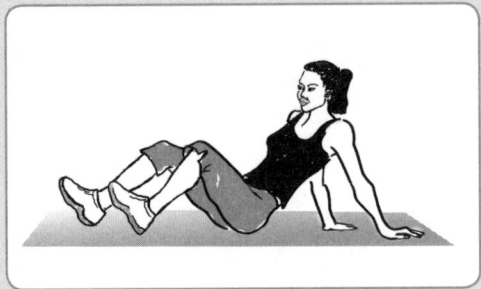

Neben der Testübung können Sie folgende Dehnung machen: Setzen Sie sich auf den Boden. Stützen Sie Ihre Arme schulterbreit und gestreckt hinter Ihrem Rücken auf. Rutschen Sie mit dem Gesäß etwas nach vorne, bis eine spürbare Spannung im Schultergürtel auftritt. Heben Sie Ihren Brustkorb leicht nach oben und atmen Sie tief in den obersten Teil Ihres Brustkorbes. Halten Sie diese Position etwa 30 Sekunden.

> **Alle Standard-Tests sind übrigens nur dann aussagekräftig, wenn es noch nicht zu krankhaften Veränderungen in den Gelenken gekommen ist.**

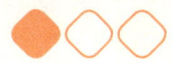

So dehnt man richtig

Einen Muskel, der seine ursprüngliche Länge eingebüßt hat und der deshalb auch nicht mehr vollständig funktioniert, kann man auf verschiedene Arten wieder verlängern. Gedehnt wird immer der Fleischkörper eines Muskels, da die Sehnen aus praktisch undehnbaren Fasern bestehen. Dehnen braucht Zeit und gehorcht bestimmten Rhythmen. Es bedeutet so viel wie »nachgeben«, »weich werden« und »loslassen«.

Geduldig sollte man die Dehnungsspannung dosieren. Über die Schmerzgrenze zu dehnen, erzeugt oft Muskelkater und mindert die Wirkung. Auch das altbekannte »Wippen« hat nur noch am Ende der Aufwärmphase, unmittelbar vor einem sportlichen Einsatz, seine Berechtigung. Wer seinem Körper etwas Gutes tun will, orientiert sich an der Erkenntnis aus der östlichen Weisheitslehre: »Der Weg ist das Ziel.«

Dehnen ist nicht nur Gymnastik, sondern auch ein bewusstes Spüren unserer weiblichen Seite und trägt somit zum inneren Gleichgewicht bei. Und so beginnen Sie es am besten:

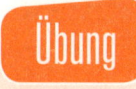

Gehen Sie in die Dehnungsposition und bauen Sie dann langsam über etwa 10 Sekunden eine Spannung auf, ohne an die Schmerzgrenze zu gehen. Halten Sie diese Spannung über weitere 20 Sekunden, während Sie ruhig und fließend atmen. Konzentrieren Sie sich auf die zu dehnende Muskulatur und korrigieren Sie gegebenenfalls die Spannung. Lassen Sie beim Ausatmen bewusst los und ihre Schultern fallen. Ein Lächeln auf dem Gesicht ist erlaubt und erleichtert das Üben. Wenn Sie dieses Lächeln auch noch in die zu dehnende Muskulatur denken, geht Aufmerksamkeit mit ihm einher und bald auch schon ein Gefühl von Wärme und angenehmer Erfahrung.

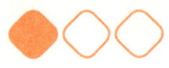

Gegenspannung aufbauen

Die einzelnen Dehnungsübungen sind noch wirksamer, wenn man nach einer ersten Dehnphase über 20 Sekunden im Muskel kurz eine Gegenspannung aufbaut, das heißt, diesen Muskel über 5 bis 7 Sekunden anspannt und der Dehnspannung gleichsam entgegenwirkt. Wenn man anschließend wieder dehnt, geht das leichter und weiter als vorher. Außerdem wird der gewünschte Effekt länger anhalten.

Lösen Sie langsam die Position wieder auf und schütteln Sie vorsichtig die Muskulatur aus, bevor Sie die Dehnung wiederholen oder mit anderen Übungen weitermachen. Ein bis zwei Wiederholungen pro Muskelgruppe sind empfehlenswert.

Finden Sie den Weg zum inneren Gleichgewicht.

Wann dehnt man am besten?

◆ Mildes, vorsichtiges Dehnen am Morgen sorgt für ein angenehm geschmeidiges und energetisches Körpergefühl den ganzen Tag über. Für diesen Zweck reicht eine Dehnung ohne Wiederholung.

◆ Dehnungsübungen zur Verlängerung bereits verkürzter Muskeln bringen in gut aufgewärmtem Zustand am meisten. Also entweder nach einer heißen Dusche, nach der Sauna oder am besten dann üben, wenn nach einigen Minuten lockerer Bewegung »von innen her Wärme aufsteigt«. Besonders angenehm ist das Dehnen im körperwarmen Thermalwasser, in der Schwitzgrotte (bei etwa 50 Grad) oder im Tepidarium, einem temperierten Aufenthaltsraum im Römischen Bad. Bei eklatanten Verkürzungen sollten Sie die betreffende Muskelgruppe zwei- bis dreimal täglich dehnen. Mindestens eine Minute üben und fast bis an die Schmerzgrenze gehen.

◆ Vor dem Sport sollte im Aufwärmprogramm ausgiebig gedehnt werden. Die Muskeln werden dann besser durchblutet und auf Leis-

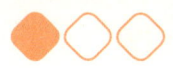

tung vorbereitet. Kalte Muskeln sind nicht nur »spröde« und daher verletzungsanfällig, sondern auch leistungsschwach.

◆ Nach sportlicher Aktivität ist die sanfte Dehnung der jeweilig benutzten Muskulatur angesagt. So beugt man Verkürzungen, Stoffwechselproblemen wie auch Muskelkater und etwaigen Verletzungen vor. Zu diesem Zweck reichen einmalige halbminütige Dehnungen ohne Wiederholung.

So kräftigt man die gesamte Muskulatur

Bei allen Kräftigungsübungen ist darauf zu achten, dass der Organismus gut aufgewärmt ist. Kräftigen Sie die jeweilige Muskulatur mit fünf bis zwanzig Wiederholungen der Übung – am besten in zwei Serien, zwischen denen eine kurze Pause liegt. Selbst wenn die Übungen zu Beginn schwierig und anstrengend sind, bleiben Sie dran: Versuchen Sie, einen Teil der Bewegung auszuführen, denn allein das Anspannen der Muskulatur und ihr isometrisches Halten über einige Sekunden bringen Fortschritte. Bei jeder Kraftanstrengung sollten Sie ausatmen, um Pressatmung und unnötige Blutdruckspitzen zu vermeiden.

Am wirkungsvollsten ist es natürlich, wenn Sie Ihre Übungen ganz konsequent und regelmäßig machen. Gewöhnen Sie sich dabei an eine Art Bewegungsritual.

Das kann so aussehen:

◆ langsames Aufwärmen (zum Beispiel durch Tanzen)
◆ Bewegung oder Sport (aktiver Pol)
◆ Kreislaufberuhigung (Ausklingphase)
◆ Dehnung (passiver Pol), Flüssigkeit (am besten Wasser trinken), Körperpflege und Regeneration.

Wenn ein solcher Ablauf zu einem fixen Ritual im Tagesablauf wird, haben Sie viel für Ihre Gesundheit getan.

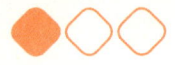

Was können Sie weiter tun?

Hier noch ein ganz besonderes Programm, das sich über die Jahre in Seminaren und Ausbildungen bewährt hat. Davon angesprochen fühlen sich sowohl Sportler als auch jene, die ihren Weg eher in der Meditation sehen. Die Übungen haben sich unter der Bezeichnung *Bewusstseinsgymnastik* oder neudeutsch *Brain-Gym* einen Namen gemacht. Lassen Sie sich nicht abschrecken, wenn die Übungen am Anfang nicht gelingen. Das ist eigentlich sogar ihr Sinn und Witz. Sobald man eine kann, wäre sogleich zur nächsten zu wechseln, die anfangs wieder nicht gelingt. Bewusstseinsgymnastik ist ein vorwiegend körperliches Bewegungsprogramm, das aber die Beweglichkeit auf allen Ebenen und damit auch die Intelligenz erhöht.

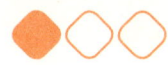

Mithilfe solcher Übungen erkennt man, wie ein- und festgefahren man in seinen Mustern ist und wie schwer es einem fällt, aus diesen Mustern auszusteigen und zu neuen überzugehen. Gerade das aber ist wichtig und lässt sich mit dieser Methode wie nebenbei erlernen.

Übungen zur Bewusstseinsgymnastik

Die amerikanische Therapeutin *Jean Houston* hat festgestellt, dass sich mit Bewusstseinsgymnastik der Intelligenzquotient in allen Phasen des Lebens deutlich steigern lässt. Offenbar regen die Übungen das Gehirn an, neue Nervenverbindungen zu bilden. Mehr Verbindungen aber bedeuten mehr Möglichkeiten oder höhere Intelligenz.

Gönnen Sie dem Bewusstsein eine Erfrischung!

Darüber hinaus sind die Übungen ideal, um sich vor wichtigen Herausforderungen, gleich welcher Art, wach zu machen und seine Gehirnhälften zu koordinieren und auf Flexibilität zu trimmen. Die eigene Perspektive wird weiter und der Überblick nimmt zu. Wer mit solch kleinen Übungen seine Konzentration herausfordert, ist anschließend sehr präsent. Insofern eignen sie sich auch vorzüglich, um lange monotone Arbeitsabläufe oder Konzentrationsphasen, aber auch einfach dafür, Büroarbeit für wenige Minuten zu unterbrechen, um anschließend mit neuer Konzentration und Frische weiterzumachen.

So klappt die Koordination

Diese Programme fördern aber über die Koordination unserer Gehirnhemisphären auch die der beiden Körperhälften. Völlig auf die linke Gehirnhälfte eingeschworen, kommen wir meist gar nicht auf die Idee, die Möglichkeiten der rechten mit einzubeziehen,

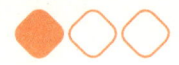

was aber vor allem in anspruchsvollen Situationen sehr hilfreich wäre. Schließlich ist die schnelle Erfassung von Zusammenhängen und Mustern nur in Zusammenarbeit beider Gehirnhemisphären möglich.

Übungsabläufe der Bewusstseinsgymnastik helfen, die Körperhälften besser zu koordinieren, und alles spricht dafür, dass das wiederum auf die Gehirnhälften wirkt und deren Zusammenarbeit verbessert. Dadurch werden wir in ganzheitlicher Hinsicht aufnahme- und leistungsfähiger.

Üben lohnt sich also, denn diese Art von Gymnastik kann später viel Spaß machen und mehr bewirken, als man sich anfangs vorstellen kann. Zu Beginn werden nur die einfachsten Übungen gelingen, die fortgeschritteneren machen dagegen häufig Schwierigkeiten und es kann dauern, bis »der Groschen fällt«. Sind die Übungen erst einmal in Fleisch und Blut übergegangen, möchten die meisten ihr Übungsprogramm nicht mehr missen. Aber gerade dann ist es wichtig, immer wieder zu neuen Bewegungsmustern zu wechseln.

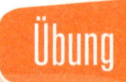

Übung

Die verflixten Achten

Malen Sie mit ihrer rechten Hand eine aufrecht stehende große 8 in die Luft. Das sollte leicht gelingen und wird die Intelligenz leider noch nicht steigern. Lassen Sie es also wieder und malen stattdessen mit Ihrer Linken eine liegende 8, also eine sogenannte Lemniskate in die Luft. Auch das wird Ihnen leichtfallen und leider noch nicht so sehr viel bringen. Wenn Sie nun aber beide Übungen gleichzeitig versuchen, werden Sie merken, dass das nun gar nicht mehr so einfach ist. Dafür bringt das nun viel mehr. Auch wenn Sie anfangs kaum Fortschritte erleben, wäre es gut, weiterzuüben, denn gerade dabei geschehen die oben angegebenen Verbesserungen. Ob Sie schon merkbare Fortschritte gemacht haben oder nicht, könnten Sie noch die folgenden Übungen hinzunehmen, die vielen deutlich leichter fallen wird.

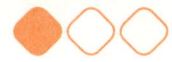

Bauchstreicheln und Scheitelklopfen

Der erste Teil der Übung beinhaltet, sich mit der rechten Hand den Bauch sanft im Uhrzeigersinn zu streicheln. Danach klopft man mit der linken Innenhandfläche senkrecht von oben auf den Scheitel vielleicht mit dem Gedanken, leichte Schläge auf den Kopf erhöhten das Denkvermögen. Bitte beachten Sie, dass die Bewegung geradlinig und senkrecht ausgeführt wird.

Entscheidend ist nun wieder der dritte Schritt: die Kombination beider Bewegungen. Dabei geht es darum, sich gleichzeitig auf den Kopf zu klopfen und den Bauch zu streicheln. Achten Sie dabei besonders darauf, sich nicht versehentlich »einen Heiligenschein um den Kopf« zu machen oder auf den Bauch zu klopfen. Sie sollten vielmehr die rechte Hand sanft über den Bauch kreisen lassen und die linke von oben nach unten auf den Scheitel zu bewegen und wieder entfernen.

Entdecken Sie die ganz faulen Tricks der Bewegung.

Wenn die Übung nach einer gewissen Zeit gelingt, kann man die Seiten wechseln. Ist der erste Teil der Übung gelungen, wird auch der zweite glücken – meist in noch viel kürzerer Zeit, da die Koordinationsfähigkeit zunimmt und die eine (Körper-)Seite von der anderen lernt.

Kreise ziehen

Diese Übung geht sowohl im Sitzen wie im Stehen. Im Stehen kommt noch eine Gleichgewichtskomponente hinzu. Zunächst sucht man sich mit dem linken Fuß einen guten Stand, um das Gleichgewicht halten zu können. Dann beginnt man, den rechten Fuß knapp über und parallel zum Boden im Uhrzeigersinn kreisen zu lassen. Wenn dies sicher und leicht klappt, lassen Sie es wieder. Jetzt kommt der zweite, entscheidende Teil. Beschreiben Sie mit der rechten Hand pa-

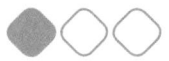

rallel zum Boden kreisförmige Bewegungen, aber gegen den Uhrzeigersinn. Auch dies wird Ihnen auf Anhieb gelingen und ermöglicht den dritten Schritt, nämlich beide Bewegungen gleichzeitig auszuführen; mit dem rechten Fuß im Uhrzeigersinn und mit der rechten Hand entgegengesetzt. Die anfängliche Verwirrung mag zunächst groß sein, aber die Schwierigkeit entspricht derjenigen, beide Seiten unseres Wesens zur Zusammenarbeit zu bringen. So wie die linke Körperseite unserem weiblichen Wesensteil, die rechte dem männlichen zugeordnet wird, so lässt sich der Körperteil oberhalb der Gürtellinie dem männlichen Pol, und der unter der Gürtellinie dem weiblichen zuordnen.

Je mehr es Ihnen auf dieser spielerischen Ebene gelingen mag, die verschiedenen Übungen miteinander zu kombinieren, desto leichter wird es auch fallen, die verschiedenen Ebenen des eigenen Wesens zusammenzubringen. In der Folge wird es auch bei anspruchsvolleren Angelegenheiten wesentlich besser gelingen, den aktiven männlichen »Macherpol« mit dem passiven weiblichen »Empfindungspol« zusammenzubringen. Wenn sie bei dieser Übung schließlich erfolgreich sind, können die Hände und Füße und ihre Richtungen ausgetauscht werden. Diese Umkehrung wird dann sogar rascher gelingen, weil das Muster schon einmal gelernt wurde.

Wechseln Sie nun die Körperseite und lassen die linke üben, wird der Organismus auch das schneller begreifen, weil beide Seiten voneinander lernen. Es gibt im Körper einen deutlichen Erfahrungstransfer zwischen beiden Seiten. Wie bereits die erste Übung der zweiten den Boden bereitet hat, werden die beiden ersten das Bewältigen der dritten fördern, einfach weil die Koordinationsfähigkeit zunimmt und der Organismus mehr und mehr die Fähigkeit erwirbt, alte Bahnen körperlicher Bewegungsmuster zu verlassen und neue anzunehmen.

Wie eingefahren all diese Muster sind, können Sie daran erkennen, wie leicht die Übung von Anfang an gelingt, wenn Sie sie seitenvertauscht probieren. Die linke Hand und der rechte Fuß können von Beginn an problemlos gegensinnige Bewegungen vollführen. Na-

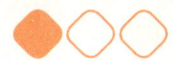

türlich auch rechte Hand und linker Fuß. Dieses überkreuzte Muster steht den allermeisten zur Verfügung, das gleichsinnige muss dagegen gelernt werden, wobei gerade dabei die beschriebenen Verbesserungen im Hinblick auf Koordination, Flexibilität und Intelligenz erreicht werden.

Was im physischen Bereich gelingt, überträgt sich übrigens anschließend auch leichter auf den geistig-seelischen, da in unserem gesamten Organismus alles miteinander zusammenhängt.

Auch wenn diese letzte Übung – gerade wenn sie länger nicht gelingt – viele Vorteile im Lern- und Entwicklungsbereich bietet, gibt es doch auch einen Trick, mit dessen Hilfe sie sehr rasch gelingt und der sich generell im Leben mit viel Gewinn anwenden lässt. Wir müssten nur den Zeitfaktor herausnehmen und schon gelingt sie ungleich leichter. Stellen Sie sich wieder sicher auf den linken Fuß und bringen rechten Fuß und rechte Hand in die Ausgangsposition. Stellen Sie sich jetzt vor, wie beide ganz langsam in extremer Zeitlupe, vom selben Ausgangspunkt startend, gemeinsam einen Kreis vollführen. Der Fuß beschreibt die eine, die Hand seine andere Hälfte. Wenn die beiden gemeinsam diesen Kreis geschafft haben, lassen Sie sie in Zeitlupe noch einen ausführen, startend vom neuen Ausgangspunkt in Körperferne. So können Sie weitermachen und werden erleben, wie leicht es jetzt geht. Mit der Zeit können

Durch den Seitenwechsel lernen beide Gehirnhälften schneller.

Sie auch diese selbst wieder normal fließen lassen und die Geschwindigkeit Ihrer Kreise erhöhen. Schon bald werden Sie über diesen kleinen Trick die Übung beherrschen, müssen sich dann aber eine weitere suchen, um die Körperintelligenz entsprechend zu üben.

Den Trick mit der Verlangsamung können Sie auch sonst fast beliebig ins Spiel Ihres Lebens bringen und sich so sehr vieles erleichtern. Selbst Jonglieren können Sie rasch erlernen, wenn Sie die Zeit hindern, Ihnen Streiche zu spielen. Tun sie sich mit jemandem zusammen und bitten ihn, sich auf einen Stuhl direkt vor Ihnen zu

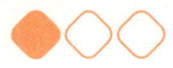

stellen. Ihre drei Jonglierbälle verteilen Sie so, dass ihr auf dem Stuhl stehender Partner zwei bekommt und Sie nur einen – zum Beispiel in der linken Hand – halten. Wenn Ihre Hände genau untereinander positioniert sind, kann es losgehen: Ihr Partner lässt zuerst den Ball aus seiner linken Hand in Ihre rechte hinunterfallen und Sie fangen ihn auf. Anschließend werfen Sie mit Ihrer linken den Ball diagonal in seine Linke. Dann lässt er mit seiner rechten den Ball los, der senkrecht in Ihre Linke fällt. Nun werfen Sie ihren rechten diagonal in seine rechte, worauf er den Ball aus seiner linken wieder senkrecht in Ihre Rechte fallen lässt. Was so kompliziert klingt, ist eigentlich ganz einfach, wenn Sie beachten, dass alles jeweils hintereinander und nie gleichzeitig geschehen darf.

Sie werfen immer abwechselnd und immer diagonal, und er lässt die Bälle immer nur fallen, ebenfalls jeweils hintereinander. Dadurch kann er die Zeit beliebig aus dem Spiel herausnehmen. Durch diese Verlangsamung können Sie von Anfang an jonglieren. Wenn Sie aber erst einmal diesen Rhythmus gefunden und ein Feld dafür etabliert haben, können Sie auch die Geschwindigkeit erhöhen und werden mit der Zeit so geschickt, dass Sie keinen Partner mehr zum Verlangsamen brauchen. Sobald das erreicht ist, können Sie sich gratulieren, denn jetzt jonglieren Sie bereits.

Der Zauber der Langsamkeit hilft nicht nur beim Jonglieren.

Für diese kleine Übung gilt Ähnliches wie für die obigen Bewusstseinsgymnastik-Übungen. Solange Sie lernen, ist Ihr Hirn gefordert und wird in verblüffender und inzwischen sogar wissenschaftlich nachgewiesener Weise gefördert. Sobald Sie die Grundform des Jonglierens können, sollten Sie also dabei keinesfalls stehen bleiben, sondern eine Jonglierübung nach der anderen lernen, um Ihre Körperintelligenz noch weiter in Form zu bringen. Es gibt eine große Zahl von Jongliervarianten und Sie finden viele davon unter: www.jonglieren.de

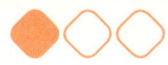

Klick-Klack

Zum Schluss können Sie sich – so vorbereitet – auch noch an eine schwierige Koordinationsübung heranwagen: Mit den Füßen parallel und geschlossenen Beinen und beiden Armen herabhängend mit den Fingern an der Hosennaht, lassen Sie zunächst den linken Arm ruhen, während sich der rechte über den Kopf steil nach oben hebt. Diese Position bezeichnen wir mit *Klick*. Nun führen Sie den Arm im Halbkreis wieder herunter an die Hosennaht. Dieser Endpunkt wird mit *Klack* bezeichnet.

Nachdem Sie diesen *Klick-Klack-Rhythmus* einige Male durchgespielt haben, lassen Sie die rechte Seite ruhen und widmen sich der linken mit einer etwas anspruchsvolleren Übung. Wieder wird die Position der senkrecht über den Kopf erhobenen Hand mit *Klick* bezeichnet. Anschließend wird der Arm gleichermaßen im Halbkreis gesenkt, verharrt jedoch bereits bei 90 Grad, also in der Horizontalen. Für die linke Seite heißt diese Position bei seitlich ausgestrecktem Arm nun *Klack*. Die anschließende Bewegung führt ganz hinunter zur Hosennaht, die wieder mit *Klick* bezeichnet wird. Auf der linken Seite sind demnach drei Stationen im Wechsel zu durchlaufen, wobei oben und unten *Klick* heißen und die Mittelposition mit *Klack* zu bezeichnen ist. Auch diese linke Variante werden Sie wieder spontan können.

Bei dem Versuch allerdings, beide Seiten in einem gemeinsamen Rhythmus *Klick-Klack-Klick-Klack-Klick-Klack* etc. zu koordinieren, wird anfangs meist Verwirrung eintreten. Führen Sie diese Übung zunächst langsam und mit der inneren Vorstellung aus, beide Seiten gleichsam automatisch ihr jeweiliges Programm abspulen zu lassen. Nach dem anfänglichen Gefühl von »unmöglich!« wird diese Übung den meisten mit der Zeit dann doch gelingen. Diese Übungsphase ist wertvoll für die Entwicklung von Körperintelligenz, Koordinationsfähigkeit, Flexibilität und jene Intelligenzentwicklung, die wir über den IQ messen. Das Ergebnis wird verblüffend und überraschend sein.

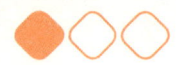

Auch hierbei lässt sich das Spiel durch Programmtausch der Körperseiten noch erweitern, und wieder werden Sie sehen, dass Sie nach dem Wechsel nicht neuerlich bei null beginnen müssen, sondern sich die Koordination schon zunehmend verbessert hat und Sie die umgekehrte Variante in einem Bruchteil der Zeit lernen.

Wenn Sie zu den ungeduldigen Zeitgenossen gehören, können Sie schon bald zu dem Trick mit der Verlangsamung Zuflucht nehmen. Auch diese Übung geht in Super-Slow-Motion, der extremen Form von Zeitlupe, sofort von Anbeginn. Vollführen Sie das Muster einige Male in Minimalgeschwindigkeit, werden Sie erleben, wie rasch es sich einschleift und wie Sie anschließend problemlos die Geschwindigkeit erhöhen können. Schon bald können Sie richtig Gas geben und haben sich über den Trick der Verlangsamung wiederum viel Zeit gespart. *Wenn Du es eilig hast, gehe langsam!*

Flugzeugversion mit Dreieck und Kreis

Während die bisherigen Übungen mehr Platz für die Ausführung erforderten, kann die *Flugzeugversion* bereits auf kleinstem Raum äußerst effektiv geübt werden. Während die linke Hand ein Dreieck in die Luft zeichnet, malt die rechte einen Kreis. Es ist erstaunlich, welche fantastischen Gebilde sich daraus ergeben, bevor erkennbare Kreise und Dreiecke sichtbar werden. Auch die Version mit der liegenden und stehenden Acht kann in einer Kleinversion im Flugzeug und bei anderen beengten Wartepositionen mit viel Gewinn ausgeführt werden.

All diese Übungen sind natürlich beliebig variierbar. Darin liegt überhaupt der Sinn dieser ganzen Übungsserie. Sie können nicht nur die Muster von einer zur anderen Seite tauschen, sondern auch weitere Figuren erfinden: Vierecke können mit Fünfecken koordiniert werden, Rauten mit Rechtecken. Alle Buchstaben miteinander und ebenso die Zahlen und schließlich die Buchstaben noch mit den Zahlen, was bereits mehr als genug Varianten für eine Inkarnation ermöglicht. Der Fantasie sind einfach keinerlei Grenzen gesetzt.

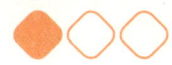

Der tiefere Sinn dieser Übungen ist, sich neue Herausforderungen auszudenken und sie zu bewältigen. Nicht es zu können ist der Witz, wie wir es sonst gewöhnt sind, sondern das Durchbrechen von Routine, alten Mustern und Einschränkungen, um neue Bahnen im Gehirn »freizuschalten«.

Kreativität ist eine andere (Ausdrucks-)Form von Intelligenz, die sich nicht nur im Lösen von Problemen erweist, sondern auch eine Belebung der Fantasie bewirkt. Neben dem IQ wird inzwischen die emotionale Intelligenz mittels EQ bestimmt, und wer Gefallen an diesem Spiel hat, kann mit obigen Übungen den Zuwachs seiner Körperintelligenz messen und vor allem trainieren.

Ausblick in eine trickreich bewegte Zukunft

Obwohl diese Übungen nur wenige Minuten kosten, erzielen sie einen erstaunlichen Effekt. Besonders zu empfehlen sind sie vor wichtigen Ereignissen, in denen Koordination in physischer und psychischer Hinsicht wichtig ist: Vor einer längeren Fahrradtour sind sie gleichermaßen relevant wie die Dehnungen danach, die die durch Anstrengung verkürzten Muskeln wieder in die Ausgangsposition bringen.

Andererseits können diese Übungen auch vor wichtigen Sitzungen und geistigen Herausforderungen hilfreich sein, um koordiniertes Arbeiten zu fördern. Vor allem haben sie sich bewährt, um längere Abläufe sinnvoll kurz zu unterbrechen. Forschungen haben ergeben, dass wir es kaum schaffen, länger als 90 Minuten konzentriert bei einer Sache zu bleiben. Das dürfte mit dem Rhythmus zusammenhängen, der auch die Nacht bestimmt und den ganzen Tag über in 90 Minuten-Zyklen durchläuft. Unterbricht man nach jeweils 90 Minuten mit solch einer kleinen Übung aus dem Dunstkreis der Bewusstseinsgymnastik für nur zwei bis drei Minuten, lässt sich danach wunderbar mit neuer Konzentration und Sammlung weitermachen. Insofern können diese Übungen auch die Effizienz enorm steigern.

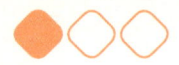

Bewegt ohne Zeitverlust

Tatsächlich haben kleine Firmen einige kleine, aber feine Geräte entwickelt, die wachrütteln, durchschütteln und einige andere gesunde Bewegungsmuster in Gang bringen können. Besonders zwei davon haben sich sehr bewährt, weil sie ganz nebenbei benutzt werden können und so keine zusätzliche Zeit verschlingen. Das hat zur Folge, dass sie tatsächlich längerfristig angewandt auch ihre Wirkungen entfalten.

Fast alle Menschen verbringen morgens einige Zeit im Badezimmer. Bei dieser Morgentoilette könnte man genauso gut auf einer vibrierenden Unterlage stehen, die einen im wahrsten Sinne des Wortes von den Fußsohlen bis zum Scheitel durchvibriert.

Von Kopf bis Fuß durchvibriert

Ein *Vibralife* genanntes Gerät leistet das. Es stammt letztlich aus der Osteoporose-Prophylaxe der russischen Kosmonauten, die anstatt sich auf Fahrradergometern abzustrampeln wie die amerikanischen Kollegen, sich ganz faul und trotzdem wirksamer durchvibrieren ließen. Was aber durch Aktivierung des Knochen- und Muskelstoffwechsels die Entstehung von Osteoporose hintanhält, kann auch die Muskeln lockern, die Durchblutung anregen und sogar Geist und Seele wachrütteln, wenn man sich diesem Bewegungsmuster, dessen Intensität sich beliebig wählen lässt, hingibt. Die ursprünglich sehr teuren Geräte liegen inzwischen knapp unter 400 Euro. Die Idee ist auch mit erheblicher Power und entsprechend teureren Geräten in Fitnessstudios usw. verbreitet worden, wo sie zu sportlichem Training eingesetzt werden. Das ist hier keineswegs gemeint. Die dabei benutzten höheren Frequenzen sind in ihrer Wirkung noch gar nicht abzuschätzen, die Preise sprechen für sich beziehungsweise eher dagegen.

Was für normal gesunde und sogar kranke Knochen, Muskeln und Gelenke sinnvoll erscheint, ist keinesfalls bei künstlichen Gelen-

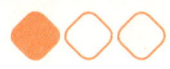

ken zu empfehlen, weil die Gefahr besteht, dass diese auf die Dauer in ihrer Verankerung gelockert werden.

Passives Muskeltraining

Ähnlich während der Morgentoilette einzusetzen, wenn auch deutlich gewöhnungsbedürftiger, ist ein *KrauHan*[5] genanntes Gerät, das noch überraschendere Effekte bietet, weil sich seine ganze Grundplatte bewegt. Das zwingt die untere Extremität und in der Folge den ganzen Körper zu ständigen kleinen Mitbewegungen, die sich langfristig angenehm bemerkbar machen. Man kann dabei Muskeln – bei mir vor allem im Rückenbereich – spüren, von denen man kaum ahnte, dass man sie überhaupt hat. Aufgrund dieser Muskelbewegung kommen zu den oben schon erwähnten Auswirkungen wie Durchblutungsförderung noch wirkliche Muskel-Trainingseffekte hinzu, die in überschaubarem Bereich sogar das Abnehmen fördern. Allerdings sollte man nicht glauben, ganz ohne Eigeninitiative damit Übergewicht zu verlieren und in Form zu kommen.

Kundalini-Energie für Faulpelze

Die sogenannten Chi-Maschinen oder schöner Kundalini-Wiegen bewegen den ganz entspannt liegenden Körper von den Füßen aus. Man legt seine beiden Fersen in dafür vorgesehene Vertiefungen eines kleinen Wagens, dessen Hin- und Herbewegungen sich mittels eines Handschalters regeln lassen. Es empfiehlt sich, die Zeitschaltuhr auf zehn bis zwölf Minuten einzustellen und die Bewegungsfrequenz in den ersten beiden Minuten auf das höchste noch als angenehm empfundene Maß zu regeln, aber doch so hoch, dass die schlangenförmige Bewegung die ganze Wirbelsäule bis hinauf zum Kopf erfasst. Es ist ausschlaggebend für den Erfolg, keinerlei eigene Bewegungen beizusteuern. Das würde nur zu Schwindel und Übelkeit führen.

Wer sich dem wiegenden Spiel aber widerstandslos hingibt und erlebt, wie sein Körper geradezu schlangenhaft in Bewegung kommt,

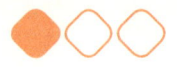

wird nach dem Abschalten des Gerätes in der dann eintretenden plötzlichen Ruhe erleben, wie die sogenannte Kundalini-Energie die Wirbelsäule hinaufströmt. Im Gegensatz zu Mindmachines und anderen Geräten, die spirituelles Erleben anregen sollen, tritt dabei – nach meinen Erfahrungen – auch kein Nachlassen des Effektes über die Zeit auf.

Weniger ist oft auch weniger!

Es empfiehlt sich, nicht die billigsten Geräte und schon gar nicht aus Strukturvertrieben zu kaufen, da man sich auf die zwei Jahre Garantie verlassen können sollte[5] und es lästig ist, wenn Geräte mit der Zeit laut und unrund zu laufen beginnen. Ausführliche Infos dazu in *Schwebend die Leichtigkeit des Seins erleben*[1].

Fazit und persönliches Bewegungsprogramm

Je nach Bedürfnis lassen sich aus den verschiedenen hier präsentierten Bereichen individuelle Bewegungsprogramme schneidern. Eine gute Kondition braucht jeder und insofern ist ein sinnvolles Herz-Kreislauf-Training ein ideales Kernstück, wobei die Spannbreite von Tanzen über Joggen bis zu Schwimmen reicht.

Dazu passend und zusätzlich von Beruf und Hobby bestimmt, lässt sich ein individuelles Dehnungsprogramm maßschneidern. Computer-Arbeiter sollten dabei die Dehnung der Armmuskeln in den Vordergrund stellen, Fremdenführer die der Beinmuskeln. Hausfrauen und Mütter können das gesamte Programm der Dehnungsübungen machen, da sie überall und rundum belastet sind, aber natürlich am wenigsten Zeit haben.

Wer schon strapazierte Gelenke hat, kann mit den sanften, fließenden Bewegungsabläufen aus Tai-Chi und Qigong, Yoga und Feldenkrais die Entwicklung Richtung Arthrosen und schlussendlich Gelenksprothesen aufhalten. Alle aber können mit diesen wirk-

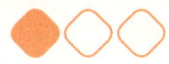

samen Übungen ihr Leben in Fluss halten oder wieder bringen. Das gilt beispielsweise auch für Menschen, die schon Blutverdünnungsmittel nehmen.

Fast alle profitieren davon, sich mit regelmäßigen Kräftigungsübungen für die Bauchmuskeln wieder eine feste Vorderfront zu verschaffen. So bekommt die Atmung neuerlich die Chance, über die Darmmassage mittels Zwerchfell die Verdauung zu fördern.

Brain-Gym – Gymnastik fürs Hirn

Bewusstseinsgymnastik schließlich bietet die Möglichkeit, in vieler Hinsicht flexibler, anpassungsfähiger, koordinierter und intelligenter zu agieren. Wer gut und auf viele Arten jonglieren kann, wird selbstverständlich auch vielfältige Aufgaben – etwa in seinem Managementbereich – besser meistern und mit den unterschiedlichsten Anforderungen gekonnter jonglieren. Wer aber auch nur alle 90 Minuten eine Bewusstseinsgymnastikpause etwa mittels »achtern« oder »Klick-klack« zwischenschaltet, wird schon merkbar erfolgreicher durch jedwedes Tagesprogramm kommen.

Aqua-e-motion

Eine besondere Delikatesse unter den Bewegungsübungen ist noch »Aqua-e-motion«, die Kunst sich gegenseitig im körperwarmen Wasser ein Geschenk aus Bewegung, Rhythmus und Unterwassermassage zu machen. Letztlich ist das gar nicht so aufwendig zu lernen, es braucht vor allem Einfühlung und die Offenheit für sinnlichen Genuss.

Man nimmt seinen jeweiligen Partner dazu im brusttiefen Wasser in die Arme – etwa wie ein Baby –, während man selbst schulterbreit und gut verankert am Boden steht. Dabei erlaubt man dem Wasser, das große Baby mittels des natürlichen Auftriebs zu tragen. So kann einem kein Partner je zu schwer werden, sondern er lässt sich leicht und entspannt im Halbkreis um die eigene Achse schwen-

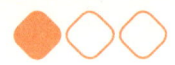

ken. Nach einer Viertelstunde stellt sich ein wundervoll entspanntes Gefühl beim Wasserbaby ein und ein schönes fürsorgliches beim Betreuer. So ergibt sich eine sanfte Bewegungsübung, die mütterlich-mitfühlende bis zu sinnlich-genussvolle Empfindungen auslöst.

Diese Übungen haben sich in meinen Seminaren im Thermalbad Montegrotto, bei Idealbedingungen vom körperwarmen Wasser (36 Grad) über die richtige Tiefe bis zu Unterwassermusik zu Höhepunkten entwickelt.

Verlorene Zeit gewinnbringend nutzen

»Ein bisserl was geht immer.« Dieses durch das Münchner Original *Monaco Franze* bekannt gewordene Motto stimmt und gilt für alle möglichen Bereiche. Beim Warten im Auto an der Ampel lassen sich zwanglos und bequem einige PC-Muskel-Übungen machen. Das Wort stammt vom Musculus pubococcygeus, der einen wesentlichen Teil der Beckenbodenmuskelplatte bildet. Dieser zentrale Teile aller Beckenboden-Übungen wird noch immer zu wenig beachtet. Zwar sieht niemand, wie weit die Beckenbodenmuskeln in Form sind, aber die jeweiligen Geliebten können es rasch merken und im Alter merken es dann schon bald alle.

Luststeigerung und Elendsvermeidung

Natürlich gilt für die Beckenbodenmuskulatur dasselbe wie für die Bauchmuskeln. Sie in Form zu halten, braucht wenige Auffrischungsübungen, sie aber überhaupt erst wieder aufzubauen, erfordert täglichen Einsatz. Wer gute Beckenbodenmuskeln hat, wird – erfahrungsgemäß – später weniger Ärger mit einer überlaufenden Blase haben und somit Inkontinenz vermeiden, auch Gebärmuttersenkungen werden seltener vorkommen. Selbst die Misere einer ziemlich haltlos wachsenden Prostata wird gemäßigt. Diese hat im bürgerlichen Leben kaum noch Bedeutung, weil das Liebesspiel zu kurz kommt und beide Seiten sich an fast durchgehend frigide,

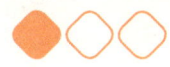

das heißt trocken bleibende Männer gewöhnt haben. Im Sinne von *Krankheit als Symbol*[4] macht die Prostata so durch Wachstum auf sich und ihre aussichtslose Situation aufmerksam.

Besser also eine gute Beckenbodenmuskulatur, als das in bürgerlichen Kreisen üblich gewordene gegensinnige bodenlose Elend, wenn *ihre* Blase überläuft und *seine* – wegen Restharnbildung – überhaupt nicht mehr leer zu bekommen ist.

Beckenboden-Yoga

Und natürlich werden durch die PC-Übungen auch – schon aufgrund der zunehmenden Durchblutung in der Region – das Wurzel- und Sexual-Chakra aktiviert. Durch Ersteres kann man besser zu sich stehen, durch Letzteres besser auf den Sexualpartner. Mehr Spaß durch mehr Durchblutung ist der eine Vorteil, der andere ist nicht minder wichtig: Die Muskelplatte des Beckenbodens verschließt, wie die Inder sagen, das untere oder Mula-Bandha, sodass die Energie nicht nach unten ab- und wegfließen kann. Das Bewahren der Energie spielt sowohl im indischen als auch im chinesischen Denken eine große Rolle. Im Westen achten wir dagegen nicht darauf und sind dann aber auch nicht selten leer und ausgebrannt.

Die Praxis der PC-Übungen ist überaus einfach. Sie stellen sich einfach vor, beim Wasserlassen den Urinstrahl zu unterbrechen. Diese Übung lässt sich gut mit dem Atem koppeln. Mit einem langen Einatemzug wird der Beckenboden verschlossen und beim anschließenden Ausatem wieder geöffnet. Es lassen sich aber alle möglich Trainingsmuster anwenden, etwa zehn schnelle im Wechsel mit zehn langsamen Anspannungen.

Letztlich ist fast jede Übung für die Muskeln besser als keine, auch wenn es ganze Bücher zum Thema gibt. Die PC-Übungen sind natürlich nicht nur beim Warten im Auto sinnvoll, sondern bei jedem Warten. Aber auch sonst gibt es eine Fülle von Gelegenheiten, zum Beispiel immer dreimal »zusammenzwicken« vor dem Abheben des Telefons.

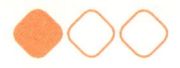

Übungen für PC-Arbeiter

Wer den ganzen Tag vor dem Bildschirm verbringt, merkt selbst, wie angestrengt seine Augen am Abend sind und wie verspannt seine Finger und vor allem Unterarme. Für Letzteres wären die beiden oben beschriebenen Übungen zur Dehnung der Unterarmmuskeln eine ideale Arbeitsunterbrechung alle anderthalb Stunden. Diese Übungen lassen sich auch direkt am Schreibtisch durchführen. Man steht auf und gibt die Hände auf die Tischplatte, aber natürlich schadet es auch nicht, sich einen Moment auf den Boden zu knien.

Augen-Entspannung

Für die Augen ist es sehr hilfreich, alle halbe Stunde den Blick vom Bildschirm zu lösen und in die Ferne schweifen zu lassen. Wenn ich – wie häufig – in landschaftlich schöner Umgebung schreibe, erscheint mir das Arbeiten und Schreiben viel weniger anstrengend als in einer geschlossenen Arbeitsraumatmosphäre. Dafür gibt es viele gute Gründe, aber entscheidend ist doch, dass die Augen in solcher Landschaft wie von selbst immer wieder über den Bildschirm hinaus in die Weite schweifen und ihre Muskeln sich dabei ganz nebenbei und von selbst entspannen.

> *Wenn die Augen in die Ferne schweifen, entspannen die Muskeln ganz von selbst.*

Da nun aber die meisten in geschlossenen Räumen ohne Aussicht am Bildschirm arbeiten müssen, können sie diese Situation mit Gewinn für die Augen-Gesundheit simulieren. Suchen Sie sich also jede halbe Stunde einen Ausblick aus dem Fenster und schauen einfach einen Moment hinaus. Oder, wenn Sie lieber am Platz bleiben, wählen Sie sich einen Ort an der entferntesten Wand aus und legen Ihren Blick gleichsam im Nichts ab. Lassen Sie die Augen nun einige Kreise im und anschließend gegen den Uhrzeigersinn

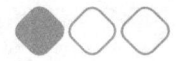

machen. Dann können Sie sie noch entlang einer waagrechten Linie hin- und herwandern lassen und anschließend entlang einer Senkrechten, einer Diagonalen und des Gegenstücks. Wandern Sie dann auch ein paarmal rasch hin und her zwischen dem Bildschirm und der Ferne in Gestalt der Wand oder der Fensteraussicht.

Zum Schluss können Sie noch ihre Hände aneinander warm reiben und sie dann für einen Moment flach auf Ihre geschlossenen Augenlider legen. Dieses Palmieren wird in der Regel als sehr wohltuend empfunden.

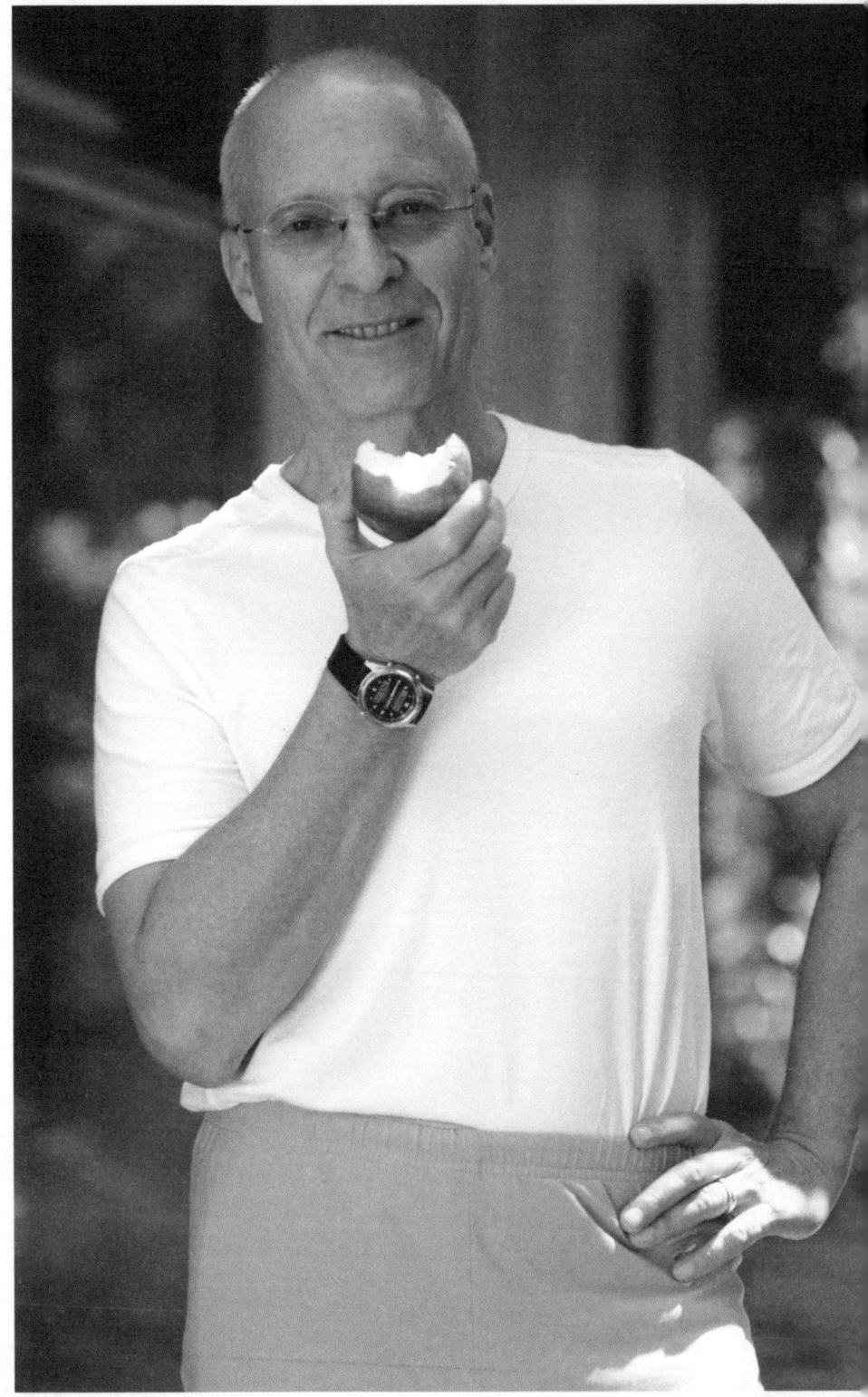

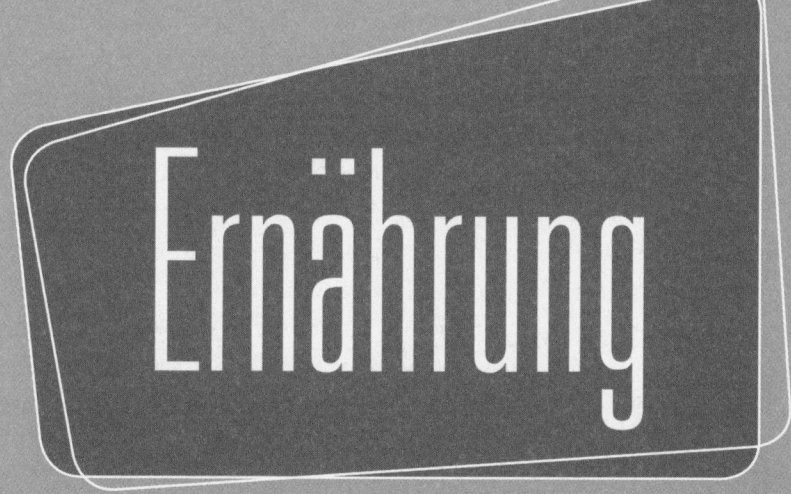

Ernährung

Was müssen Sie wissen?

Wer heute von Diät spricht, denkt fast immer ans Abnehmen und sieht damit nur einen Teilbereich. Das Wort »Diät« geht auf das Griechische *díaita* zurück, was so viel wie *Lebensart, geregelte Lebensweise* und *Lebenseinteilung* bedeutet. Die Diätetik, also die Ernährungslehre, war eine sehr frühe, wenn nicht sogar die früheste Disziplin der Medizin. Denn schon von Anfang an muss den Menschen der Zusammenhang zwischen Nahrung und Wohlbefinden klar gewesen sein. Unsere Vorfahren lebten Jahrmillionen im Mangel und spürten natürlich, dass zu knappe oder minderwertige Kost sie schwächte und auf Dauer krank werden ließ.

Die Sorge um gute Nahrung dürfte so alt sein wie die Menschheit. Ganz abgesehen davon, dass Hunger eine der Urempfindungen des Menschen ist und früher – in Zeiten des Mangels – eine alles

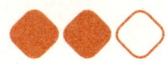

beherrschende Rolle gespielt hat. Die erfolgreiche Bekämpfung des Hungers war zusammen mit einem grundlegenden Hygienebewusstsein entscheidend dafür, dass die Menschen immer älter wurden. Allerdings schlägt das Pendel heute weit in die Gegenrichtung zur Über- und Fehlernährung aus, die nun ihrerseits zum Lebenszeit begrenzenden Faktor wurde. Dabei wäre es so einfach, sich gesund zu ernähren. Wir müssen uns lediglich an das halten, was in der Evolution von unseren Vorfahren gelernt und offenbar ins Erbgut übernommen wurde. Wenn

Wer gut isst, fühlt sich wohl.

wir uns anschließend mit solch einfachen Ernährungsgrundlagen beschäftigen, ist aber immer zu bedenken, dass dieses Thema auch übertrieben werden kann und von vielen Ernährungsaposteln auch tatsächlich in unangemessener Weise dramatisiert wird. Der Mensch isst, um zu leben, und keinesfalls umgekehrt. Bisher hat noch niemand über den Darm Erleuchtung oder Befreiung gefunden. Jedenfalls gibt es in der gesamten profanen und klerikalen Geschichte nicht einen einzigen überlieferten Fall.

Artgerechte Ernährung

Beim Essen wird vielleicht am deutlichsten klar, dass wir uns in biologischer Hinsicht noch nicht so sehr weit vom Tierreich fortentwickelt haben. Von Tieren, die in ihrer natürlichen Umwelt aufwachsen, können wir im Hinblick auf sinnvolle Ernährung einiges lernen. »Sich zu ernähren wie ein Schwein« wäre für viele Menschen tatsächlich ein Fortschritt, der die Lebensqualität drastisch erhöhen würde. Zu denken wäre dabei allerdings an ein Wildschwein, das auf seine typische Weise grunzend an allem schnüffelt, bevor es davon frisst. Würden wir das konsequent nachmachen, würden wir die meisten Supermarktprodukte gar nicht über die Lippen bringen. Entweder sie schmecken nach nichts oder nach künstlichen Aromen.

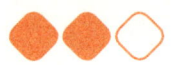

Früher verließen sich auch die Menschen auf ihren guten Riecher, auf den immer noch unser enorm großes Riechhirn hinweist. Es gäbe gute Gründe, ihm auch heute wieder mehr zu vertrauen. Es hat seine Wichtigkeit behalten, wenn sich auch der Schwerpunkt verschoben hat und es heute mit dem limbischen System auch jene Areale umfasst, die für die Verarbeitung von Gefühlen und Emotionen zuständig sind.

Das aber besagt, dass unsere Gefühle sehr vom Duft und damit von Aromen abhängen. Wer jemanden nicht riechen kann, sollte nie an eine Beziehung denken, denn er wird sich nicht daran gewöhnen. An mangelnde optische Attraktivität kann man sich dagegen gut gewöhnen, wie leider auch ans Gegenteil.

> *Wer wieder mehr auf den Geruchssinn vertraut, findet leichter die seinem Wohlbefinden förderliche Nahrung.*

In ihrem Verdauungstrakt sind sich Schweine und Menschen ziemlich ähnlich. Das Wildschwein ist ein Allesfresser, ernährt sich aber weitgehend vegetarisch. Wenn es zwischen Wurzeln, Knollen und Eicheln schnüffelnd auch einmal einen Käfer erwischt, wird es ihn nicht verschmähen. Ähnlich dürfen wir beim Obst auch ruhig einmal einen Wurm mitessen. Üppige Fleischportionen aber, die Gemüse und Getreide zu Beilagen herabwürdigen, sind für uns ungeeignet. Da eifern wir besser den ständig schnüffelnden Schweinen nach, wobei diese noch ziemlich gewaltige zum Reißen geeignete Zähne haben, jedenfalls seitlich im Kiefer. Menschen dagegen haben inzwischen ein sehr defensives, für langsames Mahlen gemachtes Ge-

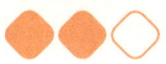

biss und einen Darm, der dem langen von vegetarisch lebenden Tieren ungleich mehr ähnelt als dem kurzen von Fleischfressern. Statt Schlingzeit wäre für uns Mahlzeit angesagt.

Vegetarier sind offensichtlich mehr im Einklang mit der ursprünglichen Lebensweise der Menschen als regelmäßige Fleischesser. So ist es auch wenig verwunderlich, wenn sie nachweislich gesünder und viel weniger durch Krebs gefährdet sind. Zu essen wie ein Wildschwein, wäre für uns also gar nicht schlecht und längst nicht das Einzige, was wir von den Tieren lernen könnten.

Wildtiere – mit Ausnahme einiger Winterschläfer für kurze Perioden – kennen zum Beispiel gar kein Übergewicht. Offenbar können sie besser einschätzen, was ihnen bekommt. Und sie spüren auch, wenn einmal gar nichts besser für sie ist. Im Krankheitsfall verzichten sie manchmal für lange Zeit auf Nahrung, sodass alle Körperkräfte der Regeneration zufließen können. Mit bewusstem Fasten haben sich auch einige Menschen allmählich wieder zu diesem sinnvollen Verhaltensmuster zurück- beziehungsweise emporentwickelt. Während fast alle Tiere diese einfache und bewährte »Diätmaßnahme« pflegen, schaffen diesen Schritt immer noch vergleichsweise wenige Menschen.

Vegetarismus oder Fleischkonsum

Diese Entscheidung muss und soll jeder für sich selbst treffen. Kommt es doch auch auf die ganz persönliche Situation und das soziale Umfeld an. Sicher ist Fleischkonsum auch nicht grundsätzlich schlecht, für Tiger und Löwen etwa ist er konkurrenzlos zu empfehlen. Vom medizinischen Standpunkt aus spricht bei Menschen allerdings vieles für überwiegend vegetarische Vollwerternährung, ergänzt durch etwas Fisch oder Fleisch ein- bis zweimal die Woche. So hat unser Gebiss mehr (defensive) Mahlzähne als (offensive) Schneide- und Eckzähne. Wäre es unsere Bestimmung, uns wie Raubtiere zu ernähren,

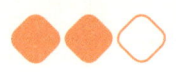

hätten wir auch deren Reißzahn-Gebiss. Unseres weist uns dagegen mit seinen mahlenden Mühlenzähnen (lat. Mola(ren) = Mühle) als überwiegenden Pflanzen-, ja Körneresser aus.

Dafür spricht auch, dass unser Darm viel zu lang für einen Fleischfresser ist. Setzt man die Körperlänge ins Verhältnis zur Darmlänge, so rangieren wir weit näher bei den Pflanzenfressern als bei den Raubtieren. Bis in die jüngste Vergangenheit war denn auch Fleisch etwas Besonderes auf dem Speisezettel. Noch bis Mitte des letzten Jahrhunderts galt Fleisch – vor allem bei der Landbevölkerung – als ausgesprochenes Festtagsgericht, das ansonsten unerschwinglich blieb. Umso größer war die Freude auf den Sonntagsbraten. Mit steigendem Wohlstand konnten wir es uns allmählich leisten, beim Essen jeden Tag zu einem Festtag zu machen. Das allerdings bekommt uns überhaupt nicht: Das große Heer der Rheumatiker und Gichtpatienten in den Industrienationen beweist es auf schmerzliche Art.

Überhaupt haben sich unsere Ernährungsgewohnheiten in den vergangenen Jahrzehnten deutlich geändert. Beim Fleischkonsum wird das am deutlichsten. Er stieg von Ende der Fünfziger- bis Ende der Achtzigerjahre des letzten Jahrhunderts um 90 Prozent, nachdem er bereits über die Jahrhunderte langsam, aber kontinuierlich angestiegen war.

Die Entscheidung liegt ganz allein bei uns.

Gleichzeitig ist in den vergangenen drei Jahrzehnten der Anteil der ballaststoffreichen Kost um 30 Prozent zurückgegangen. Dafür stieg der Fettanteil in der Nahrung in reichen Industriestaaten wie Deutschland um 10 Prozent, der von Süßigkeiten um 30 und der von Obst, vor allem Zitrusfrüchten, um fast 80 Prozent. Dass wir mehr Zitrusfrüchte essen, könnte man auf den ersten Blick als positiven Trend sehen. Allerdings wird sich später unter dem Aspekt der thermischen Auswirkungen der Lebensmittel zeigen, was für Nachteile darin liegen können. Da die Evolution sehr träge ist, das heißt für jede Anpas-

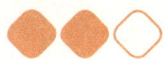

sung sehr lange braucht, wären wir gut beraten, uns wieder mehr an unseren Vorfahren zu orientieren und zu einer artgerechten Ernährung zurückzufinden, was eine dramatische Reduktion des Fleischanteils nahelegt.

Wenn wir vom Essen reden, geht es aber nicht nur darum, was wir essen, sondern auch, warum wir dies oder jenes bevorzugen und mit welcher inneren Einstellung und äußeren Haltung. Dabei gehen die Diskussionen oft weit über das Ernährungsthema hinaus. So haben Vegetarier meist ein zweifelhaftes Image in der Bevölkerung, auch wenn ihnen viele Untersuchungen

Unsere Ernährungsgewohnheiten haben sich dramatisch verändert.

einen biologisch gesehen durchaus gesünderen Ernährungsstil attestieren. Zum einen liegt das wohl am Unbehagen vieler Menschen umzudenken, teilweise aber auch an der überzogenen Selbstdarstellung mancher Vegetarier, die sich gern nicht nur als die gesünderen, sondern auch als die besseren Menschen geben.

Wer sich etwas darauf einbildet, vegetarisch zu essen, und mit Meldungen aufwartet wie: »Ich könnte gar kein Fleisch mehr essen, wenn ich nur eine Metzgerei sehe, wird mir schon schlecht«, sollte dringend einen Arzt aufsuchen und sich untersuchen lassen. Er muss einen schweren Schaden haben, denn der Mensch ist eindeutig ein Allesfresser, wenn auch mit deutlich vegetarischer Betonung. Folglich kann er Fleisch essen, aber er muss es nicht tun. Überhaupt sollten wir nicht alles tun, was wir können. Genau das macht uns zu verantwortlichen, ethisch orientierten Wesen. Tatsächlich liegt das Problem bei sich solcherart aufspielenden Vegetariern meist auch gar nicht im Darm, sondern im Kopf.

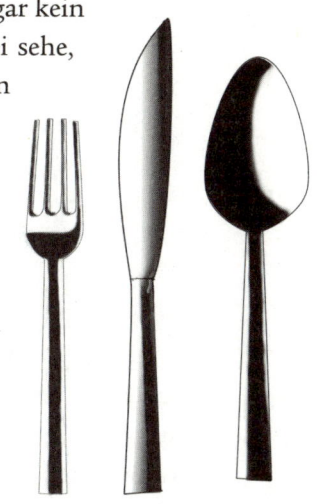

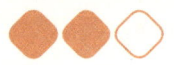

Natürlich kommen zu den recht eindeutigen gesundheitlichen Argumenten für ein fleischreduziertes Leben auch ethische Erwägungen hinzu, die allerdings nicht dazu verführen sollten, sich in überheblicher Weise über andere zu stellen. Natürlich waren viele Heilige, allen voran *Franz von Assisi*, Vegetarier. Das aber macht Vegetarier noch nicht im Umkehrschluss zu Heiligen, dazu müsste sich schon einiges mehr verändern. Im Übrigen hatte auch Franziskus seine Jahre als Lebemann – wie man früher die Playboys nannte – und Genießer. Er ließ während seiner gut überlieferten Jugendzeit »nicht viel anbrennen«.

> *Eine Beschränkung auf diejenige Nahrung, die man selbst von Anfang bis Ende zubereiten kann, würde viele Probleme lösen.*

Lebten wir noch verbunden mit der Natur, hätten wir sicher ein anderes Verhältnis zu Tieren, und Fleisch bekäme einen anderen Stellenwert. Wer öfter in die großen braunen Augen eines Kälbchens schaut, wird dessen Fleisch anders bewerten als jener, der es nur in Scheibenform kennt. Wer Enten- und Gänsefamilien im Teich vor seinem Haus schwimmen sieht, isst auch – wenn überhaupt – den Braten bewusster. Wo die eigenen Kinder den Enten bereits Namen gegeben haben, wird das Thema noch brisanter.

Eine Entscheidungshilfe für unentschlossene Menschen könnte darin bestehen, nur das zu essen, was sie von Anfang bis Ende zubereiten können. Wer ein Huhn geköpft, gerupft und ausgenommen hat, wird sich viel bewusster entscheiden.

Wer industriell gefertigte Fischstäbchen oder Chicken-Nuggets isst, verliert dagegen eher den Bezug. Aber trotz vieler Emotionen und bei aller Tierliebe sollten wir uns davor hüten, andere nach ihren Ernährungsgewohnheiten zu bewerten. Die muss jeder für sich selbst finden und vertreten können. Erfahrungsgemäß wird fanatisches Beschimpfen Andersdenkender und -essender nichts ändern, sondern nur das eigene Beispiel.

Wer sich wohlfühlt in seinem gesund ernährten Körper und entsprechend gut aussieht und Zufriedenheit ausstrahlt, bekommt ganz wortlos etwas Überzeugendes. So lässt sich am besten Werbung für die eigene Kostform machen. Nicht nur in Bezug auf unsere Ernährung ist es wichtig zu erkennen, dass auch wir, wie alle Wesen auf diesem Planeten, Kinder der Evolution sind und uns nicht ungestraft gegen unsere eigene Geschichte stellen können. Daher sollten wir uns sinnvollerweise artgerecht ernähren, wie es jede andere Tierart tut, wenn wir sie lassen. Lediglich Haus- und Nutztiere zwingen wir zu anderen Lebensstilen, die sich bitter rächen. Die wahnwitzige Idee, Rinder mit Fleischkost – in Form von sogenanntem Tiermehl – zu quälen, hat uns BSE eingebracht. Ansonsten erleben wir an Haustieren, die zum Teil genauso fehlernährt sind wie ihre Besitzer, wie sie auch ähnliche Zivilisationskrankheiten erleiden wie diese.

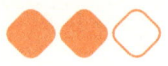

Was können Sie tun?

Artgerechte Ernährung bedeutet für die meisten modernen Menschen, den Fleisch- wie auch den Fettanteil drastisch zu reduzieren und die Kohlenhydrate zu erhöhen. Was die drei Hauptbestandteile unserer Nahrung, Kohlenhydrate, Fette, Eiweiß, angeht, interessierte sich die westliche Ernährungslehre vor allem für den Brennwert. In Zeiten des Mangels war das nötig, um zu errechnen, wie viel Kalorien ein Mensch zum Überleben braucht. In Zeiten des Überflusses, um anzugeben, mit wie wenig Kalorien man wie viel abnehmen wird. Ob diese Ration nun aus Brot, Dosenfleisch oder aus Schokolade bestand, galt lange als ziemlich belanglos.

Heute wissen wir, dass es durchaus nicht egal ist, wie wir unsere Kalorienmenge abdecken. Inzwischen gibt es Empfehlungen, wie der Speisezettel aussehen sollte. Die Schulmedizin geht davon aus,

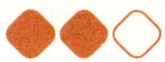

dass sich die aufgenommene Kalorienmenge wie folgt zusammensetzen solle: Kohlenhydrate etwa 50 bis 60 Prozent, Fette und Proteine je etwa 20 bis 25 Prozent. Von Darm und Gebiss aus betrachtet, scheint diese Aufteilung uns zu entsprechen. Sie wird heute auch mit leichten Abweichungen von den meisten Ernährungsschulen akzeptiert. Manchen mag der Fettanteil von 20 bis 25 Prozent hoch erscheinen. Aber wenn man bedenkt, dass er derzeit in der gutbürgerlichen deutschen, österreichischen und schweizerischen Küche zwischen 40 bis 60 Prozent liegt, wird das Problem deutlich. Dabei macht nicht das sichtbare Fett den Löwenanteil aus, sondern vielmehr der große Anteil an sogenannten versteckten Fetten.

Versteckte Fette sind gefährlich.

Der steckt zum Beispiel im Ketchup, in legierten Saucen, Wurst, Frittiertem und Mehlspeisen. Vor allem aber ist es sogenanntes Convenience-Food, sind es die Fertigprodukte, die uns auf diese Weise fertigmachen. Selbst bei Süßigkeiten ist der Anteil an nicht sichtbaren Fetten enorm.

Die drei Hauptbestandteile unserer Nahrung

Der weitaus größte Teil der Ernährungspyramide sollte von Obst und Gemüse in roher, gedämpfter und gekochter Form eingenommen werden. Hinzu kommen verschiedene Getreidesorten und das, was man daraus macht. Wesentlich weniger Platz ist schon für Fisch und Fleisch sowie Milch und alle daraus entstehenden Produkte wie Käse reserviert. Eher noch etwas weniger für Fette. In der Spitze findet sich ein Freiraum, den Sie mit ruhigem Gewissen mit all dem ausfüllen können, was in der Pyramide fehlt, Ihnen aber schmeckt. Gesunde Ernährung heißt nicht Verzicht auf wohlschmeckende

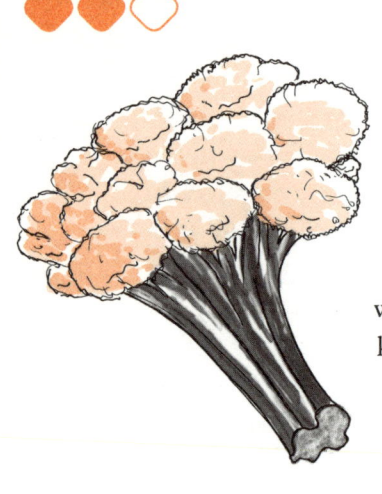

»Lieblingsspeisen«, wohl aber ihre Einordnung in eine stimmige Gesamtbilanz! Leider gehören fast alle wundervollen Nachtische im Wesentlichen zu den Fetten.

Vergleicht man die Pyramide mit dem, was der durchschnittliche Deutsche isst, wird klar, dass dies weit vom Sollwert abweicht. Weil's schmeckt und aus Gewohnheit haben wir das Schwergewicht deutlich zugunsten von Fett und Eiweiß verschoben. Viele haben die Pyramide sogar umgedreht und auf den Kopf gestellt. Überholte Ansichten, dass »nur Fleisch viel Kraft gibt«, führen nicht selten auf den Holzweg. Zu bedenken ist auch die verschiedene Verarbeitung: 100 Gramm Pellkartoffeln enthalten nicht einmal ein halbes Gramm Fett, wohingegen 100 Gramm Kartoffelchips bereits um die 40 Gramm Fett enthalten.

Jede Hochkultur seit ungefähr 10 000 Jahren vor unserer Zeitrechung hatte ihren Nahrungsschwerpunkt auf einer Getreidesorte. In Ägypten war es der Weizen, in Asien der Reis, in Südamerika der Mais, bei den Germanen der Hafer. Das (Voll-)Getreide wurde im ganzen Korn, in gequetschter, geschroteter oder gemahlener Form roh, gekocht oder gebacken zur täglichen Nahrungsgrundlage. Gemischt mit Gemüse, Nüssen oder Früchten entstand so eine (bio-)logisch sinnvolle Basiskost, an der wir uns durchaus orientieren könnten. Diese Aufteilung der Nahrung mit einem

> *Getreide galt in der Geschichte der Hochkulturen schon immer als traditioneller Nahrungsschwerpunkt.*

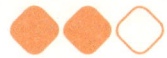

hohen Kohlenhydratanteil setzt allerdings zweierlei voraus: zum einen, dass diese Kohlenhydrate auch verbraucht beziehungsweise verbrannt werden, zum anderen, dass sie vollwertig sind, was früher selbstverständlich war, heute aber keineswegs mehr gegeben ist. Ersteres macht viel stimmige Bewegung notwendig, wie im vorangegangenen Kapitel beschrieben. Wer sich nicht mehr ausreichend bewegt und zur sogenannten

Der moderne Mensch steckt in dem Dilemma des Überangebots und der oft minderen Qualität von Nahrung.

Couch-Kartoffel degeneriert, wird auf diese Art nicht nur insgesamt zu viel Nahrung aufnehmen, sondern auch zu viel Kohlenhydrate, die – besonders in der raffinierten Form – durchaus zu Übergewicht und letztlich sogar zu Erkrankungen wie Typ-2-Diabetes führen können. Aus diesem Dilemma gibt es neben der Rückkehr zu ausreichender Bewegung keinen guten Ausweg.

Das Ausweichen auf mehr Eiweiß und Fett ist zwar eine, aber gesundheitlich keine empfehlenswerte Lösung, wie die aus dieser Richtung drohenden Gefahren zeigen. Wer sich heute folglich artgerecht und gesund ernähren will, muss sich auch artgerecht bewegen und vollwertig ernähren.

In unserer Geschichte war es auch immer so, dass entsprechende Bewegung und Aktivität dem Essen vorausgingen. Das scheint sich unserem Erbgut über Jahrmillionen eingeprägt zu haben. Wir sollten also Ernährung und Bewegung immer zusammen sehen – oder in moderneren Worten ausgedrückt – darauf achten, dass *Input* und *Output* in einem stimmigen Verhältnis zueinander stehen.

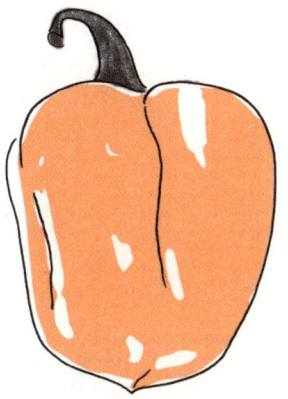

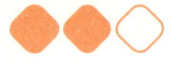

Kohlenhydrate

Kohlenhydrate lassen sich in zwei große Gruppen einteilen: die kurz-kettigen und die langkettigen Zucker. Hierher gehören alle Getrei-deprodukte wie Brot, Reis, Nudeln, aber auch Kartoffeln und Mehl-speisen, Torten, Zucker, Schokolade, jene Süßigkeiten also, die rasch Energie freisetzen. Je kurzkettiger die Zuckermoleküle sind, desto schneller steht die Energie zur Verfügung. Der rasche Blutzuckeran-stieg durch kurzkettige, raffinierte Zucker ist es aber auch, der uns vor allem dick macht.

Unsere Hauptenergiequelle sollten dagegen möglichst naturbe-lassene Kohlenhydrate sein, die vom Organismus schwerer aufzu-schließen sind und daher länger brauchen, bis sie als Zucker ins Blut gelangen. So werden rasche Blutzuckeranstiege vermieden. In der Sprache der Diätfans wären das Kohlenhydrate mit einem niedrigen *glykämischen Index*. Sie verhindern ganz nebenbei auch die Tendenz zum Typ-2-Diabetes, der aufgrund von viel zu viel raffinierten Koh-lenhydraten rasant zunimmt. Bedenklich ist außerdem, dass die ge-nossenen Kohlenhydrate zum überwiegenden Teil denaturiert sind. Das wirkt sich auf die Gesundheit und vorher schon auf unsere Leis-tungsfähigkeit aus. Leider wird das immer noch zu selten beachtet.

Das volle Korn bietet demgegenüber viele gesundheitliche Vor-teile, aber Vollkornmehle sind nur begrenzt haltbar, weil die im Keim enthaltenen, hochungesättigten Fettsäuren oxidieren, das Mehl also schnell ran-zig wird. Die Nahrungsmittelindustrie begann deshalb, Mehl zu »raffinieren«. Dadurch wird es zwar robuster und haltbarer, aber auch bio-logisch wertloser.

Die Rückkehr zur Voll-wertigkeit kann auch durchaus schmecken. Zwar hat der massive Einsatz von künstlichen Aromastof-

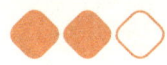

fen zu einer Vergröberung und Abstumpfung des Geschmacks geführt, aber ein wirklicher Feinschmecker wird den künstlichen Erdbeeraromastoffen noch immer die frische Erdbeere vorziehen.

Der überwiegende Teil des von der Nahrungsmittelindustrie benötigten Erdbeergeschmacks stammt heute von Aromastoffen, die durch spezielle Säurebehandlung einer australischen Holzart gewonnen werden. Und da Holz ein echter Naturstoff ist, darf die Industrie dann beispielsweise auf den Fruchtjoghurtbecher schreiben: »Mit naturechten Aromastoffen angereichert.« Die Hersteller haben Glück, dass die meisten Konsumenten gar nicht wissen, was sie essen.

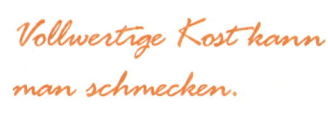

Vollwertige Kost kann man schmecken.

Der gute Geschmack ist allerdings ein hervorragendes Mittel, mehr gesunde Lebensmittel auf unseren Speisezettel zu bekommen. Dass sich – auf meinen italienischen Seminaren – selbst hartnäckige Anhänger von Weißbrot, weißen Nudeln und poliertem Reis relativ leicht von der mediterranen Küche mit viel frischem Gemüse und knackigem Salat zu gesünderem Essen verführen und bekehren lassen, lässt hoffen. Damit eine Umstellung gelingt, sollten wir uns hüten, alle Auszugsprodukte abrupt zu streichen. Auf Kosten von Geschmack und dem damit verbundenen Genuss am Essen darf der Wechsel natürlich nicht gehen.

Ein großes Problem stellen heute auch Fertiggerichte dar. Sie sind zwar kurzfristig praktisch und billig, aber auf Dauer ungesund und schädlich, enthalten sie doch kaum noch Vitalstoffe und meist jede Menge versteckte minderwertige, weil gesättigte, und gefährliche, weil gehärtete, Fette. Mit Fett schmackhaft zu kochen, ist kein Problem, ohne Fett zu kochen, ist dagegen eine Kunst. Besser und gesünder wäre es, in bestimmten Situationen lieber gar nicht als falsch zu essen. Wer regelmäßig fastet, ist herrlich unabhängig.

Viele Menschen, die sich falsch ernähren, setzen auf Nahrungsergänzungsstoffe. Sie möchten zwar weiterhin (ungesund) essen, aber dabei keine Nachteile für ihren Körper in Kauf nehmen. Das

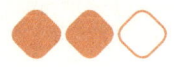

ist nicht nur teuer, sondern einfach der falsche Weg, schlicht weil es nicht funktioniert. Bei einer gesunden vollwertigen Ernährung bekommt der Körper genug Hilfen, um sich gegen Umweltgifte zu wehren. Wer allerdings minderwertiges Obst isst, kann heute nicht mehr damit rechnen, genug Vitamin C zu erhalten. Wer raffinierte und gehärtete Fette verwendet, bekommt zu wenig Vitamin E, und auch Selen ist nur in naturbelassener Nahrung ausreichend enthalten.

Der Genuss am Essen muss erhalten bleiben.

Aber es ist sinnvoller, weil wirksamer und viel billiger, sie mit Tausenden anderer Vitalstoffe aus einer frischen vollwertigen Nahrung als aus der Apotheke oder über irgendwelche Strukturvertriebe zu beziehen. Auf die wenigen käuflichen Tricks, wie wir unsere Nahrung nachhaltig verbessern können, werde ich am Ende dieses Kapitels eingehen.

Fette

Fette können tierischer und pflanzlicher Art sein. Sie bestehen chemisch aus dreiwertigem Alkohol, dem Glycerin, und drei höheren Fettsäuren, den sogenannten Triglyceriden. Ihre Energie ist ergiebig und hält lange vor. Fette haben einen doppelt so hohen Brennwert wie Kohlenhydrate und Proteine, weshalb sie früher mit Abstand der wichtigste Nahrungsanteil waren. Sollte jemand richtig bestraft werden, wie etwa Gefangene, setzte man sie auf Brot und Wasser und enthielt ihnen das Fett vor. Wird die große Energiemenge, die Fette dem Körper zuführen, nicht verbraucht, lagert sie sich in ungeliebten Energiedepots als Fettpolster ab. Trotzdem ist das Fett besser als sein Ruf, beziehungsweise Fett ist nicht gleich Fett. Unser Organismus braucht je nach Geschlecht und Konstitution zwischen

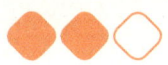

20 und 30 Prozent Fett nicht nur zur Verbrennung, sondern auch zur Isolierung und Einbettung der inneren Organe. Die Hälfte des Körperfettes wird direkt unter der Haut gebraucht, vor allem, um uns vor Temperaturschwankungen zu schützen. Aber auch für die Verdauung ist Fett wichtig, denn die fettlöslichen Vitamine könnten ohne es gar nicht aufgenommen werden. Deshalb gehört zum Beispiel etwas Öl oder Sahne an den Karottensaft. Anderenfalls haben wir vom wertvollen Provitamin A in der Karotte gar nichts.

Heute haben Fette von den drei Nahrungsbestandteilen mit Abstand den schlechtesten Ruf. Früher war das genau umgekehrt. Wenn die Steinzeitjäger weit entfernt von ihrer Höhle ein Mammut erlegt hatten, ließen sie oft das Muskelfleisch zurück, um nur das für sie ungleich wertvollere Fett mitzunehmen. Ihnen ging es vor allem um den Brennwert ihrer Beute. Mit Fett konnten sie nicht nur ihre Höhle erleuchten, sondern auch den eigenen Stoffwechsel anheizen. Und sie haben wohl bemerkt, dass der anstrengende Transport des Muskelfleisches schon jene Energie auffraß, die der spätere Verzehr ihnen bringen konnte.

Der Mensch braucht gesunde Fette

Das Fett ist vor allem deshalb so in Verruf gekommen, weil wir mit steigendem Wohlstand nicht mehr nur an Fest- oder Sonntagen einen fetten Braten essen, sondern viel zu viel und viel zu oft tierisches Fett zu uns nehmen. Von der Hitze beim Braten und Kochen werden obendrein noch viele der ungesättigten Fettsäuren zerstört. Wir könnten heute gut auf zu viel minderwertiges und inzwischen auch undefinierbares Fett verzichten, das sich in vielen Lebensmitteln und Fertiggerichten versteckt.

Für unsere Ernährung sind die essenziellen Fettsäuren wichtig. Wertvoll und für unsere Gesundheit unverzichtbar sind hochwertige pflanzliche Fette, die reich an ungesättigten (essenziellen) Fettsäuren wie Linol- und Linolensäure sind, wie etwa die Öle aus Sonnenblumenkernen, Mais, Disteln oder Weizen.

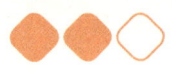

Aber auch die Butter hat als tierisches Fett ihre Berechtigung auf unserem Speisezettel und ist gegenüber Margarine eindeutig vorzuziehen. Letztere wird bei ihrer Herstellung in der Regel drastisch erhitzt, sodass ihre ehedem ungesättigten Fettsäuren meist gesättigt sind, bis sie im Verkaufsbehältnis ankommen. Vor allem aber ruiniert die Härtung solche Fette in ganz schrecklicher Weise. Der Verzehr von gehärteten Fetten ist von ihrer Schädlichkeit für unsere Gefäße nur noch mit starkem Rauchen vergleichbar. Gehärtete Fette finden sich massiv in Fertignahrung, die schon deswegen überhaupt nicht infrage kommt. Aber auch viele braun gebackene und deshalb besonders beliebte Backwaren wie Croissants müssen hier leider genannt werden.

All das macht die Butter vergleichsweise wertvoller – und den meisten Menschen schmeckt sie auch besser. Wir sollten allerdings nicht so weit gehen, dass wir nur noch ungesättigte Fette zu uns nehmen. Wie immer sind auch hier alle Extreme zu meiden, und wir brauchen auch einfach ungesättigte und sogar gesättigte Fettsäuren.

Gesättigte und ungesättigte Fettsäuren

Besonders wichtig ist heute auch, auf ein ausgewogenes Verhältnis der sogenannten Omega-6- und Omega-3-Fettsäuren zu achten. Das ideale Verhältnis von zwei zu eins oder sogar drei zu eins findet sich zum Beispiel in Nüssen, aber auch in Wildfleisch. Bewusste Ernährung mit hochungesättigten Ölen führt heute bei entsprechender Übertreibung oft zu einem erheblichem Überschuss an der Omega-6- und einem Mangel an der 3-er-Variante.

Geschmack ist eine nicht zu unterschätzende Komponente bei der Ernährung und folglich auch beim Öl. Er sollte zwar nicht allein bestimmen, was auf den Teller kommt, aber auch keinesfalls außer Acht gelassen werden.

Dass Olivenöl weniger hochungesättigte Fettsäuren enthält als Leinöl, ist eine Tatsache, dass es aber zum Mozzarella einfach viel

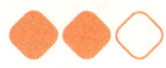

besser schmeckt, auch. Am besten, man kauft es kalt gepresst, dann ist es mit bestem Gewissen genießbar.

Das umstrittene Cholesterin

Ein heikles Kapitel beim Thema *Fett* ist das Cholesterin, das – meiner schon vor Jahren in *Verdauungsprobleme*[3] dargelegten Meinung nach – zu Unrecht verteufelt wird. Ein hoher Cholesterinspiegel ist zwar ein schlechtes Zeichen für die Gesamtsituation des Organismus, aber die Bekämpfung lediglich eines Symptoms ist oft ungeschickt und in diesem Fall auch ungesund. Cholesterin ist Bestandteil unserer Nervenscheiden, der Zellmembran, die Basis unserer Geschlechtshormone und der Gallensäuren, ohne die es keine Fettverdauung gäbe. Außerdem ist es eines der wichtigsten Reparatur- und Dichtungsmaterialien des Körpers. Deshalb ist ein hoher Cholesterinwert ein schlechtes Zeichen, denn er spricht für eine Kampfsituation des Körpers. Doch dieses Reparaturmaterial sollte man dem Organismus dann nicht auch noch chemisch entreißen, das verschlechtert seine Lage nur noch weiter.

Die Fettproblematik

Gesättigte und ungesättigte Fettsäuren, tierisches und pflanzliches Fett, kalt gepresstes oder raffiniertes Öl – manchen verwirren allein schon die vielen Bezeichnungen. Der weitaus größte Fettanteil in der Nahrung kommt seit Menschengedenken aus pflanzlichen Quellen wie Nüssen und Kernen und tierischen wie Butter, aber auch Fleisch. Die Herstellung von Öl und anderen Fettformen war schwierig, die Aufbewahrung ein noch viel größeres Problem.

> *Der Geschmack sollte zwar nicht allein bestimmen, aber keinesfalls außer Acht gelassen werden.*

Mit zunehmender Kultur wurde aus ölhaltigen Früchten wie Oliven, Sonnenblumenkernen oder Nüssen über eine rein mechanische Pressung Öl gewonnen. Diese Art der Herstellung hatte den Nachteil, dass der Ertrag relativ gering war, aber den Vorteil, dass die hohe biologische Wertigkeit der Öle erhalten blieb. Die für uns Menschen essenziellen ungesättigten Fettsäuren werden durch diesen Pressvorgang nicht angetastet. Doch der geringe Ertrag und die schlechte Haltbarkeit führten auch hier zur Raffinierung des Öls.

Dabei wird der Ölgehalt aus dem Presskuchen, der nach der mechanischen Pressung übrig bleibt, mit fettlöslichen Chemikalien herausgewaschen. Dieses Gemisch wird bei hohen Temperaturen wieder getrennt, danach gefiltert, gebleicht, gefärbt, mit Antioxidantien versetzt und zum Teil mit Geschmacksstoffen behandelt. So wird aus einem ursprünglich qualitativ hochwertigen und für unsere Gesundheit notwendigen Lebensmittel ein vitalstoffarmes Nahrungsmittel mit viel Brennwert, aber ohne Vollwert! Wir haben also ein ähnliches Ergebnis wie beim Raffinieren der Kohlenhydrate.

Ungesättigte Fettsäuren, Vitaminkomplexe und viele andere Vitalstoffe werden durch die beschriebenen Prozeduren zerstört. Der Ertrag ist aber mit dieser Verarbeitungstechnik ungleich höher. Auf einen einfachen Nenner gebracht, ist einmal mehr festzustellen: »Wirtschaftlicher Vorteil = gesundheitlicher Nachteil.« Selbst wenn die Industrie das Ergebnis mit künstlich hergestellten Vitaminzusätzen wieder aufzubessern sucht, bleibt das Resultat schrecklich.

Wirtschaftlicher Vorteil = gesundheitlicher Nachteil.

Natürlich brauchen wir Fette und Öle und dürfen sie nicht einfach – selbst bei Gewichtsproblemen – von unserem Speiseplan verbannen. Sie stellen einen wertvollen Beitrag zu einer ausgewogenen Ernährung dar. Die Forderung, Fett zu reduzieren, bezieht sich vor allem auf versteckte minderwertige, weil erhitzte und vor allem gehärtete Fette in der Nahrung. Wir müssen also viel mehr darauf achten, die richtigen Fette zu uns zu nehmen. Sicher sind kaltgepresste

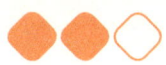

pflanzliche Öle und Nüsse, aber auch naturbelassenes tierisches Fett wie etwa aus Butter und Wildfleisch.

Raffinierte Öle sind grundsätzlich zu meiden. Beste Qualität garantieren die geschützten Bezeichnungen »kaltgepresstes Öl« oder »kalte Erstpressung« oder im mediterranen Bereich »extra vergine«. Das Angebot ist vielfältig und reicht von Oliven-, Raps-, Nuss-, Sonnenblumen-, über Distel- bis hin zu Leinöl, dessen besondere Qualität in der Öl-Eiweiß-Diät der deutschen Fettspezialistin *Dr. Johanna Budwig*[6] eine Rolle spielt. Diese Öle sollten – wenn möglich – nicht »mitgekocht« werden, sondern, wie etwa in der mediterranen Küche, erst ganz am Schluss in Suppen, Gemüse, Reis-, Nudel- oder Getreidegerichte sowie an Salate gegeben werden. Zum Glück stellen sich inzwischen auch schon viele Restaurants auf gesundheitsbewusste Gäste ein und nehmen für ihre Salate nicht mehr nur Billig-, sondern gutes Öl.

Eiweiß oder Protein

Während Kohlenhydrate und Fette sozusagen in Standardformen auftreten und bei allen Menschen und in allen Körpern identisch sind, sorgen die Proteine für unsere Individualität. Sie stecken als Baustoff für alle Grenzflächen zum Beispiel hinter unseren individuellen Körperformen. Diese Grenzflächen sind so auch für unser typisches und einzigartiges Gesicht verantwortlich, ebenso wie auch für die noch individuelleren Hautmuster in Gestalt der Fingerabdrücke. Ihr individueller Aufbau aus einzelnen Aminosäuren wird über den genetischen Code der DNS gesteuert, der einerseits für alle Lebewesen dieses Planeten von den Pflanzen über die Tiere bis zu den Menschen identisch, aber andererseits eben auch in der Lage ist, die Individualität des Lebens zu sichern.

Eiweiß ist für die Selbsterhaltung des Organismus, den Zellstoffwechsel und die Zellerneuerung unverzichtbar. Es kann vom Körper

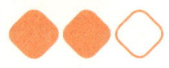

in tierischer und pflanzlicher Form aufgenommen werden. Die alte Meinung, tierisches Eiweiß sei für den Menschen höherwertig, ist inzwischen widerlegt und wird nur noch von jenen wenigen Medizinern vertreten, die sich entsprechender Fortbildung verschließen.

Es gibt zwar sogenannte essenzielle Aminosäuren, die der Körper nicht selbst herstellen kann, aber auch diese lassen sich über eine ausgewogene pflanzliche Ernährung ausreichend aufnehmen.

Der Organismus braucht Eiweiß.

Natürlich ist uns das Eiweiß etwa von Säugetieren näher als das von Pflanzen, aber das heißt nicht, dass der Organismus nicht in der Lage wäre, Letzteres entsprechend aufzuschließen und verwertbar zu machen.

Warum hat das Eiweiß bei manchen Gesundheitsaposteln einen so schlechten Ruf? Im Leistungssport glaubte man früher fälschlicherweise, viel Muskeleiweiß helfe, viel Muskeln aufzubauen. Das brachte zwar kurzfristig auch einige Erfolge, führte aber langfristig zu schweren Schäden. Vor allem Schwerathleten vertilgten oft wahre Fleischberge, bezahlten diese Kost aber schon als Dreißigjährige überdurchschnittlich häufig mit Krankheiten wie Rheuma, Gicht, Nierensteinen und vor allem Arteriosklerose. Gerade unter den Gewichthebern gab es erschreckende Beispiele, die zwar für ihre sportliche Leistung mit Medaillen belohnt wurden, aber als körperliche Wracks endeten.

Hülsenfrüchte als ideale Eiweißquellen

Da der Mensch – wie schon betont – biologisch gesehen Allesfresser ist, ist für unsere Versorgung eine Mischung aus überwiegend pflanzlichem und in geringen Mengen auch tierischem Eiweiß zu empfehlen. Letzteres muss nicht unbedingt Fisch und Fleisch bedeuten, aber in kleinen Mengen spricht gesundheitlich auch nichts gegen diese beiden Eiweißquellen, sofern die Qualität in Ordnung ist. Aber natürlich enthalten auch Milchprodukte und Eier tierisches Eiweiß.

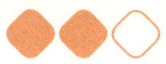

Unter den pflanzlichen Quellen sind besonders die Hülsenfrüchte zu nennen, die relativ viel Eiweiß enthalten. In einer Kultur wie der indischen, die über Jahrtausende ausschließlich vegetarisch lebte, hatten Hülsenfrüchte von daher immer einen bedeutenden Stellenwert, wie die entsprechenden Dal-Gerichte aus Linsen bis heute belegen. Ihr hoher Eiweißanteil macht sie zur idealen Proteinquelle. Allerdings darf man gerade bei ihnen nicht vergessen, sorgfältig zu kauen, sonst bewahrheitet sich die alte Volksweisheit: »Jedes Böhnchen gibt ein Tönchen.« Das hat damit zu tun, dass die Kombination von hohem Eiweiß- mit hohem Kohlenhydratanteil den Organismus verdauungstechnisch vor eine, allerdings gut lösbare, Herausforderung stellt. Linsen etwa enthalten bei weniger als einem Prozent Fettanteil über 20 Prozent Eiweiß.

Gutes Kauen ist wichtig

Aber auch Gemüse und besonders Getreide wie Reis, Hirse, Dinkel, Weizen, Grünkern, Hafer und Mais enthalten, wenn auch nicht viel, so doch hochwertiges Protein. Sie haben in der Vergangenheit ganze Kulturen gut genährt. Wenn wir heute von Eiweißproblemen sprechen, meinen wir also viel eher Fleischprobleme. Zu viel pflanzliches Eiweiß kann man kaum essen, bei tierischem Eiweiß ist man dagegen schnell über der vertretbaren Grenze, vor allem auch wegen der erschreckenden Qualität.

Eiweiß belastet den Organismus schon deshalb grundsätzlich mehr, weil er Kohlenhydrate und Fette bis zu den Grundstoffen Wasser und Kohlendioxid verbrennen kann, während Eiweiß sich nur bis zum viel größeren Harnstoffmolekül abbauen lässt, dessen Entsorgung eine einwandfreie Nierenfunktion voraussetzt.

Die Eiweißfrage

Die »Eiweißmast« durch übermäßigen Fleischkonsum birgt aber noch eine andere Gefahr: Schließlich ist das, was die Schulmedizin

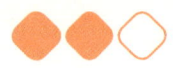

als Rheumafaktor bestimmt, wohl nicht zufällig ein Protein. Perioden, in denen kein oder kaum Fleisch zur Verfügung stand, zeichnen sich durch einen sofortigen und drastischen Rückgang von Gicht und Rheuma aus, wie etwa die Nachkriegszeit in Europa.

Doch auch hier sollte man das Kind nicht mit dem Bade ausschütten und deswegen eiweißfreie Ernährung zum Ideal erheben. Zu einer gesunden Ernährung gehört Eiweiß zwingend dazu, allerdings viel weniger, als wir heute in den Industrienationen mit ihrer Fleischmast essen.

Wenn es uns gelingt, das Schnitzel zur Beilage und das Gemüse zum Hauptbestandteil unserer *Mahlzeit* zu machen, sind wir schon einen großen Schritt weiter auf dem Weg zu einer gesunden Ernährung. Allein das Wort »Mahlzeit« verrät den Weg und unsere Essgeschichte, denn Fleisch lässt sich nun einmal nicht mahlen, sondern lediglich bis auf die Faserebene zerkleinern. Diesen Prozess vollziehen allerdings die wenigsten Fleischesser, denn der Geschmack wird dabei nicht gerade besser. Bei Getreideprodukten wie Brot ist mahlen dagegen angenehm und könnte die Verdauung schon im Mund bis auf die Zuckerebene bringen, die sich durch entsprechende Süße verrät.

Übertriebener Eiweißkonsum fördert Verschlackungsprobleme

Durch übertriebenen Eiweißkonsum auf der Basis minderwertigen Fleisches haben wir heute mit vielen Verschlackungsproblemen zu kämpfen. *Professor Lothar Wendt* geht nach entsprechenden Forschungen davon aus, dass ein direkter Zusammenhang zwischen dem Eiweißüberschuss in unserer Nahrung und den meisten Zivilisationskrankheiten besteht.[7] Neben den schon erwähnten rheumatischen Beschwerden spielt Eiweißüberfluss wohl auch bei der Arteriosklerose eine wesentliche Rolle. Darunter leiden in den westlichen Industrienationen schon Jugendliche ab der Pubertät, wenn auch die Beschwerden meist erst später kommen.

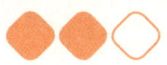

Der erste Schritt in Richtung Gefäßverkalkung beginnt nämlich nicht mit der Einlagerung von Kalk, sondern von Eiweißbausteinen in eine entsprechende Matrix. Dann erst folgen Fette, wie das zu Unrecht so gescholtene Cholesterin[3] und schließlich als Letztes Kalk.

Eiweißüberschuss und Zivilisationskrankheiten

Wer sich von Fleisch ernährt, sollte – wie bei Kohlenhydraten und Fett – nur qualitativ hochwertige, biologische Produkte kaufen. Doch das ist gar nicht so einfach. Jäger können sehr anschaulich erklären, warum es so wichtig ist, das Tier mit dem berühmten Blattschuss zu töten. Wenn es nämlich erst angeschossen wird und danach langsam verendet, schmeckt sein Fleisch deutlich schlechter. Fleisch von angeschossenen, flüchtigen Tieren, die über lange Zeit verfolgt wurden, ist – nach Meinung vieler Schwarzafrikaner – zum Essen überhaupt nicht mehr geeignet.

Wie aber kann dann das Fleisch noch schmecken, das in der routinierten Tötungsmaschinerie moderner Schlachthöfe produziert wird? Tiere, die oft Hunderte von Kilometern durch die Lande transportiert werden, bis sie endlich am Schlachtort eintreffen, müssen dort miterleben, wie viele Artgenossen vor ihnen getötet werden. Auch weniger Einfühlsame müssten sich vorstellen können, welchen Stress diese Kreaturen hinter sich haben, wenn ihnen der Todesstoß versetzt wird. In maximaler Todesangst schütten sie vermehrt Stresshormone aus, die die Qualität des Fleisches erheblich herabsetzen und wahrscheinlich zur Entstehung der rapide zunehmenden Panikattacken beitragen. Wir essen heute vermehrt Angst, da aufgrund entsprechender, die Großschlachthöfe bevorzugender EU-Gesetzgebungen fast nur noch Fleisch aus der Massenschlachtung zur Verfügung steht. Die Hofschlachtung wurde den Bauern längst verboten, die kleinen Metzgereien wurden durch entsprechende Auflagen zum Aufgeben gezwungen. Als Vorwand dient den EU-Gesetzgebern die Hygiene, in Wirklichkeit ist natürlich wohl bei all den Tendenzen zur

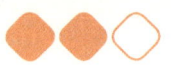

Förderung von Großwirtschaft und Konzernen entscheidend, dass diese sich Lobbyisten, sprich gekaufte Politiker, leisten können.

Aus diesem Grund ist für einen vorteilhaften geringen Fleischkonsum Hochwild zu bevorzugen, das von professionellen Jägern mit einem überraschenden ersten Schuss getötet wird. Ansonsten eher Fisch, weil dieser uns in der Evolution ferner steht und seine Stresshormone nicht identisch mit unseren sind.

Dass Nutztiere auch artgerecht gehalten, ernährt und schließlich geschlachtet werden können, beweisen Biobauern immer wieder aufs Neue, die ihren Kunden vollwertiges Fleisch liefern können. Allerdings müssten sie es auch auf dem Hof schlachten – das verbietet aber die EU. Zum Glück halten sich viele Bauern bei uns einfach nicht daran. In der Schweiz wird die Hofschlachtung – etwa von der Migros – sogar gefördert.

Einen beispielhaften Weg zeigt auch der ehemalige Besitzer der Firma Hertha-Wurst, der jetzt in Glonn bei München ein Mustergut unter dem Namen *Hermannsdorfer Landwerkstätten* betreibt. Dort wachsen Tiere artgerecht in Freilandhaltung auf und werden schließlich rituell geschlachtet. Allerdings ist derart aufwendig »produziertes« Fleisch natürlich teurer als die Massenware in den Supermärkten. Im Hinblick auf die Gesundheit sollten wir uns aber lieber seltener ein wirklich gutes Stück Fleisch gönnen, als viel zu oft die minderwertige Ware.

Auf die Qualität von Fleisch achten

Ein weiterer – für viele Verbraucher – wichtiger Punkt ist auch die Frische des Fleisches. Aufgrund der Leichenstarre ist ganz frisches Fleisch aber gar nicht genießbar, sondern zäh wie Leder. Um Fleisch überhaupt verzehren zu können, muss sich die Leichenstarre zuerst auflösen, was nur durch Zersetzungsprozesse geschehen kann. Deshalb fragt die Hausfrau beim Metzger, ob das Rindfleisch auch gut »abgehangen« sei. Das ist ganz einfach die Frage danach, ob die sogenannte autolytische Zersetzung, zu deutsch die Verwesungsprozesse

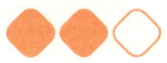

schon weit genug fortgeschritten seien. Bei zu wenig Zersetzung im Bereich der Muskulatur des Schlachttieres ist sein Fleisch ungenießbar, bei zu weit fortgeschrittenem Verwesungsprozess ist es dagegen »anrüchig«. Es geht also auch hier, wie so oft, um den richtigen Zeitpunkt. Wegen dieser Fäulnis hat der schwedische Lebensreformer *Are Waerland* bereits in den Fünfzigerjahren zum völligen Verzicht auf Fleisch aufgerufen, und eines seiner Bücher hieß dann auch *Warum ich weder Fleisch, Fisch oder Ei esse*.

Allerdings haben sich die Menschen in ihrer Geschichte daran gewöhnt, Aas zu essen. Wer seine Verdauung entsprechend trainiert, kann es auch weiter tun, wie man auf afrikanischen Märkten sieht, wo das verkaufte Fleisch oft schon wieder »lebendig« wird. Insofern sind die regelmäßig stattfindenden Fleischskandale weniger bedrohlich, der Mensch kann Aas essen. Die Frage ist, ob er das wirklich will?

Wer »den Braten gerochen hat« und das alles weiß und trotzdem nicht auf Fleisch verzichten will oder kann, der sollte auch und gerade bei Fleisch auf Qualität achten. Es lohnt sich, seinen Braten dort zu kaufen, wo man Vertrauen in die Qualität hat. Nur dann weiß der Kunde auch, was er isst. Obendrein muss er heute damit rechnen, mit dem Stück Fleisch auch eine ganze Menge an Hormonen und Antibiotika zu verspeisen, die alles andere als zuträglich sind.

Aufpassen muss man inzwischen auch beim Fisch. Viele Exemplare, die bei uns frisch oder tiefgefroren angeboten werden, stammen gar nicht mehr aus dem offenen Meer, sondern aus den großen Netzen der Fischzuchten. Beim Lachs hat sich da einiges getan in den vergangenen Jahren. Er kommt jetzt überwiegend aus Lachszuchten, die nicht selten Antibiotika unters Futter mischen, um Krankheiten zu verhindern und das gleiche Tiermehl verfütterten, das zu Lande BSE auf den Weg brachte. Doch auch die Fische, die frei im Meer schwimmen, sind oft erheblich belastet, weil die Weltmeere inzwischen dramatisch unter Umweltverschmutzung leiden. Eine Portion japanischen Thunfisches reicht schon aus, um die gerade noch zulässige Höchstgrenze der jährlichen Quecksilberration aufzunehmen, ganz abgesehen von den Tausenden von Delfinen, die japanische Thunfischfischer bei ihrer Arbeit ständig umbringen. Letzteres wird in Zeiten des Internets von Naturschützern zumindest publik gemacht.

Vorsicht! Meeresfische sind oft stark belastet.

Andererseits liefern aber gerade Fische aus kalten Meeresgewässern für unsere Gesundheit wesentliche Fettsäuren. Diese können helfen, das Blut flüssig zu halten. Das aber ließe sich noch ungleich besser durch die entsprechende Lebenseinstellung erreichen. Wessen Leben in Fluss ist, der braucht weder Marcumar, ASS noch Fische aus kalten Gegenden.

Am besten ist es also, den notwendigen Eiweißanteil in der Nahrung aus sauberen pflanzlichen Quellen und durch Fisch und Fleisch aus der Natur zu decken. Das bedeutet dann etwa Wildfleisch oder Wildlachs, wobei Letzterer als richtiger Fisch mehr Gräten enthält und deutlich teurer ist als dem modernen Zivilisationsmenschen bewusst und recht ist. Es bleiben uns dann vor allem einheimische Süßwasserfische aus Wildfang!

Energien und Kalorien und die Chinesische Medizin

Nachdem mit den Themen artgerechte und vollwertige Ernährung die notwendige Basis geklärt ist, stehen die individuellen, typgerechten Bedürfnisse an. Hier verdanken wir der chinesischen Ernährungslehre viel, die einen wichtigen Teil der Traditionellen Chinesi-

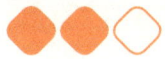

schen Medizin (TCM) ausmacht. Sie stellt den Menschen und sein Verhalten in einen engen Zusammenhang zur Energie und den entsprechenden Nahrungsmitteln. Diese verbindende Sichtweise kann bei Gewichtsproblemen und medizinisch notwendigen Diäten helfen und ist für bewusste Esser sehr wichtig.

Energie von Anfang an

Die chinesische Weisheitslehre glaubt, dass jeder Mensch mit einer gewissen »vorgeburtlichen Energie« geboren wird, die ihm gleichsam als »Geschenk« mit auf seinen Lebensweg gegeben wird. Sitz dieser Energie ist der sogenannte Mingmen-Punkt im Bereich von Nieren

Energiequellen

◆ Die erste Möglichkeit ist ein bewusster, runder und voller Atem, der uns nicht nur mit Sauerstoff, sondern darüber hinaus mit Qi (Energie) versorgt. Diese steht für jene universale Lebenskraft, die in Indien *Prana* genannt wird. Bei uns kennt man dafür *Reichenbachs* Begriff *Od* oder *Reichs Orgon*. Der Atem entsteht danach ganz automatisch durch Bewegung, die uns wiederum zu tieferem und besserem Atmen zwingt.

◆ Zweitens kurbelt ausreichende Bewegung nicht nur den Atem an, sondern auch den Stoffwechsel, erzeugt Wärme und damit Energie im Organismus. Die alten Chinesen dachten hier allerdings weniger an Sport im westlichen Sinn als vielmehr an Qigong, Tai-Chi, Kung-Fu oder andere Kampf- und Bewegungskünste.

◆ Die dritte Möglichkeit, »nachgeburtliche« Energie zu erzeugen, ist die tägliche Ernährung. Dabei wird allen Nahrungsmitteln eine bestimmte Auswirkung auf den Energiehaushalt des Organismus zugemessen.

und Nebennieren. Die Region sollte deshalb auch vor Kälte und anderen Umwelteinflüssen wie Zug ganz besonders geschützt werden. Nach traditioneller chinesischer Vorstellung verbraucht der Mensch nun jeden Tag ein kleines Maß dieser vorgeburtlichen Energie. Damit der Vorrat nicht allzu schnell verbraucht ist, sollten wir diesen Speicher täglich mit sogenannter »nachgeburtlicher Energie« auffüllen. Dafür gibt es nach chinesischer Auffassung drei Möglichkeiten, wie im Kasten auf Seite 125 beschrieben.

Energetische Wirkung der Nahrung

In der chinesischen Ernährungslehre spielt die thermische Wirkung der Lebensmittel auf den Organismus eine große Rolle für die Suche nach einer gesunden, ausgeglichenen und zur jeweiligen Persönlichkeit passenden Ernährung. Sie berücksichtigt zudem die jeweilige Jahres- und Tageszeit.

Die feinen, energetischen Vorgänge im Körper sind der chinesischen Medizin ganz wichtig. Sie geht davon aus, dass jedes Nahrungsmittel unabhängig von seiner Kalorienmenge eine bestimmte Auswirkung auf den Energiehaushalt des Körpers und seine inneren und äußeren Energiebahnen (Meridiane) hat. Sowohl die Atmung als auch Bewegung und Ernährung wirken sich nach dieser Philosophie auf das individuelle elektromagnetische Kraftfeld des Organismus aus. Sie verändern die Schwingungsfrequenzen und -amplituden dieses Feldes gesundheitsfördernd oder -hemmend. Demzufolge gibt es Nahrungsmittel, die dem Organismus Energie zuführen, ihn sprichwörtlich wärmen und Lebenskraft aufbauen. Hierher gehören in der folgenden Tabelle (Seite 129) alle Lebensmittel der Spalten »heiß«, »warm« und begrenzt auch noch »neutral«.

Die chinesische Ernährungslehre kennt »warme« und »kalte« Nahrungsmittel.

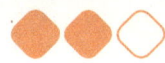

Andere Nahrungsmittel wiederum führen dem Organismus Säfte, also Flüssigkeiten zu und kühlen ihn dadurch. Sie werden als »erfrischend« und »kalt« bezeichnet.

Für uns ist wichtig zu wissen, dass das Wort Energie in diesem Zusammenhang nichts mit Kalorien beziehungsweise Brennwerten zu tun hat. Manchmal ist sogar das Gegenteil der Fall. So kann es sein, dass ein Stoff nach unserem Verständnis einen hohen Brennwert hat, uns aber im chinesischen Denken Energie raubt. Ein Beispiel ist der Zucker, der nach westlicher Sichtweise viele Kalorien enthält, aber – aus chinesischer Perspektive – energieableitend und stark kühlend wirkt.

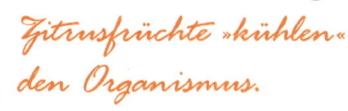

Zitrusfrüchte »kühlen« den Organismus.

Diese Sichtweise bietet Aufschlüsse, die uns einiges erklären können. Zum Beispiel, dass in Massen genossene Zitrusfrüchte trotz ihres Vitamin-C-Gehalts Erkältungssymptome eher verstärken als verbessern, was vielen bisher unerklärlich war. Ein Blick auf die Energietabelle der Chinesischen Medizin macht deutlich: Diese Früchte kühlen den Organismus, und das ist das Letzte, was der Erkältete braucht.

Hier liegt auch die Erklärung dafür, warum in Wüstengegenden heißer und stark mit Zucker gesüßter Pfefferminztee getrunken wird. Die Tabelle zeigt, dass sowohl die Pfefferminze als auch der Zucker »kühlend« wirken. Viele Essens- und Trinkgewohnheiten von Ureinwohnern, besonders in den lebensfeindlichen Zonen unserer Erde, zeigen übrigens auffällige Übereinstimmungen mit dem System der thermischen Wirkung der Nahrung, wie wir es in der Chinesischen Medizin finden.

In der Tabelle nach *Barbara Temelie*[8] (siehe Seite 129), die diese Lehre bei uns zuerst verbreitet hat, kann man ablesen, mit welchen Lebensmitteln wir die Körperenergien steigern, ergänzen oder ausgleichen und so für bessere Gesundheit und erhöhte Leistungsfähigkeit im Alltag sorgen können. Mit den aufgeführten energetisierenden Gewürzen lassen sich übrigens alle Nahrungsmittel eine Spalte

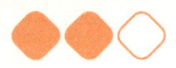

weiter in Richtung warm bewegen, was in unseren Breiten für viele sehr sinnvoll ist.

Kalte Nahrung wie Südfrüchte, Tomaten, Gurken, Joghurt, Mineralwasser, eisgekühlte Getränke und Schwarztee kühlen den Organismus stark ab und führen zu einem Qi- oder Yang-Mangel. Auch in der heißen Jahreszeit sind sie demnach nur bei den »heißen Typen« und auch bei diesen nur in kleinen Mengen angezeigt, da alles Kalte die Verdauung grundsätzlich belastet. Der eigene Typ lässt sich mit dem einfachen Test in dem Buch *Vom Essen, Trinken und Leben*[9] in wenigen Minuten ermitteln. Darin finden sich darüber hinaus eine Fülle von Rezepten der österreichischen Haubenköchin *Dorothea Neumayr*, die nach der thermischen Wirkung der Bestandteile aufgeschlüsselt sind und obendrein den jeweiligen Säuregrad sowie die Zusammensetzung aus den Grundstoffen angeben.

In der Schwangerschaft, in der viele Frauen zu einer Yang-Fülle neigen und plötzlich über warme Hände und Füße und ungeahnte Energien verfügen, kann über diese Lebensmittel zu viel Energie auf schmackhafte Weise abgebaut werden. Auch bei Hitzewallungen in den Wechseljahren kann man eine milde Ableitung mit kühlender Nahrung wählen. Aber es wäre auch wichtig, die Yang-Fülle vieler überaktiver bis hyperaktiver Jungen mit kühlender Nahrung zu korrigieren. Allerdings ist zu bedenken, dass nach chinesischer Auffassung alles Kalte und Rohe die Verdauungsorgane belastet. Insofern besteht hier ein grundsätzlicher Konflikt mit unseren Rohköstlern. Nach meiner Erfahrung ist vollwertige, rohe Kost im Sinne des Rohkostpapstes *Max Otto Bruker* für diejenigen, die sie gut vertragen, eine wundervolle Ernährungsmöglichkeit. Auch die Aversion der Chinesischen Medizin gegen Fasten kann ich aus 30-jähriger Erfahrung überhaupt nicht teilen. Weniges hat sich mir als so lebenserhaltend und -fördernd erwiesen wie gerade Fasten.

> *Im Winter ist Obst und Gemüse gekocht besser verträglich, allerdings auf Kosten der Vitamine.*

	Heiß	Warm	Neutral	Erfrischend	Kalt
Getreide		Buchweizen Hafer	Hirse Mais	Reis Dinkel Weizen	
Gemüse		Lauch Meerrettich Zwiebel	Kohl Kartoffel Karotte Erbse Feldsalat	Sauerkraut Spargel Spinat Zucchini Blumenkohl Sellerie	Gurke Tomate
Obst		Aprikose Pfirsich Rosine	Pflaume Traube Feige	Apfel Birne Honigmelone Orange Erdbeere	Zitrone Banane Mango Wassermelone Kiwi
Gewürze	Zimt Cayennepfeffer Curry Tabasco Muskat	Basilikum Dill Lorbeer Kümmel Majoran Knoblauch	Safran	Salbei Kresse	Salz Sojasoße Algen
Getränke	Ingwertee Yogitee Fencheltee Glühwein	Rotwein Getreidekaffee Kaffee Likör	Traubensaft Malzbier	Fruchtsaft Hagebuttentee Pfefferminztee Apfelsaft Altbier Weißwein Weizenbier	Mineralwasser Grüner Tee Schwarzer Tee Enziantee Pils Wermut
Fisch		Forelle Scholle Thunfisch Hummer Alle geräucherten Fischsorten	Karpfen	Tintenfisch Calamari	Austern Kaviar
Fleisch	Schaf Ziege Gegrilltes Fleisch generell	Huhn Fasan Wild	Rind	Ente Pute Gans	
Milch-produkte		Ziegenmilch Schafskäse Schimmelkäse	Kuhmilch Butter	Sauermilch Kefir Frischkäse Quark (Topfen)	Joghurt

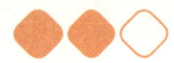

In meinem Buch über das Fasten[10] habe ich diese, über Jahrzehnte gemachten Erfahrungen zusammengefasst und gebe eine detaillierte Fastenanleitung.

Zur *erfrischenden Nahrung* gehören die meisten einheimischen Obst- und Gemüsesorten, die aus chinesischer Sicht die Quelle der Körpersäfte sind. In großen Mengen roh oder im Winter genossen, können aber auch sie zu Verdauungsproblemen führen. Gekocht sind Obst und Gemüse dagegen gut verdaulich und besser verträglich, allerdings auch vieler Vitamine beraubt.

Rohkost enthält zwar eindeutig mehr Vitalstoffe, aber diese können von vielen Menschen gar nicht mehr vollständig aufgenommen werden. Die Chinesen achten deshalb auch weniger darauf, was sie

Test

Zu welchem Ernährungstyp gehöre ich?

Sie können übrigens leicht feststellen, zu welchem Typ Sie gehören, und dann die entsprechenden Nahrungsmittel auswählen. Nutzen Sie den erwähnten Test aus *Vom Essen, Trinken und Leben*[9] oder fragen Sie sich:

◆ Neige ich eher zu Hitze oder zum Frösteln? Schaffe ich es, mich täglich so zu bewegen, dass »inneres Feuer« entsteht?
◆ Welchen bioklimatischen Einflüssen (Hitze, Kälte, Wind, Nebel, Klimaanlage) bin ich heute ausgesetzt?
◆ Neige ich zu einer oberflächlichen Atmung, die ich hauptsächlich im Brustkorb spüre?
◆ Wie gehe ich auf die Welt zu? Offensiv feurig (extrovertiert) oder eher defensiv verhalten (introvertiert)?

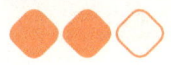

zu sich nehmen, als vielmehr darauf, was sie davon wirklich verdauen können. Ein guter Ansatz auch für uns.

Zur *neutralen Nahrung* gehören die meisten Vollwertgetreide außer Gerste und Reis, die erfrischend sind. Besonders empfohlen werden in der Chinesischen Medizin Grünkern, Süßreis und beim Fleisch das vom Rind. Also ausgerechnet jenes Rind, dass allen Hindus aus religiösen Gründen streng verboten ist. An solch einem Punkt zeigt sich bereits, dass es praktisch nichts für alle Gültiges und Verlässliches in der Ernährungslehre gibt. Nach chinesischer Auffassung baut neutrale Nahrung Qi auf, harmonisiert Yin und Yang und sollte die Grundlage der Nahrung bilden.

Ausgewogenes Essen – ausgewogenes Leben.

Warme Nahrung führt Energie und Wärme zu und ist für strenge Vegetarier, die nicht selten unter Energiemangel beziehungsweise innerer Kälte leiden, sehr wichtig. Warme bis heiße, getrocknete Kräuter und Gewürze sind hier zusätzliche hilfreich. Sie können vegetarische Kost insgesamt harmonisieren, wie wir es so wundervoll an der indischen, veganen Kost erleben.

Heiße Nahrung sollte ebenso wie *kalte* nur in kleinen Mengen genossen werden, was natürlich besonders für scharfe Gewürze wie Curry, Chili und Pfeffer gilt. Sie schützen in kleinen Mengen vor innerer Kälte und sind besonders im Winter für die kalten Typen eine gute Ergänzung der Nahrung. Im Übermaß gegessen, führen sie allerdings zu einer Überfülle an Yang und entsprechender innerer Hitze.

So ernähren Sie sich richtig

Noch entscheidender als das, was wir essen, ist, wie wir essen. Das wird heutzutage viel zu wenig berücksichtigt. Schulkinder essen im Bus ihr Frühstück, in der Mittagspause verschlingen gestresste Manager am Schreibtisch ein Sandwich und abends wird häufig gegessen, während der Fernseher läuft. Es fällt schon gar nicht mehr auf, wie schnell manche Leute im Stehen ein Mittagsmahl eben nicht mehr mahlen, sondern es verdrücken beziehungsweise verschlingen. Hier könnten wir von unseren Vorfahren lernen.

In früheren Zeiten, in denen die Diätetik neben der Hygiene die zweite wichtige Grundlage der Medizin war, gab es nur eine vergleichsweise bescheidene Essensauswahl. Die Menschen mussten essen, was gerade zu dieser Zeit in ihrer Region zur Verfügung stand – gesundheitlich gesehen war das natürlich gar nicht schlecht. Schon aus Mangel an Alternativen beschäftigte sich die Diätetik damals vor allem mit dem »Wie« des Essens und schuf tägliche Rituale, die offenbar gewissenhafter beachtet wurden als moderne Diätvorschriften.

Wer beim Essen Rituale beachtet, isst langsamer, nicht zu viel und verdaut besser.

Diese können, wie immer mehr zu sehen ist, keineswegs verhindern, dass große Teile der Bevölkerung moderner Industriestaaten in mitleiderregender Weise außer Form geraten.

Da Essen knapp war, gab es auch immer einen Grund zu danken, wenn ausreichend Nahrung vorhanden war. Gegessen wurde gemeinsam, schon weil die Zubereitung der Gerichte ungleich mühevoller war als heute. Für einen allein hätte sich der ganze Aufwand gar nicht gelohnt. So trafen sich größere Gruppen zum gemeinsamen Mahl, dankten in einer mehr oder weniger feierlichen Zeremonie und begannen, das Aufgetischte dankbar zu verspeisen. Gerade, weil es wenig gab, wurde langsam gegessen und Bissen um Bissen genossen. Heute, mitten im Überfluss, sollten wir diese einfachen Regeln wieder beherzigen, das heißt sie uns wirklich zu Herzen nehmen, wenn wir das Essen zum Munde führen. Sie tun neben unserem Körper auch unserer Seele gut.

Wer sich auf sein Essen besinnt (in freier Form oder wie früher betend und dankend), dem wird auch heute noch sein Mahl besser

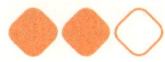

bekommen als dem schnellen Schlinger, der beim Essen schon an den nächsten Termin denkt. Mahlzeit braucht nicht nur Mahlen, sondern tatsächlich auch Zeit.

Schade, dass es in unserer leistungsorientierten Überflussgesellschaft schon fast normal ist, sich möglichst schnell möglichst viel Verschiedenes einzuverleiben. Wir bedenken heute zu wenig, wie viel Zeit und

Nehmen Sie sich Zeit für die Mahlzeit und geben sie dadurch Ihrem Leben Qualität.

Muße die Verdauung vom Mund bis zum Schließmuskel braucht. Früher hieß es: »Nach dem Essen sollst du ruhen oder tausend Schritte tun.«

Heute geht es nur noch darum, möglichst schnell satt zu werden, um sich dann wieder in die Arbeit oder den Freizeitstress zu stürzen. Deshalb sind Steh- und Schnellimbisse gefragt, wo es meist statt Lebens- höchstens Nahrungsmittel gibt. Fast-Food ist eine Beleidigung für unseren Verdauungstrakt. Und auch die Umgebung passt nicht. Man findet dort keine Ruhe (englisch *rest* = Ruhe), deshalb ist das Wort »Restaurant« ebenfalls fehl am Platze. Wie es anders geht, zeigen die bisher vor allem in Salzburg eröffneten Indigo-Restaurants, wo in angenehmer Atmosphäre qualitativ Hochwertiges auch in einer kurzen Mittagspause zu haben ist.

Fast-Food ist ein Teil des American Way of Life, hat aber wohl eher mit notdürftigem Überleben denn mit Leben zu tun. Tatsächlich ist es eine ausgewiesene Methode, sein Leben quantitativ zu verkürzen und qualitativ zu ruinieren.

Nicht umsonst leiden so viele US-Amerikaner an gefährlichem, weil dramatischem Übergewicht. Wer also gesund essen will, sollte – mit der erwähnten Ausnahme – einen großen Bogen um Schnell- und Stehimbisse machen. Gesundheit und Wohlbefinden sind der Lohn dafür, wenn wir uns artgerecht beziehungsweise gesund und individuell abgestimmt ernähren! Davon abgesehen schmeckt das obendrein viel besser.

Haben wir uns bewusst gemacht, wie wir richtig essen, kann beim »Was« nicht mehr viel schiefgehen, denn Bewusstheit ist mit Abstand der beste Schutz vor Fehlern. Wir achten dann auf kleine, aber wichtige Dinge beim Essen und machen so automatisch das Richtige. Zum Beispiel werden wir unseren Verdauungstrakt nicht mehr gnadenlos überfordern, indem wir ihm pausenlos etwas anbieten. Wer sich gedanken- und damit meist auch bewusstlos mal ein Häppchen hier und mal ein Häppchen dort holt, überfordert die Verdauung. Aber natürlich ist das Angebot da und wird deshalb auch – nach dem Motto: »Gelegenheit macht Diebe«, genutzt.

Auch unser Verdauungssystem braucht Ruhezeiten.

Oft ist es auch schlicht und einfach Langeweile, die wir mit Essen überspielen. Dabei wäre es viel gesünder, sich stattdessen zu bewegen oder zu entspannen! Wenn wir nicht mehr zwischendurch unbewusst vor uns hin knabbern würden, bekäme unser Körper die dringend notwendigen langen Verdauungspausen zwischen den Mahlzeiten. Vor allem das Frühstück würde wieder zu einem wirklichen Fastenbrechen (englisch: *breakfast*), das eine wenigstens zwölfstündige Ruhephase des Darms beendet. Das hat noch den unschätzbaren Vorteil, zu genug Wachstumshormon (HGH = Human Growth Hormone) zu kommen, jenem zauberhaften Stoff, der für die sogenannte Fasten-Euphorie verantwortlich ist.

Modernes Dinner-Cancelling verfolgt ebenfalls nur den Zweck, die Produktion von Wachstumshormonen anzuregen, und gilt als wissenschaftlich belegter »einziger Weg«, Alterungsprozesse aufzuhalten. Dabei ist Fasten noch ungleich effektiver, nur wird es natürlich nicht wissenschaftlich untersucht. Das Ergebnis würde so positiv ausfallen, dass die Schulmedizin in Erklärungsnotstand geriete. Außerdem kann weniges die Schulmedizin so gefährden wie die Erfahrung Fastender, dass regelmäßige, bewusst nahrungsfreie Phasen Arztbesuche weitgehend erübrigen. Von dieser möglichst langen nächtlichen Nahrungsenthaltung sind moderne Menschen heute

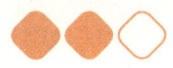

meist weit entfernt. Viele dieser Menschen buchen Kreuzfahrten und andere sogenannte All-inclusive-Angebote, weil es dort ständig zu essen gibt – das allnächtliche Mitternachtsbuffet eingeschlossen. Wirklicher Genuss bleibt allerdings bei solchem Überangebot meistens auf der Strecke.

Vollwertige Lebensmittel, in gleichsam rituell bewusster Form genossen, machen uns dagegen satt und zufrieden, während raffiniertes Fabrikfutter sowohl den Körper wie die Seele chronisch unbefriedigt lässt. Das ist auch ein entscheidender Grund, warum Übergewichtige keinesfalls an Vollwertnahrung vorbeikommen, wenn sie den Kampf um eine menschengerechte Figur gewinnen wollen.

Mit dem Fabrikfutter kann man 10 000 Kalorien aufnehmen und trotzdem nicht genug von den wichtigen Spurenelementen bekommen. Das ergibt, kaum hat sich das Völlegefühl nach dem Essen gelegt, schon wieder neuerlich Hunger. Unser Körper hat in den Jahrmillionen der Evolution gelernt, so lange Hunger zu empfinden, bis ihm nichts mehr fehlt. Also sollten wir ihm freiwillig alles geben, was er braucht, um sich satt zu fühlen. Dies ist nur über Vollwertnahrung möglich.

Wer so bewusst mit dem »Wie« des Essens umgeht, hat auch mit dem »Was« in der Regel weniger Probleme und wird sich relativ leicht mit vernünftigen, also der menschlichen Natur entsprechenden Essweisen anfreunden können. Das muss auch das Ziel sein, damit die Nahrung wieder zu unserem Freund und Verbündeten wird. Heute ist vielen Menschen inmitten des Überflusses das Essen zum heiß geliebten, unverzichtbaren Lieblingsfeind geworden, der mit der Figur zugleich die Lebensfreude bedroht.

Der entscheidende Trick am Morgen

Wenn wir bei der Ernährung unseren Vorfahren nacheifern wollen, deren Evolution unseren Organismus genetisch geprägt hat, kommen wir zu überraschenden Ergebnissen und Erfahrungen. Die Menschen der Stenzeit wachten in ihren Höhlen auf, ohne gefüll-

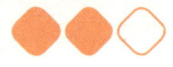

te Kühlschränke vorzufinden, schlimmer noch: es gab weder Kühl-schränke noch genug Futter. Also dürften sie sich gleich morgens hungrig auf den Weg gemacht haben. Wahrscheinlich sind sie dabei nicht gesprintet, sondern eher getrottet, was uns – hoffentlich – an das im Bewegungsteil als notwendig erachtete Training im Sauer-stoffgleichgewicht denken lässt. Auf dem Weg der Nahrungssuche dürften sie vor allem auf vergleichsweise karge pflanzliche Nahrung gestoßen sein, die sie aufwendig kauen mussten, um an die enthalte-nen Kalorien heranzukommen. Große pralle Früchte und Getrei-dekörner wie heute gab es noch nicht. Sie wurden erst viel spä-ter einerseits aus den Rosengewächsen gezüchtet, andererseits aus den Gräsern. Unseren Urahnen blieb nur ein ziemlich kar-ges vegetarisches Programm aus den Samenständen von Gräsern, Stengeln und Wurzeln, möglicherweise und jedenfalls selten ange-reichert durch ein kleines Tier. Dass sie all das gut kauen, beweisen die Funde entsprechender Gebissreste. In dieser Zeit der durch die Savannen und Wälder trotten-den, ständig einfache Rohkost kauenden Urahnen hat sich unser Organismus mit all seinen aufwendigen Systemen entwickelt.

Dazu gehören auch die sogenannten Neurotransmitter, jene Botenstoffe, die in unserem Körper auf biochemischer Ebene die Kommunikation und Koordination regeln. Vor allem Serotonin ist heutzutage als Wohlfühlhormon ins Zen-trum des Interesses gerückt. Über 50 Millionen US-Amerikaner neh-men Serotonin-Wiederaufnahme-Hemmer vom Schlage des Prozac zu sich, um mit diesem pharmakologischen Trick ihre Stim-mung künstlich zu heben. Millionen Kids schlucken MDMA oder Ecstasy, ein Amphetamin, das schlagartig alles Sero-tonin freisetzt und damit Ekstase auf der Basis einer Herz-Chakra-Öffnung ermöglicht. Ein wohl noch un-gleich größeres Millionenheer von modernen Menschen fut-

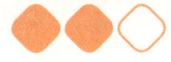

tert Schokolade und Süßigkeiten, um an L-Tryptophan, die Vorstufe von Serotonin, zu kommen und ebenfalls der eigenen Stimmung auf die Sprünge zu helfen. Von diesen drei Zugängen haben sicher die Süßigkeiten-Fans gesundheitlich die schlechteste Perspektive wegen der Gefahr von Typ-2-Diabetes und Übergewicht.

Eine wirklich einfache und gesunde Alternative wäre, sich auf unsere Vorfahren zurückzubesinnen und ihrem bewährten System nachzueifern. Nun haben wir kaum Zeit, im Sauerstoffgleichgewicht durch die Gegend zu trotten und dabei kontinuierlich zu kauen. Mit einem Trick können wir uns helfen. L-Tryptophan-reiche Pflanzen wie Quinoa und Amarant äußerst fein vermahlen, geben uns die notwendigen Grundstoffe für Serotonin und die feine Konsistenz erspart uns das unendliche Kauen.

Besser ein Löffel Rohkost zur rechten als ein Rohköstler zur falschen Zeit!

Wer anschließend noch eine gute Viertelstunde mit anderer Nahrung wartet, kann so seinen Serotonin-Spiegel auf das optimale Niveau bringen. Und das mit einem einzigen Löffel solcher Rohkost, die wegen der 21-stündigen Halbwertszeit des Serotonin, für den ganzen Tag vorhält.

Die fortgeschrittenste und unseren Bedürfnissen am besten angepasste diesbezügliche Rohkost ist *Abon Vital*[5], die unter 10 Euro im Monat kostet und solch einen Versuch sicher wert ist. Es handelt sich dabei nicht einmal um eine Nahrungsergänzung, sondern um ganz normale Nahrung, weswegen es auch keine Nebenwirkungen geben kann. Lediglich empfindliche Menschen können auf Rohkost reagieren. Aber selbst hier hat diese weiterentwickelte Version viele Vorteile und verursacht kaum noch Darmreaktionen, wobei die leicht abführende Wirkung der Rohkost genau wie die leicht appe-

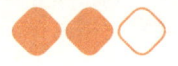

titzügelnde des Serotonins vielen sogar obendrein angenehm und hilfreich ist.

Zusätzlich kommt eine schlaffördernde Wirkung hinzu, da Serotonin wiederum die Vorstufe von Melatonin ist, dem Hormon der Nacht. Vieles spricht dafür, dass Serotonin die Hormone des Tages steuert, während es sich mit einsetzender Dunkelheit in Melatonin umwandelt und die Koordination der Neurotransmitteraktivitäten der Nacht übernimmt.

Zusammen mit der Wachstumshormonsteigerung durch nächtliches Fasten, was natürlich völlig gratis zu haben ist, kann dieser leicht zu organisierende preiswerte Löffel der Rohkost *Abon Vital* das Leben entscheidend zum Besseren beeinflussen.

Viel buntes Gemüse

Gut beraten sind wir meistens auch, wenn wir unseren Speiseplan so bunt wie möglich gestalten, das heißt die Auswahl groß sein lassen, ohne aber alles durcheinander zu essen. Je einfacher die Gerichte sind, desto besser. Das Abwechslungsreiche kommt am besten nicht auf einem bunten Teller zum Tragen, sondern in einem bunten Wochen-, Monats- und Jahres-Speiseplan.

Was Gemüse und Obst angeht, hat es sich bewährt, eine bunte, auch für das Auge attraktive Mischung zu wählen, vollwertig und schön, aber *natür*lich und nicht geschönt. Die sogenannten Polyphenole der Pflanzen können uns helfen, gesund zu bleiben. Rote Paprika enthalten viel natürlich gebundenes Vitamin C, das intensive Gelb der Gelbwurz verrät Cucurmin, das zusammen mit indischem Pfeffer und dessen Wirkstoff Piperin einen für unsere Gesundheit entscheidenden Mitochondrien-Reparatur-Stoff darstellt. Die Mitochondrien – Sie erinnern sich – sind jene Zellkraftwerke, die wir anregen müssen, um unseren Stoffwechsel hoch und das Gewicht niedrig zu halten. Die Gemüse- und Obst-Apotheke der Natur kann so besonders in modernen und damit giftigen Zeiten zu einem wesentlichen Gesundheitsfaktor werden.

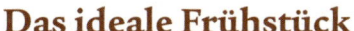

Das ideale Frühstück

Mit einem guten Früh*stück* beginnt ein guter Tag. Dieses »eine Stück« sollte leicht sein, nicht belasten, wenig Verdauungsenergie benötigen, lange und konstant hohe Leistungen unterstützen und natürlich auch noch gut schmecken. Tagsüber auftretende Probleme liegen nicht selten an einer schwankenden Blutzuckerkurve, die zumeist auf den Konsum raffinierter Kohlenhydrate zurückgeht.

Wer den Tag mit einem »normalen« Weißmehlbrötchen mit Konfitüre beginnt, bekommt reflektorisch einen raschen Blutzuckeranstieg, der seinerseits wiederum eine schnelle überschießende Insulinausschüttung in Gang setzt. Dass diese tatsächlich über jedes Ziel hinausschießt, hängt damit zusammen, dass der Organismus einen so raschen Blutzuckeranstieg missversteht. Über Jahrmillionen war dergleichen nur bei einem enormen Überangebot von zuckerhaltiger Nahrung möglich, da es gar keine raffinierte Kost gab. Insofern interpretiert der Organismus das nun wieder so und stellt viel zu viel Insulin zur Verfügung, was dazu führt, dass nach kurzer Zeit das überschüssige Insulin den Blutzucker unter den Ausgangswert hinabdrückt. Dieser sogenannte Unterzucker wird aber als Heißhunger, Nervosität und Gereiztheit empfunden.

Mit dem richtigen Frühstück gelingt der Start in den Tag, es schafft eine gute Basis.

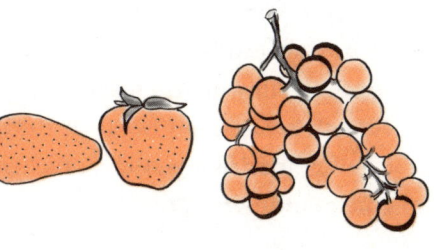

Am besten hilft dagegen neuerliches Essen und zwar idealerweise von raffinierten Kohlenhydraten, die am raschesten ins Blut gehen und den Unterzuckerungszustand beenden, allerdings natürlich wiederum dieselbe, überschießende Insulinreaktion in Gang setzen.

Das ist die Zeit des zweiten Frühstücks, des »Nüni« wie die Schweizer sagen, oder österreichisch die »zweite Jause« oder das Gabelfrühstück. Aber nun geschieht dasselbe von vorne und spätestens nach einer Stunde tritt neuerlicher Unterzucker mit den bekannten unangenehmen Heißhunger- und Reizzuständen auf. Das heißt, die Betroffenen setzen sich wieder hungrig an den Mittagstisch und inszenieren ein ähnlich verheerendes Spektakel, wenn sie neuerlich raffinierte Kohlenhydrate zu sich nehmen. Dann sind sie schon bald nach dem Mittagessen wiederum hungrig und gieren auf den Nachmittagskaffee, der klassisch mit süßen Stückchen einhergeht, die ihrerseits natürlich die überschießende Insulinproduktion in Gang bringen, sodass das Abendessen auch unter Hungerattacken herbeigesehnt wird. Danach geht dann häufig die Knabberei weiter und das Elend nimmt seinen Lauf.

Nährstoffreiches Frühstück verhindert Heißhunger und Reizzustände.

Auf diese Weise wird – bei entsprechender Veranlagung – nicht nur dramatisch zugenommen, sondern auch die Ausschüttung von Wachstumshormonen und Serotonin sabotiert, was das Leben insgesamt scheußlich beeinträchtigt. Dass sich inzwischen eine große Mehrheit derlei antut, ändert nichts daran, dass sich so ein elendes Leben anbahnt, das mehr mit kurzfristigem Überleben als mit einem der zahllosen Möglichkeiten eines erfüllten Lebens zu tun hat.

Mit den Rezepten für ein sinnvolleres Frühstück auf der folgenden Seite gehen Sie diesem Problem aus dem Weg. Die Rezepte sind sowohl für Spitzensportler als auch für Büroangestellte zu empfehlen. Nur sollten die Mengen entsprechend unterschiedlich sein. In diesem Fall hat es also seine Berechtigung, einmal auf die Kalorien

Hirse mit Apfel

Pro Person eine Tasse Hirse abmessen. Die Hirse am Vorabend in etwas lauwarmem Wasser einweichen. Sie quillt dann über Nacht. Am Morgen wird die Hirse mit der doppelten Volumenmenge (halb Wasser, halb Milch) aufgegossen. Eine Zimtstange und einige Gewürznelken zufügen und das Ganze so lange köcheln lassen, bis ein dickerer Brei entsteht. Das dauert ca. 15 Minuten. Wer mag, mischt in Wasser eingeweichte Rosinen unter. Mit Zimt und Honig verfeinern. Prima schmeckt dazu ungezuckertes Apfel- oder Birnenkompott. Als Getränk empfiehlt sich ein anregender Kräutertee.

Quark-Leinöl-Creme mit Früchten

Etwa 100 Gramm Magerquark mit einem Esslöffel kalt gepresstem Leinöl und etwas Jogurt oder Wasser cremig schlagen. Wer mag, rührt noch etwas Honig unter. Diese Basis wird nun täglich variiert. Essen Sie beispielsweise Früchte dazu, die zur Jahreszeit und von ihrer thermischen Wirkung zu Ihrem Typ passen (siehe Tabelle). Verfeinern Sie die Creme mit Nüssen, Mandeln, Rosinen, Feigen und Dörrpflaumen (alle Trockenfrüchte werden bekömmlicher, wenn sie in etwas Wasser oder Kräutertee einige Stunden lang eingeweicht werden). Auch Fruchtmark, Kokosraspel, Zimtpulver oder eine Prise Ingwer passen dazu. Es wäre besser, auf Fabrikzucker und ähnlich raffinierte Produkte zu verzichten. Auch dazu passt eine Tasse Kräutertee.

zu schauen. Dieses leckere Frühstück ist eine gute Basis für den ganzen Vormittag und eignet sich besonders gut für wärmere Tage. Darüber hinaus hat diese auf die deutsche Fettspezialistin *Dr. Johanna Budwig* zurückgehende sogenannte Öl-Eiweiß-Kost enorme gesundheitliche Vorteile – selbst im Zuge von Krebs-Therapien, die unseren Rahmen hier sprengen würden.

Die idealen Getränke

Soviel wir uns um die Ernährung sorgen, so sträflich vernachlässigen wir im Allgemeinen das Trinken. Wenn wir bedenken, dass sich unser Körper zu Beginn des Lebens zu drei Vierteln und gegen Ende immer noch zu mehr als zwei Dritteln aus Wasser zusammensetzt, wird klar, wie gefährlich eine Missachtung des Wasserhaushaltes ist. Das Leben vieler Menschen könnte sich schon allein dadurch zum Besseren wenden, dass sie mindestens zwei Liter Wasser am Tag trinken. Wer das nicht schafft, kann den Flüssigkeitshaushalt teilweise auch über Obst oder Gemüse ausgleichen, das ja sowieso von größtem Wert für unsere Gesundheit ist.

Nach einer Richtlinie sollte man mindestens 2 bis 3 Prozent des Körpergewichts täglich an Wasser aufnehmen. Diese Menge braucht der Organismus, um die anfallenden Schlacken auszuscheiden und nicht innerlich auszutrocknen. Den Nieren machen wir es dadurch nicht leicht, dass wir wenig trinken, wie viele fälschlich meinen. Sondern wir entlasten sie, wenn wir ihnen genug Flüssigkeit zukommen lassen. Je weniger wir trinken, desto mehr müssen sie den Urin konzentrieren. Haben sie dagegen einen Überfluss an Wasser zur Verfügung, können sie ohne Anstrengung ausscheiden, was der Körper loswerden muss. Außerdem gelingt es ihnen dadurch auch besser, die empfindlichen Gleichgewichtssysteme des Organismus aufrechtzuerhalten. Deshalb ist es

> *Trinken Sie mindestens zwei Liter Flüssigkeit pro Tag!*

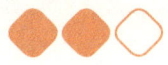

zum Beispiel gerade beim Fasten wichtig, reichlich und über den Durst hinaus zu trinken.

Auch dabei sollten wir auf Qualität achten! Früher wurde die Qualität des Trinkwassers von Fischen getestet. Sehr empfindlich reagierende Arten wie Bachforellen ließ man in einem Becken mit Trinkwasser schwimmen. Mit der Zeit wurde es notwendig, die Bachforellen gegen umweltrobustere Arten wie Regenbogenforellen oder Saiblinge auszutauschen. Als auch die diese angebotene Wasserqualität nicht mehr ertragen konnten, wurde aus Gründen der Praktikabilität auf chemische Analysen umgestellt. Heute bekommen viele Menschen in den Industrienationen minderwertiges Wasser, das aus Oberflächenreservoirs wie Seen oder aus Flüssen gewonnen oder sogar aus Abwässern recycelt wird und deshalb zur Desinfektion mit Chlor versetzt werden muss.

Die Bedeutung der Wasserstruktur ist noch weitgehend unerforscht.

Leider wissen wir noch viel zu wenig über das Wasser und die Möglichkeiten, die in ihm stecken. Sicher liegt das Geheimnis der Homöopathie, aber auch das der Bachblütenessenzen in der Veränderung der Wasserstruktur. Wassermoleküle sind elektrisch geladene sogenannte Dipole, die zusammen mit anderen Wassermolekülen Muster, die sogenannten Cluster, bilden. Diese von der Wissenschaft bisher noch weitgehend ignorierten Muster werden uns in Zukunft wohl einige der Geheimnisse des Wassers und damit des Lebens enthüllen.[11]

Früher haben die Menschen vor allem Quellwasser, das von selbst an die Oberfläche kommt, und Regenwasser getrunken, niemals aber Tiefenwasser. Das mit Salzen angereicherte, sogenannte Mineralwasser gilt heute vielen als das wertvollste Wasser. Je tiefer die Quelle, desto mehr ist es im Allgemeinen mit Mineralien angereichert. Allerdings spricht inzwischen einiges dafür, dass wir all diese Mineralien aus dem Wasser gar nicht brauchen, ja, dass sie unserer Gesundheit nicht einmal dienen. Vielmehr kann und muss der Organismus seine Mineralien wohl besser aus der Nahrung, vor allem aus Obst und Gemüse, aufnehmen. Deshalb sind viele gesundheitsbewusste Menschen bereits dazu übergegangen, ihr Wasser zu filtern und von allen Mineralien zu befreien. Allerdings scheint auch hier die Lösung eher in der Mitte zu liegen. Statt Mineralwasser könnten wir Quell- und Grundwasser trinken, wie es aus der Leitung kommt. Damit dieses Wasser wirklich sauber ist, empfehlen sich Filtersysteme, die aber lediglich eventuelle Verunreinigungen und nicht die in diesen Wässern geringen Mineralmengen herausholen.

Statt Mineralwasser kann man oft bestes Leitungswasser verwenden, eventuell gefiltert.

Wohl schon zu allen Zeiten gab es sensitive Menschen, die über die Reinheit hinaus die Wichtigkeit der Schwingungsebene des Wassers betonten, wie etwa den Österreicher *Viktor Schauberger*. Die Möglichkeiten der Wasserenergetisierung lassen sich heute bereits ansatzweise über die Biophotonenmessung von *Professor Fritz-Albert Popp* wissenschaftlich belegen. Energetisch harmonisiertes Wasser kann demnach sogar Schadstoffbelastungen über längere Zeit so weit neutralisieren, dass Wassertiere keinen Schaden daran nehmen. So wird zum Beispiel auch die hohe Wasserqualität des Ganges, des heiligen Flusses der Inder, trotz erheblicher Umweltbelastungen, erklärt. Aber hier sind noch viele Fragen offen.

Geklärt ist aber, wie wir das Thema *Trinken* sinnvoll anpacken können. Zuerst ist die Sauberkeit sicherzustellen, also zum Beispiel Nitratfreiheit. Weiter ist darauf zu achten, genug davon zu trinken, also die schon erwähnten zwei Liter. Zwar nimmt ein gesunder, vor-

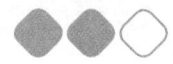

wiegend vegetarisch ernährter Mensch von sich aus oft die richtige Menge Flüssigkeit zu sich. Genau, wie er weiß, was und wie viel er essen muss. Aber wer ist schon so gesund? Mit einem einfachen Trick kommen Sie auf die richtige Menge: Stellen Sie am Morgen schon die Gläser bereit, die sie im Laufe des Tages austrinken wollen, dann haben Sie die Kontrolle darüber, ob die Menge ausreicht. Damit Sie nicht etwa abgestandenes Wasser trinken, füllen Sie sie aber erst im Laufe des Tages vor dem jeweiligen Trinken mit frischem Wasser, das in der Regel aus der Leitung kommt. Aus gekauften Flaschen können Sie nur abgestandenes Wasser erhalten.

Haben Sie sich erst einmal an die erforderliche Trinkmenge gewöhnt, wird Ihr Körper von selbst danach verlangen. Wichtig ist, genug zu trinken, aber Sie brauchen deshalb noch nicht bei jeder Gelegenheit zu trinken. Wer Wasserflaschen in Konzerte und Vorträge schleppt, macht sich das Leben künstlich schwer und kompliziert und wirkt auf andere wie ein Flaschenkind. Wichtig ist nicht, ständig zu nuckeln, sondern zwei Liter zu trinken. Wann Sie das tun, ist zweitrangig gegenüber der Tatsache, dass es geschieht.

Am besten eignet sich in den deutschsprachigen Ländern meist Leitungswasser, da es im Allgemeinen relativ mineralarm und oft sogar von guter Qualität ist. Am besten erkundigen Sie sich beim zuständigen Wasserwerk, wo Ihr Wasser herkommt und was darin steckt. Grundwasser ist gutes Wasser, ebenso wie Quellwasser.

Zum Filtern bewähren sich Systeme mit Presskohlefiltern. Anschließend kann man dem Wasser noch die verloren gegangenen Schwingungen zurückgeben – nach verschiedenen Verfahren. Schon einige hineingeworfene Trommelsteine verbessern die Wasserqualität deutlich. Solche Halbedelsteine sind heute in vielen Läden mit spirituellem Anspruch günstig zu bekommen. Natürlich ist es noch schöner, kunstvolle Kristallgefäße wie die der Salzburger Künstlerin *Monika Riedl* zu verwenden, die dem Wasser eine spürbar bessere Qualität verleihen.

Es macht allerdings wenig Sinn, minderwertiges verschmutztes Wasser aufwendig zu energetisieren. Auch wenn einige Systeme ver-

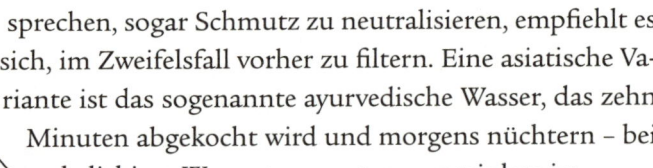

sprechen, sogar Schmutz zu neutralisieren, empfiehlt es sich, im Zweifelsfall vorher zu filtern. Eine asiatische Variante ist das sogenannte ayurvedische Wasser, das zehn Minuten abgekocht wird und morgens nüchtern – bei beliebiger Wassertemperatur – zu trinken ist.

Am gesündesten ist es, die tägliche Trinkmenge mit Wasser und milden Kräutertees zu decken. Alles andere ist schon wegen der höheren Konzentration problematisch. Selbst Fruchtsäfte überfordern den Organismus und es wäre besser, sie zu verdünnen. Wer würde schon fünf Orangen auf einmal essen, trinken können wir sie natürlich leicht. Besser also den Saft von zwei Orangen auf ein Glas verdünnen. Selbst ungezuckerte Fruchtsäfte brauchen noch mindestens die doppelte Wassermenge zum Ausgleich.

Alkohol gilt generell nicht als Getränk, sondern als Genussmittel, wobei bereits Bier zu stark konzentriert ist, von Wein und Schnaps ganz zu schweigen. Um ein Gläschen Schnaps auf ein isotonisches, also gleich gespanntes Niveau zu bringen, bräuchte man 16 solcher Gläschen an Wasser.

Kaffee

Entspannung gibt es beim Kaffee, der früher fälschlich ebenfalls als Flüssigkeitsräuber galt. Inzwischen enthüllen zunehmend seriöse Studien, wie sehr ihm damit unrecht getan wurde. Im Gegenteil vermindert er die Verstopfung und damit das Enddarmkrebsrisiko. Warum er die Wahrscheinlichkeit, an Morbus Parkinson zu erkranken, reduziert, ist dagegen unbekannt. Sogar Ballaststoffe bringt er dem Körper und scheint in Maßen genossen sogar dazu beizutragen, die sinnlich-sexuelle Lust bis ins hohe Alter zu erhalten. Die guten Nachrichten gehen jedenfalls so weit, dass ich mir mit über 50 Jah-

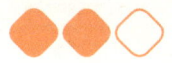

ren angewöhnt habe, ab und zu eine Tasse Cappuccino oder ein Tässchen Espresso zu trinken.

Natürlich enthält Kaffee ebenso wie schwarzer Tee Koffein, auch wenn Tee bei uns im Allgemeinen nicht so stark zubereitet wird. Dass Koffein ein Gift ist, das auch abhängig machen kann, merken Kaffeetrinker, wenn sie einmal mit dieser lieb gewordenen Gewohnheit aussetzen. Meist werden sie mit Kopfschmerzen bestraft – wie oft am zweiten Tag einer Fastenkur oder am Tag nach einer Operation. Das sind die Folgen des Koffeinentzugs. Andererseits ist diese unter den Genussmittelsüchten mit Abstand die mildeste, deren positive Nebenwirkungen sich – nach neueren Forschungen – sehen lassen können.

Was den Entzugskopfschmerz angeht, argumentieren Kaffeegenießer meist, der ganze Spuk würde mit einer einzigen Tasse Cappuccino verschwinden. Das stimmt tatsächlich, ist aber natürlich genau die Argumentation aller Süchtigen.

Die beste Art, Kaffee zu trinken, ist immer noch die in Wien beziehungsweise ganz Österreich gepflegte. Dort bekommt man zu jeder Tasse Kaffee ein Glas Wasser. Man genieße also das Wasser vorbehaltlos, und trinke den Kaffee mit maximalem Genuss in der Gewissheit, dass ein kleines, obendrein gesundes Laster sich ziemlich anregend auf das Leben auswirkt.

Wer nicht genießt, wird ungenießbar.

Insgesamt ist die Frage des Genusses für die Gesundheit nicht zu unterschätzen. Wer sich mit einer Tasse Cappuccino ein schönes fließendes Lebensgefühl verschaffen kann, einen Schuss Lebendigkeit mittels eines Espressos, ist gut beraten, dem nachzugeben. Die Erkenntnis: »Wer nicht genießt, wird ungenießbar«, ist jedenfalls nicht von der Hand zu weisen. Ungenießbar zu werden ist sicher die ungleich größere Gefahr gegenüber einem bisschen anregenden Koffein in einem Getränk, das die Lebensstimmung so vieler Menschen hebt.

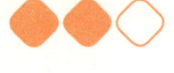

Basentrunk

Gemüse, wie zum Beispiel Sellerie, Karotten, Kartoffeln, Fenchel oder Zucchini waschen und in grobe Würfel schneiden. In kochendem Wasser etwa zehn Minuten wallen lassen. Dann den Topf vom Herd nehmen und das Gemüse über Nacht ziehen lassen. Am Morgen die Flüssigkeit trinkwarm aufwärmen und auf nüchternen Magen trinken. Ideal ist ein Viertelliter. Das schmeckt zwar nicht besonders aufregend, ist aber ein Segen für den übersäuerten Körper.

Basentrunk

Ein gesundheitlich ideales Getränk ist der sogenannte *Basentrunk* (siehe oben), den wir dem Schweden *Are Waerland* zu verdanken haben. Er hilft dem Organismus bei der Entsäuerung. Allerdings ist er geschmacklich nicht mit einem Cappuccino zu vergleichen. Aber beides schließt einander auch keineswegs aus.

Regenerationschancen: Fasten

Immer wieder staunen Ökologen, wie schnell sich Seen und Flüsse regenerieren, wenn wir nur einmal aufhören, sie weiter zu belasten. Ähnliches erlebt man als Fastenarzt, wenn man sieht, wie sich Körper und Seele erholen, wenn man ihnen nur einmal die Chance dazu gibt. Für viele ist es leichter, mit einem radikalen Schritt vom gedankenlosen Herunterschlingen der Nahrung zum bewussten Genießen

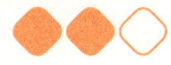

zu wechseln. Ein idealer Einstieg in solch eine neue Essens- und damit Lebenszeit ist das Fasten.

Schon immer haben Menschen aller Religionen den Wert der freiwilligen, bewussten Nahrungsenthaltung gekannt. Nicht nur die Bibel, auch die anderen heiligen Schriften wissen um seine heilende Kraft. Ganz abgesehen von den geradezu wundervollen Möglichkeiten des Fastens in spiritueller Hinsicht, ist die reinigende und regenerierende Wirkung auf unseren Körper. Fasten ist eine ideale Möglichkeit, eine alte Zeit abzuschließen, deren gesundheitliche Hypotheken abzubauen und die Zeichen auf Neuanfang zu stellen. Unser Körper ist sehr regenerationsfähig, wenn wir ihm die Möglichkeiten dazu geben. Ist die Nahrungszufuhr eingestellt, wird der Organismus nach einer Umstellungszeit von maximal drei Tagen auf Selbstversorgung umschalten. Diese Einstiegszeit kann unangenehm sein, aber wenn wir uns bewusst und klar fürs Fasten entschieden haben, geht es besser, ja oft sogar leicht. Also keine Notfallrationen bunkern und nicht zaudern. Manche Menschen haben gar keine Umstellungsprobleme, bei anderen werden sie von Fastenzeit zu Fastenzeit geringer und hören schließlich ganz auf, wenn sich der Organismus an diese Form von tief greifender Regeneration gewöhnt hat. Der Körper ist intelligent, und wenn er verstanden hat, dass sein(e) Besitzer(in) ernst macht, wird er sich das Leben nicht mit Hungergefühlen erschweren. Lediglich solange er noch eine Chance wittert, mit dem Schreien nach seiner gewohnten Nahrung Erfolg zu haben, wird er auf diese Möglichkeit setzen.

> *Fasten ist ein idealer Einstieg in neue Ess- und Lebensgewohnheiten.*

Legen Sie Ihre Fastentage in eine Zeit, in der Sie ein bisschen Ruhe für sich haben. Also nicht gerade anfangen, wenn unangenehme Termine im Büro auf Sie warten.

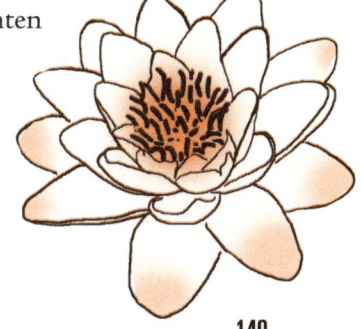

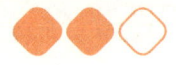

Auch wenn Familienfeste anstehen, ist das nicht gerade der beste Zeitpunkt. Überlegen Sie, ob Sie lieber allein oder in der Gruppe fasten. Inzwischen gibt es viele Angebote, betreut zu fasten[16]. Probieren Sie einfach einmal aus, wie gut Ihnen solch eine Pause tut.

Bildlich gesehen kann man sich eine Fastenzeit wie einen umfassenden Hausputz vorstellen. Hat man sein Haus beispielsweise vor 40 oder 50 Jahren bezogen und nie richtig für Ordnung und Entrümpelung gesorgt, wird sich einiges in Kellern, Speichern und Abstellräumen angesammelt haben. Beginnt man nun nach all den Jahren mit dem Fasten, geht's anfangs rund, wenn wir anfangen, die zuletzt eingelagerten Dinge wieder ans Tageslicht zu befördern.

> *Am Anfang nur eine Woche fasten, später können dann auch längere Zeiten sinnvoll sein.*

Im Körperhaus ist das Bindegewebe, zu dem auch das Fettgewebe gehört, der Speicherraum für all die Überbleibsel aus vergangenen Zeiten. Schicht für Schicht werden nun alte Dinge in der umgekehrten Reihenfolge, wie sie eingelagert wurden, aufgearbeitet und (vom Stoffwechsel) verbrannt. Zuerst kommen die Schlacken und Probleme der jüngsten Zeit wieder ans Tageslicht. Je länger das Fasten dauert, desto ältere Knoten und Themen treten zutage. So kann man sein ganzes Körperhaus bis auf die Grundmauern reinigen. Allerdings sollte man sich vor übertriebenem Ehrgeiz hüten. Man muss ja nicht alles auf einmal schaffen, und häufig ist das auch nicht gesund.

Am Anfang ist eine Fastenzeit von einer Woche empfehlenswert, später können dann auch längere Zeiten sinnvoll sein. Nach und nach kann man so Altlasten nachhaltig abtragen und innerhalb solcher Fastenwochen mit Problemen, die in Jahrzehnten entstanden sind, wirklich restlos fertig werden.

Werden einige Grundvoraussetzungen wie ausreichendes Trinken und gründliche Darmreinigungen erfüllt, haben wir mit Fasten das

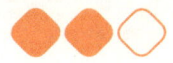

wirksamste und billigste Therapieverfahren, um eine neue Grundlage für ein gesünderes Leben zu schaffen. Dabei geht Fasten in seinen Auswirkungen weit über die gesunde Ernährung hinaus, für die es allerdings auch den besten Einstieg schafft. Wenn wir erst einmal gelernt haben, mit nichts auszukommen, sind wir auch zufrieden mit dem wenigen und können uns vielleicht gar nicht mehr vorstellen, welche Mengen wir vorher verdrückt haben. Fastend lernen wir vielleicht sogar gleichzeitig, uns zu entspannen und entdecken die Lust an Bewegung. Können wir das dann in den Alltag übertragen, haben wir viel für unser Leben gewonnen.

Richtig durchgeführt, wird Fasten nicht nur gut bekommen, sondern auch Spaß machen, und es kann eine ganz neue und sinnlich lustbetonte Einstellung zum eigenen Körper vermitteln. Durch die tief greifende Reinigung werden nicht nur die inneren Organe, sondern auch die Gelenke und der Bewegungsapparat wieder in Form kommen. Vor allem aber werden die Sinnesorgane geschärft und viel mehr wahrnehmen als bisher. Üblicherweise bricht man das Fasten am Ende, in dem man einen – je nach Lust und Laune auch gedünsteten – Apfel oder eine Birne isst. Und das ist ein Erlebnis, das Fastende nicht mehr missen möchten. Schon allein der Geruch der Frucht! Und dann der Genuss, wenn sie auf der Zunge zergeht.

Fasten schärft die Sinne, verfeinert die Geschmacksnerven und steigert die Lust auf kreative Betätigung.

Wer so lernt, Bissen für Bissen zu genießen und seine Geschmackssinne fein und sensibel zu halten, wird viel mehr von viel weniger haben und das Leben entsprechend genießen. Wir bekommen fastend mehr Energie und freuen uns anschließend noch spürbarer an Bewegung. Auch die Sinnlichkeit wird fastend erhöht und in der Konsequenz oft sogar die Fruchtbarkeit. Für Paare, die schon längere Zeit auf Nachwuchs warten, ist es durchaus einen Versuch wert.

Auch die Seele profitiert vom Fasten. Oft ergibt sich ein Zugang zu inneren Bildern, der sich in bewussteren Traumerlebnissen und zunehmendem Kontakt zum »inneren Arzt« niederschlägt. Schon während des Fastens sind »Reisen nach innen«[12] auf den Flügeln der eigenen Fantasie naheliegend und können die Fastenzeit bereichern, ebenso wie »Mandala-Übungen«[13] und künstlerische Beschäftigungen. Gerade auf kreative Erfahrungen bekommen viele beim Fasten Lust, selbst und oft gerade dann, wenn die letzten diesbezüglichen Erfahrungen schon lange zurückliegen. Deshalb ist es auch schön, Zeit für sich zu haben in diesen Tagen und auszuprobieren, ob einem zum Beispiel Malen oder Töpfern mehr Spaß macht.

In der Fastenzeit regenerieren sich Körper und Seele gleichermaßen.

Wer nach dem Einstieg mit einer Fastenzeit von einer Woche dieses alte Ritual aus Religion und Medizin zu einem regelmäßigen Bestandteil seines Lebens macht, könnte sich viele Probleme ersparen. Allein der deutlich spürbare Anstieg an Wachstumshormon, dem wir schon bei der nächtlichen Fastenzeit begegnet sind, sorgt oft nicht nur für eine Neuordnung im Körperhaus, sondern auch im Umfeld, was von Schreibtischaufräumen bis zu ganz neuen Lebensmustern reichen kann.

Dass die Mehrheit der Ärzte daran und vor allem an den Folgen kein Interesse hat, ist sehr schade, aber auch verständlich. Die in eigener Verantwortung Fastenden könnten sie schließlich arbeitslos machen. Zunehmend finden sich aber Ärzte und Heilpraktiker, die Fastenwillige gerne und mutig unterstützen, und an diese sollte man sich halten.

Da eine lange, bewusste Fastenzeit Regeneration für Körper und Seele zugleich bedeutet, werden auch die rasant zunehmenden seelischen Krankheitsbilder positiv beeinflusst. Die meisten Fastenden werden auf Dauer einfach gesund. Und da sie ihren inneren Arzt

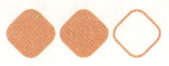

entdecken, brauchen sie den äußeren immer weniger. Sie gehen viel bewusster mit sich und ihrem Körper um, lernen, seine Signale zu verstehen, und reagieren bereits auf die ersten Symptome. Bewusste Fastenzeiten gehen immer weit über Ernährungsthemen hinaus und verbinden körperliche Gesundung mit seelischer, klären den Geist und eröffnen spirituelle Aus- und Einblicke.

Auch andere Regenerationskuren, wie regelmäßige Obsttage oder zum Beispiel eine Kartoffelkur, sind ein Gewinn und vielleicht der erste Schritt, unsere Lebensweise zu ändern. Der Organismus macht es uns leicht, wieder in Form zu kommen, wir müssen ihm nur kleine Hilfestellungen geben. Je mehr Ebenen dazu ins Spiel des Lebens gebracht werden, desto besser. Wer sich bei solch einer Kur auch noch bewegt und dehnt, sich mittels geführter Meditationen auf »Reisen nach Innen« und auf den Weg zu sich selbst macht, wird noch schneller noch tiefer gehende Erfolge erleben. Der erste Schritt ist auch hier der wichtigste. Trauen Sie es sich zu, zu fasten! Und wenn Ihnen das im Moment zu schwierig erscheint, beginnen Sie ganz klein: mit einem Obsttag in der Woche zum Beispiel oder mit dem regelmäßigen gesunden Frühstück. Mit dem Abendspaziergang, für den Sie sich nicht mit Knabbereien belohnen, sondern mit einem Apfel. Es ist schon viel gewonnen, wenn wir unseren Blick auf uns selbst und auf unseren Körper richten. Er wird uns sagen, was gut für ihn und uns ist.

Wer gerade nichts Gutes zum Essen findet, kann immer zu nichts Zuflucht nehmen. Besonders nach mehreren Fastenzeiten steht einem dieser »wunder-volle« Ausweg jederzeit und überall offen. Dieses ein-

> *Lieber einmal nichts essen als schlechte Nahrung zu sich nehmen!*

fache Prinzip erweist seinen Charme weit über das Thema *Essen* hinaus. Mein Großvater, ebenfalls Arzt, lebte noch mit der Maxime »nil nocere« – vor allem »nicht schaden«. Lieber also nichts machen als etwas Falsches. Würde das heute noch in der Medizin beherzigt,

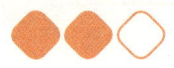

könnten wir uns die allermeisten der 17 000 Toten pro Jahr durch Kunstfehler und der 25 000 Toten durch Medikamentenschäden einfach ersparen. Wenig oder nichts essen, ist immer besser als viel oder Falsches oder gar viel Falsches. Letzteres ist der moderne Weg in die Fettsucht- und Diabetes-2-Falle. Nichts gibt es immer, und ein wenig Gutes meistens.

Wer Übergewicht loswerden will, sollte das unbedingt in Angriff nehmen, denn mit dem Körper wird das Leben insgesamt leichter. Entscheidend ist aber die Erkenntnis, dass das Problem im Bewusstsein beginnt und damit im Kopf und nicht etwa auf den Hüften oder am Bauch.

Insofern ist zuerst anzuraten, das seelische Muster hinter den körperlichen Polstern gründlich zu klären. Das Programm *Mein Idealgewicht*[14] mit kleinem Buch und drei CDs kann dabei sehr helfen und hat schon oft die Weichen auf Erleichterung gestellt. Das Buch *Körper als Spiegel der Seele*[15] erklärt die Bedeutung der einzelnen Übergewichtsmuster, etwa was ein großes Hinterteil mit Durchsetzungsfähigkeit, ein runder Bauch mit einem runden Leben und ein Reithosenphänomen mit dem Schwerpunkt des Lebens zu tun hat.

Gewichtsprobleme beginnen meist im Kopf.

Nach dieser entscheidenden Weichenstellung geht es darum, den Stoffwechsel in Gestalt der Zellkraftwerke oder Mitochondrien anzuregen. Die Methode der Wahl ist moderates Ausdauertraining im Sauerstoffgleichgewicht wie oben beschrieben. Wenn das nach spätestens sechs Wochen erreicht ist, lässt sich – einer Anschubfinanzierung bei wirtschaftlichen Großprojekten vergleichbar – an eine Fastenwoche denken, in der sowohl die geführten Meditationen als auch die Bewegungsprogramme aufrechterhalten werden und die Kilos verstärkt schmelzen.

Danach sollte man aber unbedingt wieder zu normalem, gesundem Essen zurückkehren. Wie schon erwähnt, müssen Übergewichtige unbedingt vollwertig und typgerecht essen.[9] Alles, was einem

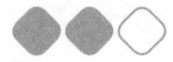

nicht bekommt, vor allem was dem Körper widersteht, sollte sowieso wegbleiben, aber auch das, was man mag, was aber nicht gut vertragen wird. Wer Unverträgliches für einige Monate aus seinem Speiseplan ausschließt, wird sich beim Abnehmen natürlich ungleich leichter tun. Oder anders ausgedrückt, was wir gar nicht vertragen, wird beiseitegeschafft und abgelagert und macht uns besonders dick.

Ideal wäre der morgendliche Löffel *Abon Vital*, da das Serotonin zugleich appetitzügelnde Wirkungen hat. Viele haben mit einem Löffel dieser fein vermahlenen Rohkost im Saft ihrer Wahl auf nüchternen Magen für den ganzen Vormittag genug. Das würde zusätzlich das Wachstumshormon (HGH) anregen, da das Mittagessen zum »Break-Fast« würde und eine sogar deutlich längere Fastenzeit als zwölf Stunden beendete. *Abon Vital* könnte mit großem Gewinn auch während des Fastens genommen werden. Bei den meisten Menschen liegt sein größter Vorteil aber in der stimmungsaufhellenden Wirkung, was auch beim Abnehmen von unschätzbarem Wert ist.

Außerdem ist anzuraten, am Abend keinerlei Kohlenhydrate mehr zu sich zu nehmen, da diese die Fettverbrennung für Stunden behindern, die ja bei Übergewichtigen besonders wichtig ist. Hier liegt das ganze Geheimnis von Diäten wie »Schlank im Schlaf«.

Ein zusätzlicher einfacher Trick wäre die Benutzung eines Vibrations- beziehungsweise »Schüttelgerätes«[5] wie am Schluss des Bewegungskapitels beschrieben. Damit können – besonders beim *Krau-Han* – tatsächlich durch passive Muskelbewegung unterstützende Effekte auch in Richtung Abnehmen auftreten. Ebenso können Infrarot-Sauna-Besuche zweimal pro Woche unterstützend wirken, sollten aber keinesfalls in Form von täglicher Anwendung übertrieben werden. Dabei unbedingt ausreichend trinken!

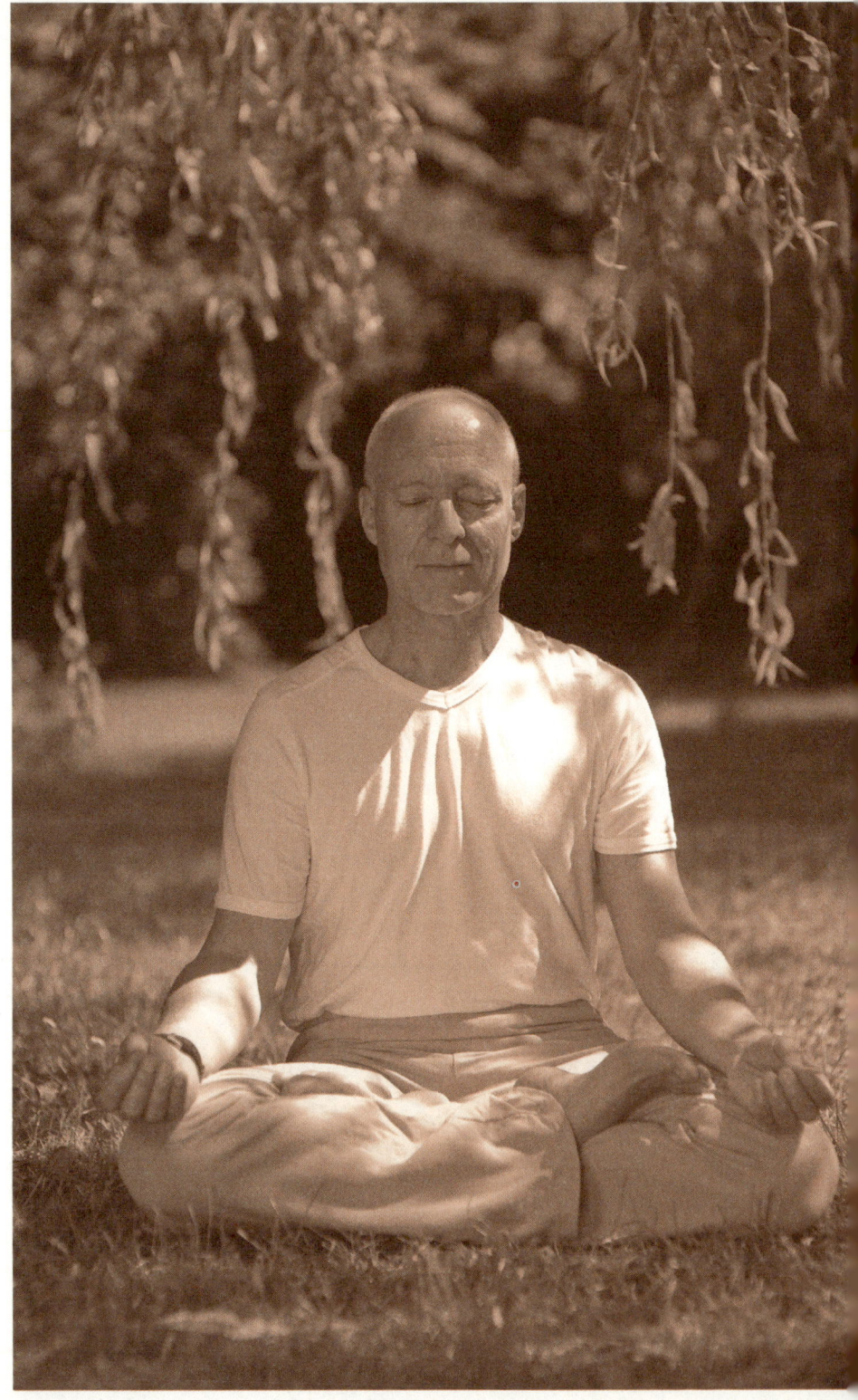

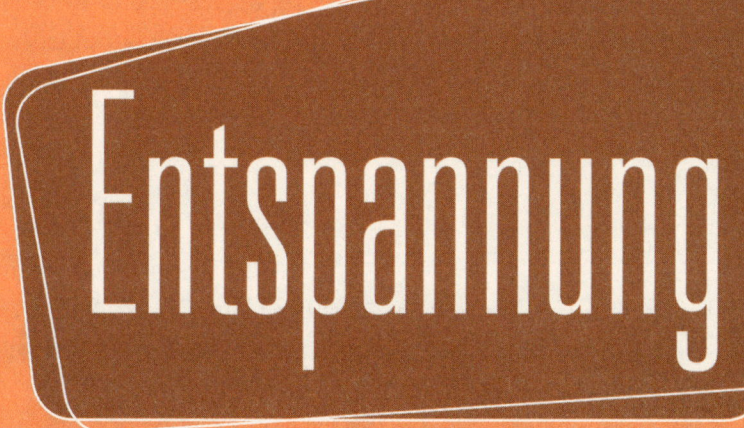

Entspannung

Was müssen Sie wissen?

ange Jahre stand bei uns vor allem in den Aufbaujahren nach dem Krieg Leistung uneingeschränkt im Vordergrund. Erst in jüngster Zeit ist das Thema *Entspannung* wichtiger geworden. Viele Menschen haben inzwischen bemerkt, dass sie tagaus, tagein in ihrem Hamsterrad rennend, ohne Atem zu holen nicht gesund und lebensfroh bleiben können.

Das Prinzip der goldenen Mitte

Dass Entspannung so lange keine Beachtung fand, liegt sicher daran, dass sie – ähnlich wie das Fasten – dem weiblichen Pol der Wirklich-

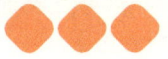

keit zuzuordnen ist. Sie hat es deshalb im Gegensatz zur Spannung, die dem männlichen Pol untersteht, in unserer leistungsorientierten Gesellschaft nicht leicht. Dabei ist sie in jedem nach Leistung ausgerichteten System die zweite ergänzende Hälfte.

Spannung und Entspannung sind gleichberechtigte Pole der Wirklichkeit. In der Wirtschaft und im Spitzensport hat sich diese Erkenntnis inzwischen weitgehend durchgesetzt. Dort wurde erkannt, dass Leistungen sich deutlich steigern lassen, wenn man lernt, besser zu entspannen. Immer mehr Firmen schicken ihre Mitarbeiter in entsprechende Kurse oder

> *Spannung und Entspannung sind gleichberechtigte Pole der Wirklichkeit.*

holen sich sogar Meditationslehrer ins Haus, damit möglichst viele Beschäftigte in den Genuss der Übungen kommen, was letztlich der Firma nützt. Wer es versteht, sich zu entspannen, und das auch oft genug tut, wird rasch ein höheres Leistungsniveau erreichen.

Damit dient die Entspannung allerdings wieder dem männlichen Pol. Nur wenn sie den Lebensschwerpunkt in Richtung Kontemplation und Meditation lenkt, käme sie auch langfristig dem weiblichen Bereich zugute. Das geschieht zum Glück auch häufig, wenn die erste Phase, die noch ganz dem Effizienzgedanken dient, durchlebt ist.

Stress bei verschiedenen Grundtypen

Wir alle sind Stressoren, wie die Auslöser von Stressreaktionen genannt werden, ausgesetzt. Allerdings reagieren wir je nach Konstitution und Typ ganz unterschiedlich darauf.

DER KÄMPFER ignoriert die Signale.
Der kämpferische Typ, der in der östlichen Tradition dem archetypisch männlichen Yang-Pol zugeordnet wird, versucht seine Beschwerden dadurch zu überspielen, dass er sich in noch mehr Arbeit stürzt und sich immer neue Ablenkungen sucht. Die ersten Symptome versucht er so lange wie irgend möglich zu ignorieren. In der Gesellschaft ist diese Gruppe, aus der viele der sogenannten Leistungsträger stammen, sehr anerkannt.
Doch der Kämpfer schadet sich selbst, da er dazu neigt, so lange mit notwendigen Behandlungen zu warten, bis die Schäden irreparabel sind. In dieser Gruppe der Verdränger finden sich viel häufiger Männer als Frauen.

RESIGNATION bedeutet Identifikation mit dem Leid.
Der resignierende Typ, dem archetypisch weiblichen Yin zugeordnet, gibt sich seinem Leid hin, klagt über seine Beschwerden, erwartet Mitgefühl und sucht Schutz und Geborgenheit. In unserer schnelllebigen Gesellschaft, in der Partnerschaften oft nicht mehr stabil sind und wir ständigem Rollenwechsel ausgesetzt sind, tut sich dieser Typ schwer. Die von den Betroffenen früh wahrgenommenen Warnsignale des Körpers werden leider auch von vielen Ärzten als eingebildet oder bestenfalls psychosomatisch eingestuft, solange sie noch keine manifesten und messbaren Schäden im Körper verursacht haben. Oft werden die Symptome auch mittels Psychopharmaka unterdrückt, sodass letztendlich der kämpferische und der resignierende Typ in einem ähnlichen Dilemma enden.

ARZNEIMITTEL unterdrücken die Symptome.

Eine Untergruppe der Kämpfer-Kategorie stellen die Fortschrittsgläubigen dar, die überzeugt sind, dass in unserem technisch-medizinischen Zeitalter alle Probleme ohne eigenes Zutun lösbar sind. Sie nehmen Zuflucht zum reichlichen Angebot der Pharmaindustrie. Zu diesem Typ gehören in Deutschland auch circa vier Millionen Menschen, die bereits von Beruhigungsmitteln, und weitere vier Millionen Menschen, die von Schmerzmitteln abhängig sind. Leider verheißt uns auch die Werbung ständig, dass es für jedes Problem die passende Medizin gibt. Bei Schlafstörungen wird nicht empfohlen, seine Gewohnheiten zu ändern, sondern eine Tablette zu schlucken. Wer nervös ist, soll nicht sein Gleichgewicht finden, sondern Beruhigungsdragees einnehmen.

Obendrein gibt es noch die legalisierten Drogen, die wir überall angeboten bekommen: Immer mehr Menschen flüchten inzwischen in gesellschaftlich akzeptierte Suchtgifte wie Alkohol und Nikotin oder versuchen, sich tagsüber aufzuputschen und am Abend mit Schlafmitteln wieder zu beruhigen. Den Schlaf wieder zu regenerieren, wäre eine wundervolle Möglichkeit, für Entspannung im Leben zu sorgen. Hier gibt es viele Ansätze, die in dem Taschenbuch *Schlaf – die bessere Hälfte des Lebens* [17] dargestellt sind.

SELBSTVERANTWORTUNG heißt Achtung auf die Signale.

Der selbstverantwortliche Typ fragt nach den Ursachen seiner Spannungsleiden und anderen Symptome, sobald diese zum ersten Mal auftreten. Er nimmt seinen Körper ernst und achtet auf die Signale seiner Seele. Folglich bekämpft er nicht die Symptome, sondern versucht, Einsicht in die Ursachen zu gewinnen. Er gesteht seinem Körper und seiner Seele die notwendige Erholung und Entspannung zu. Im Idealfall versucht er obendrein, Entspannung und Regeneration auf natürlichem Wege zu erreichen. Dass mit dieser Methode auf Dauer bessere Ergebnisse zu erzielen sind, zeigt sich an den Geschichten vieler Menschen, die darauf umgestiegen sind.

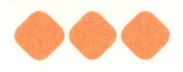

Das Prinzip der goldenen Mitte lehrt uns, dass der Mensch auf Dauer Einseitigkeit nicht aushalten kann. Einem Übermaß an Arbeit, Anstrengung, Zeitnot, physischem und psychischem Druck lässt sich auf lange Sicht nicht standhalten. Wird der Gegenpol, die Entspannung, vernachlässigt, ist es lediglich eine Frage der Zeit,

Ohne Entspannung werden sich über kurz oder lang körperliche Symptome zeigen.

bis körperliche Symptome das Ungleichgewicht deutlich machen. Daraus resultierende Probleme, von der Schulmedizin in dem Ausdruck Stressphänomene zusammengefasst, haben vielerlei Gesichter. Sie reichen von Schlafstörungen, kalten oder feuchten Händen und Füßen, Herzklopfen und Bluthochdruck über Appetitstörungen, Nikotin- und Alkoholkonsum, bis hin zu Muskelverspannungen, Verdauungsproblemen und Potenzstörungen. Dass auch immer mehr Menschen einen Hörsturz erleiden oder an Tinnitus erkranken, zeigt, dass wir viel zu oft viel zu viel »um die Ohren haben«. Diese Liste ließe sich leider noch beliebig lange fortsetzen.

Gemeinsam haben all diese Erscheinungen, dass der Arzt bei der Untersuchung der betreffenden Organe meist so gut wie nichts findet. Für den Menschen, der darunter leidet, ist aber deutlich spürbar, dass etwas nicht stimmt, dass er nicht in Harmonie ist. Im deutschsprachigen Raum geben immerhin 70 Prozent der Bevölkerung an, dass sie unter Stress leiden.

Was können Sie tun?

Auf natürliche Weise entspannen

Es ist gar nicht so schwer, ganz natürlich zur Ruhe zu kommen. Einige grundlegende Kenntnisse, wie das Nervensystem funktioniert, sollten wir aber haben, um die Zusammenhänge besser zu verstehen. Der menschliche Körper besitzt in einer vereinfachten Darstellung zwei große sich ergänzende Nervensysteme:

Das willkürliche Nervensystem

Da ist zum einen das willkürliche Nervensystem, das – wie der Name schon sagt – unserem Willen und unserer Wahrnehmung unterliegt

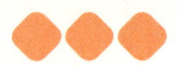

und zum Beispiel unseren Bewegungsapparat steuert und die Sinneswahrnehmung vermittelt.

Das vegetative Nervensystem

Das selbsttätige oder vegetative Nervensystem ist dagegen nicht willentlich steuerbar. Es regelt Organtätigkeiten wie Atmung, Kreislauf, Verdauung und Stoffwechsel. Diesem unabhängigen Nervensystem obliegt die Aufsicht und Steuerung des Körpers. Es teilt sich noch einmal in zwei Fraktionen, den Sympathikus- und Parasympathikus.

Sympathikus	Parasympathikus
beschleunigt Herzfrequenz	verlangsamt Herzschlag
beschleunigt Atemfrequenz	beruhigt Atmung
aktiviert Schweißdrüsen	beruhigt Thermoregulation
steigert Haut- und Muskeldurchblutung	setzt die entsprechende Durchblutung herab
erhöht Blutdruck	senkt Blutdruck
erweitert Pupillen	beruhigt Aufmerksamkeit
hemmt die Verdauung	verbessert Darmperistaltik
wirkt über das Hormon Adrenalin	wirkt über Acetylcholin
führt zu einem Zustand aufgehellter Psyche und über eine Alarmbereitschaft in einen Zustand der Aktivität	führt über einen Zustand der Regeneration, Erholung und angenehmen Müdigkeit in einen Zustand der Ruhe

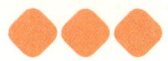

Vegetatives Gleichgewicht ist »not-wendig«

Die beiden Systeme sind immer mehr oder weniger in Aktion, wobei aber eines jeweils den Ton angibt. Unser Bestreben muss es nun sein, uns dem vegetativen Gleichgewicht zu nähern. Menschen, die sich in diesem Gleichgewicht befinden, berichten von einer Kraft und Ruhe, die ihnen Harmonie, Leistungswillen, Leistungsfähigkeit und Ausgeglichenheit schenken. Andererseits haben aber Ungleichgewicht und Disharmonie keine Kraft und hinterlassen ihre Spuren, die sich körperlich und seelisch in einer endlosen Liste von Symptomen manifestieren.

In unserer hektischen Welt soll der Körper immer einwandfrei funktionieren. Viele Menschen verwechseln ihren Organismus mit einer Maschine, die einfach nur wieder repariert werden muss, wenn sie nicht mehr problemlos läuft. Dabei beachten die allermeisten Menschen – was ihren eigenen Organismus angeht – nicht einmal die grundlegenden Regeln, die wir im Umgang mit Maschinen als notwendig erkannt haben. Einen überhitzten Motor lassen wir selbstverständlich abkühlen, unseren überhitzten Verstand und unser überdrehtes Nervensystem treiben wir dagegen immer weiter in die Selbstüberforderung.

Stress und seine Rolle

Geschichtlich gesehen war Stress für den Menschen lebenswichtig, lebenserhaltend und häufig auch lebensrettend. Eine Stressreaktion war und ist eine Notschaltung des Körpers, mit der dieser drohenden Gefahren begegnen kann, bis hin zu Kampf oder Flucht. In beiden Fällen hat die Aktivität körperliche und emotionale Auswirkungen. Die oben angesprochenen Sympathikusreaktionen werden deutlich spürbar, während die Wirkungen des Parasympathikus sogleich abgeschaltet oder doch weitgehend zurückgenommen werden. Schlimmerweise leben viele moderne Menschen in einem Zustand der Dauererregung.

Diese Notschaltung war aber nie als Dauerlösung, sondern immer nur für Notfälle gedacht. Wer ständig auf dem Niveau des Notfalls mit seinen entsprechenden Überlebensprogrammen existiert, überfordert den Organismus erheblich. Und der wehrt sich mit den bereits besprochenen Symptomen.

In unseren körperlichen Reaktionsmöglichkeiten unterscheiden wir uns nicht sehr von unseren Vorfahren. Und die Gefahrensituationen sind bei genauerer Betrachtung im Prinzip auch ziemlich ähnlich geblieben. Wir unterliegen den entsprechenden vegetativen Reaktionen noch genauso wie damals. Der Urmensch, der auf ein Raubtier traf und sich in Sekundenbruchteilen zu Kampf oder Flucht entscheiden musste, erlebte denselben Adrenalinstoß wie ein moderner Zeitgenosse, der – in seinem Auto sitzend – einen riskanten Überholvorgang gerade noch einmal überlebt hat. Ein wesentlicher Unterschied kommt allerdings im Anschluss daran. Während nämlich in der Frühzeit auf den Stress eine körperliche Aktion folgte, verharrt der entsprechend »Gestresste« heute zumeist bewegungslos im Auto, am Schreibtisch oder vor dem Fernsehgerät. Da die ausgeschütteten Stresshormone Adrenalin und Noradrenalin nun nicht in Bewegungsaktionen verbraucht werden, kreisen sie weiter im System und belasten dieses langfristig.

Gesundbleiben ist heute eine Aufgabe und kein selbstverständliches Geschenk.

Der Organismus unterscheidet nicht zwischen einer körperlichen oder einer emotionalen Gefahrensituation und reagiert immer mit Mobilisierung aller Kräfte. Wenn der zweite Teil, die auf den Stress eigentlich notwendig folgende Aktivität, immer öfter ausfällt, bleiben die Betroffenen angespannt. Symptome, wie etwa ständiger Bluthochdruck oder verspannte Muskeln, sind die unangenehme Folge. Der Ausweg aus diesem Teufelskreis führt über

das Bewusstsein. Wir müssen erkennen, wie weit wir uns von einem natürlichen Leben entfernt haben, und lernen, dass wir uns unsere Gesundheit verdienen müssen.

Gesundbleiben ist heute eine Aufgabe und kein selbstverständliches Geschenk. Nur wer die Konsequenzen zieht und auch etwas für sich tut, kann aus eingefahrenen Gleisen erfolgreich ausbrechen und ein harmonischeres Leben führen. Vielleicht hat uns die Politik einen kleinen Anstoß gegeben in Richtung mehr Selbstverantwortung. Seit Einführung der Praxisgebühr, die Patienten in Deutschland bezahlen müssen, wenn sie zum Arzt gehen, ist die Zahl der Besuche zurückgegangen, was wahrscheinlich auch die Absicht dieser Maßnahme war. Schön wäre, wenn die Menschen nicht etwa notwendige Arztbesuche aufschieben, weil sie Geld sparen wollen, sondern wenn sie die Gebühr zum Anlass nehmen würden, sich selbst um ihre Gesundheit zu kümmern. Wer möglichst viel vorbeugend für Körper, Geist und Seele tut, der wird seltener zum Arzt gehen müssen. Und jeder Schritt in die Eigenverantwortung ist ein Schritt in die richtige Richtung.

Meditation und Entspannung

Die Möglichkeiten der Meditation gehen weit über körperliche und seelische Entspannung hinaus, wie verschiedene Traditionen unterschiedlicher Völker belegen. Entspannung ist sozusagen Vorstufe und Voraussetzung für tiefer gehende Meditationen. Die für den westlichen Menschen wohl einfachste Form der Meditation ist die »Reise nach innen«[12] auf den Flügeln seiner Gedanken. Das ist zugleich auch einer der schnellsten Wege, um in tiefe Entspannung zu gelangen. Als das Gesellschafts- und Wirtschaftsmodell des Westens seinen Siegeszug im Osten antrat, kamen gleichsam im Gegenzug eine Fülle östlicher Meditationspraktiken zu uns. Während wir die Technik exportierten, brachten uns Gurus aus dem Osten ihre Lebensphilosophie und verschiedenste Meditationswege, die bei uns allerdings schnell zur Meditationstechnik wurden.

Nach westlichem Verständnis ist mit der richtigen Technik so ziemlich alles zu bewältigen. Diese dem Osten an sich fremde, rein funktionale Haltung kann der Meditation letztlich nie gerecht werden. Schließlich geht es ihr um die Mitte des ganzen Menschen. Allerdings wird eine konsequent betriebene Meditationspraxis ganz von selbst mit der Zeit auch die Lebenseinstellung beeinflussen.

> *Die Reise nach innen ist einer der schnellsten Wege zu tiefer Entspannung.*

Geld allein macht nicht glücklich

Der Fortschritt hat die Menschen kaum glücklicher und zufriedener gemacht. Das wissen wir aus der modernen Glücksforschung, die Menschen unterschiedlicher Kulturen und Gesellschaften untersuchte und befragte, wann und wie glücklich sie sich fühlen. Dabei fiel schnell auf, dass die Höhe des erreichten Bruttosozialproduktes keinesfalls mit dem erreichten Glücksniveau korrelierte, sondern sich zu diesem eher umgekehrt proportional verhielt. In einem Land wie Deutschland fühlen sich demnach die Menschen eher weniger glücklich als die Bewohner deutlich weniger entwickelter Länder. Wir müssen also feststellen, dass in unserem äußerlich so perfekten System etwas Wesentliches fehlt. Auch Spitzenvertreter der Industrie haben erkannt, dass die Aufgaben der Zukunft nicht allein von vernünftigen, hochintelligenten, aber emotionslosen Analytikern zu bewältigen sind. Deshalb üben sich Industriemanager zunehmend in psychologischer Selbsterfahrung bis hin zur Meditation, um wieder zu lernen, was jedes Kind noch kann: fantasieren und träumen, Vi-

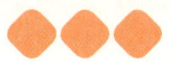

sionen entwickeln, dem Augenblick entsprechen und ihn genießen. Das alles kommt dem Meditieren nahe. Mittels geführter Meditationen können wir uns diesen Bereichen relativ leicht nähern.

Die großen Durchbrüche und herausragenden Leistungen, die den Fortschritt mächtig vorangetrieben haben, entstammen oft nicht der männlich gepolten linken Gehirnhälfte mit ihren Analysen, sondern der eher weiblich orientierten rechten, die auf Intuition und ganzheitliches Erfassen von Mustern ausgerichtet ist. Den Seinen gibt's der Herr im Schlaf, sagt das Sprichwort, und ganz offensichtlich bedient »Er« sich dabei nicht des komplizierten Umweges über den Intellekt.

Vor wichtigen Entscheidungen eine Nacht schlafen

Die alte Medizin vertraute sehr häufig auf den Tempelschlaf, bei dem Asklepios, Hygieia oder Chiron, die Götter der Heilung, den Heilungssuchenden im Traum erschienen und mitteilten, was ihnen zum Heil(sein) fehlte. In der antiken Medizin spielten die inneren (Traum)Bilder eine große Rolle. Sie deutend, konnten die Ärzte damit oft in grundsätzlichen Lebensfragen helfen.

Vom französischen Staatsmann und Kardinal *Richelieu* ist bekannt, dass er sich vor allen wichtigen Entscheidungen eine Stunde aufs Ohr legte. Er verschloss es damit gegenüber der äußeren Welt und ihren Argumenten und hörte nach innen auf die Stimme des »großen Vorgesetzten«. Auch der Volksmund weiß, wie nützlich es ist, wichtige Entscheidungen noch einmal zu überschlafen. Und oft kommt man am nächsten Tag zu einer ganz anderen Entscheidung, als man sie durch langes Nachdenken getroffen hätte.

Inzwischen ist wissenschaftlich belegt, wie wichtig innere Bilder und Stimmen für uns sind. In Schlaflabors lässt sich experimentell zeigen, wie schnell wir seelisch erkranken, wenn wir nicht träumen. Nach einigen Nächten, in denen die Traumbilder unterdrückt wurden, begannen die Testpersonen, tagsüber bei offenen Augen

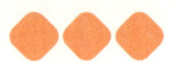

zu träumen. Aus psychiatrischer Sicht erfüllt das bereits den Tatbestand einer optischen Halluzination, was psychoseverdächtig ist. Beginnen die Versuchspersonen Stimmen zu hören, die gar nicht da sind, spricht man von akustischen Halluzinationen, die ebenfalls in den psychiatrischen Bereich gehören.

Träume sind lebensnotwendig

Die inneren Bilder der Nacht sind also notwendig, um unser seelisches Leben im Gleichgewicht zu halten, ob wir sie nun bewusst erleben oder nicht. Dass viele Menschen heute nicht mehr wissen, was sie nachts geträumt haben, zeigt, wie weit wir uns von unserer weiblichen Seite mit ihren Seelenbildern entfernt haben. In unserer von männlichen Werten *dominierten* Welt scheint das »Fehlen« von Träumen aber kein Manko zu sein, weil wir übersehen, wie sehr damit auch unsere Kreativität bedroht ist. Wir haben uns so daran gewöhnt, ohne Visionen auszukommen, dass wir schon gar nicht mehr merken, wenn uns der Sinn verloren geht.

Die Macht der inneren Bilder

Die Erfahrungen archaischer Kulturen und die moderne Forschung zeigen uns die Macht und Notwendigkeit innerer Bilder und damit der weiblichen Seite. Das in den vergangenen Jahrzehnten immer deutlicher zunehmende Interesse an Meditation und spiritueller Philosophie bietet die Chance, in diesem so wichtigen Bereich wieder aufzuholen und zu einem ganzheitlichen Leben zu gelangen.

Die beiden grundsätzlichen Richtungen der Meditation

Wenn ein Weg schwer ist, lohnt es sich, ihn durch grundsätzlich richtige Entscheidungen von Anfang an so leicht wie möglich zu machen. *Thaddeus Golas* sagte, der Erleuchtung sei es egal, wie man sie

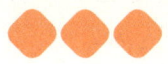

erlange, und alles spricht dafür, dass er recht hat. Insofern liegt es nahe, sich eine Art von Meditation auszusuchen, die zum eigenen Wesen passt. Nur dann wird man sie auch gerne und regelmäßig machen und nicht mehr auf sie verzichten wollen.

So wunderbar Zazen- oder Vipassana-Meditation sind – an westliche Menschen stellen sie hohe und für den Anfang oft zu hohe Anforderungen. Nach den in Jahrtausenden im Osten bewährten Vorstellungen des Yogasystems ist es sogar erst einmal gar nicht möglich zu meditieren, weil die Voraussetzungen bei weitem zu schwierig sind. Meditation setzt in diesem System definitionsgemäß einen sehr weit fortgeschrittenen Bewusstseinszustand voraus. Der Buddhismus dagegen bezeichnet schon jedes bewusste Bemühen auf dem Weg als Meditation und kommt dem westlichen Anfänger damit natürlich wesentlich mehr entgegen.

Die Schwierigkeiten beginnen schon bei der Grundforderung nach Gedankenfreiheit, die die meisten östlichen Meditationsrichtungen gemeinsam haben. Damit überfordern sie viele Menschen erheblich, da es anfangs praktisch unmöglich ist, auch nur eine kurze Zeit ohne Gedanken zu sein. Das merken Sie bei einem einminütigen Meditationsversuch in Sachen Gedankenfreiheit. Wer denkt da nicht, er solle eigentlich nichts denken – und das ist ja auch schon ein Gedanke.

Der Weg muss zum eigenen Wesen passen.

Da es so extrem schwierig ist, gar keine Gedanken zu haben, wurden Systeme entwickelt, die uns mehr entgegenkommen, etwa die Mantren-Meditation. Dabei konzentriert man sich nur auf einen einzigen Gedanken, etwa einen Klang – wie zum Beispiel die (östliche) Ursilbe OM –, und versucht nun, ganz bei diesem einen Laut zu bleiben. Auch das ist noch viel schwieriger, als man denkt. Erproben Sie dieses Meditationssystem, indem Sie versuchen, für nur eine Minute bei Ihrem Lieblingsgedanken zu bleiben. Sogar dabei werden sich aller Wahrscheinlichkeit nach noch viele störende Gedanken einmischen.

Deutlich leichter wird das Ganze, wenn man eine Folge von Gedanken nimmt. Eine gute Übung ist, ein Vaterunser zu beten, ohne gedanklich abzuschweifen. Lassen Sie sich nicht entmutigen, wenn Sie auch daran scheitern. Selbst wenn Sie sich im Zustand großer Verliebtheit vornehmen, fünf Minuten nur an den geliebten Menschen zu denken, werden Sie erleben, wie schwierig selbst das ist.

Mit der Konzentration auf eine Folge von Gedanken kann die Schwierigkeit, nichts zu denken, umgangen werden.

Diese Übungen zeigen, wie hoch der Anspruch ist, wirklich im Augenblick zu bleiben, ohne sich ablenken zu lassen. Sobald wir etwas, wie in diesem Fall die Gedanken selbst, als störend betrachten, kommen wir damit in Widerstand. Da aber Widerstand der größte Feind der Meditation ist, sollten wir ihn, wo immer möglich, weglassen. Nun haben wir aber gesehen, wie schwer Gedanken zu vermeiden sind. Folglich bleibt nur ein Weg: Statt sie auszuschließen, müssten wir sie vielmehr in die Meditation einbinden. Dieser Weg führt direkt zur geführten Meditation, die innere Gedankenbilder mit einbezieht, die andere Systeme so vergeblich loszuwerden versuchen.

Geführte Meditation

Diese Art der Meditation kann auf eine ähnlich lange Tradition zurückblicken wie diejenige, die es mit Gedankenfreiheit versucht. Sie ist also, wie manchmal vermutet, kein Kunstprodukt der neueren Esoterikszene oder der Psychoneuroimmunologie. Schon in den verschiedenen Mysterientraditionen der Antike, aber auch des frühen Ägypten, führten die Hierophanten die Einzuweihenden mithilfe geführter Reisen in deren eigene Bilderwelt und bereiteten damit die notwendigen Entwicklungsschritte in den inneren Seelenlandschaften vor. Überall dort, wo sogenannte Einweihungssarkophage eine

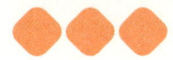

Rolle spielten, machten die neu aufgenommenen Schüler, die sogenannten Neophyten, ihre eigenen Bilderreisen. Letztlich war auch
der erwähnte Tempelschlaf auf die inneren Bilder angewiesen.

Aller Wahrscheinlichkeit nach waren Reisen nach innen in alten
Zeiten ähnlich selbstverständlich wie heute äußere. In kaum einer
Zeit dürften die Menschen so viel nach außen und so wenig nach
innen gereist sein wie in der modernen. Wir fliegen lieber um die
Welt, als uns auf die Reise ins eigene Ich zu begeben. Früher ging
es nur selten hinaus in die Fremde. Und wenn, waren es häufig
Pilgerreisen, die ebenfalls inneres Erle-
ben weit über äußeres stellten. Dieser so vertraute Umgang mit Reisen
in die inneren Räume der Seele mit
ihren Bildern und Symbolen war si-
cherlich der wesentliche Grund, warum die Menschen der Antike ohne
Psychotherapeuten im heutigen Sinne
auskommen konnten. Sie lebten noch aus einem lebendigen
Zugang zu ihren eigenen Märchen und Mythen.

Einst waren Reisen nach innen so selbstverständlich wie heute äußere.

Während wir heute von Film- und Fernsehbildern geradezu überschwemmt werden und der Fernseher zur Dauerberieselung dient,
hatten die Menschen der Antike nur wenige gut vertraute Bilder, die
in direktem Zusammenhang zu ihrem Leben standen. Das Theater
war damals noch ein Ereignis und vermittelte Seelenerfahrungen
nicht zur Ablenkung, sondern im Gegenteil, um sie in Bezug zum eigenen Leben zu bringen. Deshalb war das antike Theater thematisch
eng mit der Religion verbunden und sein Besuch galt als Medizin.
Es war als heilsam anerkannt, sich auf die von den Aufführungen
ausgelösten Seelenbilder einzulassen.

So ist es also kein Zufall, wenn analytische Psychotherapierich-
tungen der Freud'schen und mehr noch der Jung'schen Schule so
viele Anleihen beim Mythos nahmen, und dass immer mehr Therapien aus dem Dunstkreis der Humanistischen Psychologie sich der
Arbeit mit inneren Bildern bedienen.

Die Zeitspanne, in der innere Bilder gering geschätzt wurden, ist insgesamt – gemessen an der Geschichte der Menschheit – nur sehr kurz. Für Plato und seine Zeit war es eine Selbstverständlichkeit, dass hinter jedem Ding eine Idee stand, aber auch Goethe begriff die Welt des Geschaffenen noch unwidersprochen als Gleichnis. Und selbst noch der Generation unserer Großeltern waren Märchen so wichtig, dass sie eine beherrschende Rolle spielten. Dass folgende Generationen diese zentrale Seelennahrung der Kindheit fast gestrichen haben, ist schade und hat für die Seele unabsehbare Folgen.

Märchen und Mythen waren schon immer Seelennahrung für die Menschen.

Geführte Meditationen sind also unserem westlichen Verständnis nahe und leicht zugänglich. Viele von uns haben in ihrer Kinderzeit schon eine Fülle solcher Reisen gemacht und viel Spaß dabei gehabt. An diese alten Erfahrungen können Sie gut anknüpfen und das Land der Fantasie auf diese spielerische Art wiederbeleben.

Das innere Lächeln

Ganzheitliche Gesundheit ist unser Thema. Und eine ideale Verbindung dieses Bereichs mit den inneren Bildern ergibt sich, wenn man heilsame Vorstellungen mit inneren Organen verbindet. So kann man wundervoll in die benutzten Muskeln lächeln, was viele Übungen vertieft und befruchtet. Denken Sie einfach an die betroffenen Muskelpartien und zugleich an ein Lächeln.

Diese Übung lässt sich besonders gut auf den Herzmuskel anwenden. Wer beim Laufen oder Wandern in meditativer Weise seinem Herzen zulächelt, wird diesem einen unschätzbaren Dienst erweisen. Selbst noch nach außen wird diese Haltung des inneren Lächelns abfärben und andere anstecken, sodass sie einem lächelnd und offen begegnen. Freundlichkeit ist bekanntlich ein Bumerang und kommt immer wieder zu einem zurück.

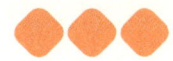

So ist es nicht verwunderlich, wenn das innere Lächeln nicht nur in vielen meiner geführten Meditationen, sondern auch in anderen Systemen gelehrt wird, wie etwa im Tao Yoga von *Mantak Chia*. Es kann den Einstieg und den Fortschritt gleichermaßen erleichtern und vertiefen.

Vom Segen der Herzensmeditation

Zu allen Zeiten gab es auch Herzensmeditationen, wie etwa das Herzensgebet der Ostkirche. In einfachster Weise kann man im Sinne einer Mantra-Meditation in seinem lächelnden Herzen Gedanken wiederholen und wird so beim Sitzen oder Laufen, beim Gehen oder Radfahren verschiedene, sich traumhaft ergänzende Aspekte inneren Wachstums vereinigen. Dieser Synergieeffekt führt zu noch viel besseren Ergebnissen, als wenn man die Einzelkomponenten nacheinander übt, denn das Ganze ist mehr als die Summe seiner Teile.

Ideal bei dieser einfachen Methode ist, dass sich neben dem Effekt tiefer Entspannung bis hin zu Trance noch weitere heilende Aspekte ergeben. So kann man mit ihr seine Symptome und Heilungsprozesse in Gang bringen. Sie eignet sich auch am besten, um das Ideal des eigenen Körperbildes in sich selbst zu finden, Motivation zu entwickeln, ihm näherzukommen und zugleich Hindernisse auf dem Weg zu beseitigen.

In diesem Sinn folgt nun der Text der ersten Reise (Track 1) auf der beiliegenden CD zum Buch. Lauschen Sie der CD oder lassen Sie sich den Text vorlesen.

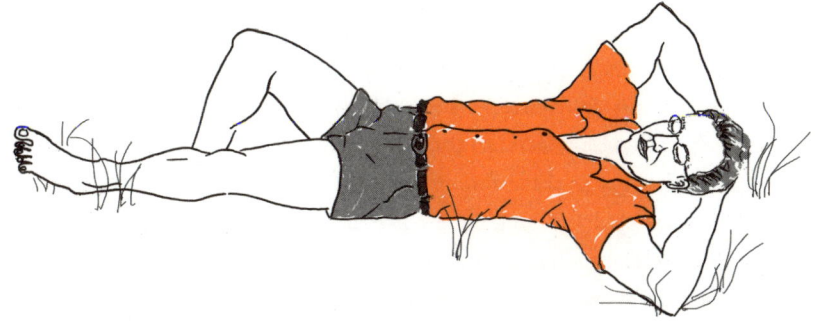

(Text zu Track 1 auf der beiliegenden CD)

Bestandsaufnahme – Selbstbild

Legen oder setzen Sie sich entspannt hin und lassen Sie einmal so richtig von allem los, was da im Moment noch an Ihnen hängen mag, sodass Sie wirklich jetzt ankommen – ganz hier im Augenblick und wirklich bei sich – zu einer ehrlichen Bestandsaufnahme der Situation, von der Sie ausgehen können und müssen – um zu sich zu kommen – zu der Form und in die Verfassung, in der Sie sich rundum wohlfühlen, ja sich glücklich fühlen. ⎯⎯⎯ Wobei Sie sich jetzt schon einmal vorstellen können, wie es denn wäre, wenn Sie so richtig rundum glücklich wären, und so lassen Sie jetzt den Gesichtsausdruck auftauchen – am besten aus der Tiefe Ihrer Augen, der zu Ihrem Gefühl von Glücklichsein gehört und jetzt zu Ihnen passt, und wahrscheinlich ist das ein Lächeln aus der eigenen Mitte heraus, das sich in den Augen spiegelt und aus den Tiefen ihrer Höhlen auftaucht und zugleich nach außen aufsteigt, um die ganze Augenhöhle zu füllen, und das zugleich nach innen sinkt und sich in die Mitte des Kopfes, direkt in die Basis des Gehirns ergießt – sodass Sie spüren, wie jetzt zuerst Ihre Augen damit in Berührung kommen, die äußeren, die von diesem Lächeln erfasst werden, das sogar nach draußen auf die Oberfläche Ihres Gesichtes ausstrahlt, aber irgendwie auch die inneren. ⎯⎯⎯ Und obwohl Ihre äußeren Augen zu sind, ist es doch spürbar, wie das Lächeln die Augenhöhlen ausfüllt und nun gleichsam über deren Ränder fließt und über die Wangen hinunter bis zur Mundpartie das Gesicht überschwemmt und zugleich auch die Schläfen an den Seiten in seine Weite und Offenheit taucht, die mit dem Lächeln einfach immer einhergeht, während es zugleich aus der Tiefe der Augenhöhlen auch immer noch tiefer in die Mitte des Kopfes fließt und sich so ins Zentrum dieser alles entscheidenden Mandalakugel ergießt, die Ihnen jetzt schon oder gleich als Kugel und »Haupt-Sache« so richtig bewusst wird, und die jetzt auch noch aus ihrer Mitte fast zu strahlen beginnt und sich durch das Lächeln weiter und offener anfühlt. ————— Und das Gefühl eines Sees aus Lächeln breitet sich da im Innern aus und vermittelt vielleicht schon jetzt oder bald ein zeitloses Gefühl von Entspannung und Gelassenheit – während Sie zugleich an der Oberfläche Ihrer Gesichtshaut spüren, wie die Wärme des Lächelns sich nicht nur außen auf der Haut bemerkbar macht, sondern Ihnen auch unter die Haut geht und diese Freundlichkeit, die so im Gesichtsausdruck entsteht und Ihnen selbst unter die Haut und bis auf die Knochen geht, auch aus der Tiefe des Kopfes, aus der Mitte dieses Mandalas und Sees aus Lächeln nach außen dringt, sodass Sie – jetzt – spüren können, wie leicht und angenehm es ist, sich mit sich selbst auszusöhnen und den eigenen weiten und offenen Gedanken zu trauen und zu vertrauen, die mit dem Lächeln von innen nach außen streben und die sie zugleich mitnehmen können in jene Welt der inneren Bilder und Farben, Schwingungen und Töne begleiten Sie, während Aus- und Einatem jetzt immer bewusster werden, können Sie spüren, wie leicht es ist, neben dieser Quelle des Lächelns in den Tiefen der eigenen Augenhöhlen auch aus der Atemluft Lächeln zu holen, indem Sie einfach beim Einatmen daran denken und miterleben, wie Zug um Atemzug mehr davon – ganz leicht und wie von selbst – hereinströmt und mit dem Ausatem tiefer in Ihre Lungenflügel sinkt, und natürlich können Sie so erleben, wie Sie die Weite und Offenheit des Lächelns unter Ihre Flügel bekommen und sich mit jedem Einatemzug leichter und freier fühlen, während jeder Ausatem das Lächeln tiefer einsinken lässt, während auch Sie selbst tiefer gleiten und ganz bewusst miterleben, wie Sie zugleich leicht und entspannt und doch immer tiefer in die inneren Seelen-Bilder-Welten eintauchen, das Reservoir Ihrer inneren Bilder und Vorstellungen – aber auch der ganz aktuellen Bilder von Ihrer heutigen Gestalt und Verfassung. Und was immer Ihnen davon und daran weder gefällt noch behagt, hat einen Grund. ————— Und diese Ursache lässt es genauso sein, wie es Ihnen jetzt gar nicht recht ist. Und genau deshalb sollten Sie jetzt ganz zu Beginn dieser Erfahrung zuerst einmal all diese Probleme und Behinderungen anschauen, angehen und all die Probleme am besten lösen, die zu dieser jetzigen ungewollten Situation geführt haben. ⎯

Dazu ist es gut, jetzt das Lächeln in Ihren Augäpfeln zu erneuern und sie nun im Sinne einer liegenden Acht kreisen zu lassen. Der eine Augapfel formt den einen Kreis in seiner Höhle, der andere den anderen der Acht und so lassen Sie dieses Spiel weiterlaufen. ⎯

Ohne den Kopf im Geringsten zu bewegen, kreisen die Augäpfel und vollziehen liegende Achten, eine nach der anderen, während Sie tiefer sinken und sich vor Ihrem inneren Auge mit dem ersten aufsteigenden Gedanken eine Situation zeigt, die Ihnen eine der Ursachen offenbart, die Ihr Bewusstsein und Ihre Einstellung so werden ließen, wie sie heute ist und wie Sie es nicht mögen. Nehmen Sie gleich den ersten aufsteigenden Gedanken wahr und wichtig und schauen sich Bild für Bild die ganze Geschichte an, während die Augäpfel unablässig weiterkreisen und – ganz nebenbei und ohne, dass Sie es richtig merken – die Spuren dieser Episode verwischen und die emotionalen Ladungen lösen. Sodass Sie vielleicht schon jetzt oder gleich erkennen können, wie diese Geschichte sich nun viel leichter durchleben lässt als damals, als Sie sie ursprünglich erlebten und erlitten.

Ja, Sie erleben vielleicht sogar schon das Gefühl, jetzt definitiv damit fertig zu werden – durch diese sanfte Konfrontation unter Zuhilfenahme Ihrer Augenbewegungen. ⎯ Und auch wenn diese Episode nun langsam zum Ende kommt, lassen Sie Ihre Augäpfel weiterkreisen und erneuern noch einmal das Lächeln in Ihnen, sodass diese Bewegungen Ihnen vielleicht sogar schon Freude machen.

Und schauen Sie sich auch noch an, was Ihr Herz in der Vergangenheit so hat werden lassen, wie Sie es vielleicht heute gar nicht mögen. Es ist jetzt tatsächlich so, wie es durch Ihr gemeinsames Leben geworden ist. ⎯ Und wieder taucht mit dem ersten aufsteigenden Gedanken die wichtigste Episode in Bezug auf Ihr Herz auf, um die es jetzt geht und die Sie nochmals durchleben, während Ihre Augäpfel kreisen und Ihnen helfen, mit dieser Erfahrung fertigzuwerden. ⎯ Bild für Bild präsentiert Ihnen die Seelen-Bilder-Welt jetzt ganz klar und deutlich, und Sie erleben, was da passiert ist, und es geschieht jetzt, wobei Ihnen die kreisenden Augen mit ihren liegenden Achten wundervoll helfen, damit leicht und entspannt fertigzuwerden, was Sie vielleicht sogar schon merken, wenn Sie in sich hineinspüren. ———— Und so kommt auch diese Geschichte zu ihrem Ende und verlässt Sie damit definitiv, während Sie Ihre Augäpfel weiterkreisen lassen, um sich nun auch noch ihrer Körperwohnung, dem Zuhause ihrer Seele, auf diese erleichternde Weise zu widmen. ———— Was hat Ihren Körper so werden lassen, wie Sie es jetzt gar nicht wirklich wollen? ———— Lassen Sie wieder den ersten aufsteigenden Gedanken auftauchen und die sich daraus entwickelnde Geschichte, während die Augäpfel ihr schon gewohntes Bewegungsmuster der liegenden Achten darüberziehen. ———— So ergibt sich auch hier eine Erfahrung, die einiges erklären mag, die jetzt aber von den Augäpfeln sanft verwischt wird und deren Spuren schon zu verblassen beginnen, während die Episode sich ihrem Ende nähert – und Sie vielleicht spürbar erleichtert verlässt oder bald, wenn sie ganz zu Ende gekommen ist, nun auch Ihre Augäpfel mit einem Lächeln und mit dem guten Gefühl wie nach getaner Arbeit wieder zur Ruhe kommen lässt. ———— Und auch wenn Sie vielleicht noch längst nicht alles bezüglich Ihrer Gesundheit Blockierende in Ihrer Vergangenheit gelöst haben, mag es doch beruhigend sein, zu wissen, wie es geht und jederzeit wieder zurückkehren zu können, um weiterzumachen und noch mehr aufzuräumen. Jetzt aber schauen Sie auch wieder nach vorn – in eine neue Zukunft und genießen vielleicht schon die Vielzahl der Möglichkeiten, die Ihre Vergangenheit noch birgt, aber auch die Chancen, die Ihre Zukunft offenbart. ———— So werden die inneren Seelen-Bilder immer mehr zur Quelle der Erleichterung einerseits und der Inspiration und der Motivation andererseits – und während Sie tiefer in die Entspannung gleiten, wird Ihnen jenes Bild immer bewusster, das Sie von sich als Ideal haben. ———— Wie können und wollen Sie sich sehen, Ihre äußere Form und Verfassung und Ihre innere Einstellung – wie ein Gesamtkunstwerk taucht jetzt Ihr Idealbild von sich selbst auf. ———— Und auch wenn sich zuerst der Körper vordrängen will, nehmen Sie doch jetzt erst die innere Einstellung wahr und wichtig: Welche Ruhe und Gelassenheit macht sich da breit, welches Gefühl von Mitte füllt Sie aus – und spüren Sie es gleich jetzt hier, die Ruhe, die Sie in dieser idealen Situation erfüllt und die innere Gelassenheit, die sich ausbreitet und Ihnen das entsprechende Empfinden von Mitte verleiht. ⌒ Vor allem aber: Wie weit ist Ihr Herz in dieser Idealvorstellung, die in der Tiefe der Inneren Seelen-Bilder-Welten nun schon immer realer wird und immer ja auch schon da war und nun auch ist. ⌒ Spüren Sie in diesem Moment, wie Ihr Herz im übertragenen Sinn den Raum einnimmt, den Sie ihm zugestehen wollen: Wer alles und was alles hat darin Platz und darf Sie von Herzen berühren und ausfüllen? ⌒ Und wie fühlt sich das an – in diesem Moment, wo Sie Ihr eigenes Ideal sein dürfen? Nehmen Sie sich diesen Augenblick Zeit, diese Situation auch zu genießen und bis in alle Winkel Ihrer Seele zu spüren. (½ Minute Pause) ⌒ Und nun spüren Sie auch zu Ihrem Bewusstsein – vielleicht in die Mitte des Sees aus Lächeln im Zentrum Ihres Kopfes oder wo immer Sie Bewusstsein spüren –, tatsächlich ist es ja überall. ⌒ Und erlauben Sie auch Ihrem Bewusstsein jetzt so weit zu werden, wie Sie es eigentlich haben wollen und wie es sowieso einmal sein wird und jetzt in diesem Moment auch schon ist – in diesem Augenblick spüren Sie zunehmend, wie sich Ihr Bewusstsein ausdehnt und den Raum nimmt, den Sie ihm zugestehen und den es sowieso einmal haben wird. ⌒ Und vielleicht ist es schon jetzt ein richtiger Genuss, dieses Ideal von Weite und Offenheit zu erleben, und dazu passt natürlich in idealer Weise Ihr Lächeln, und so können Sie spüren, wie es sich ebenfalls ausbreitet und aus der Mitte Ihres Kopfes nach draußen strahlt, aber auch vom Gesicht aus Ihnen unter die Haut und bis auf die Knochen geht, sodass Sie diese Weite und Offenheit im ganzen Kopfbereich, aber vor allem auch im Bewusstsein erleben können und damit die beste Voraussetzung schaffen, um auch auf körperlicher Ebene ein inneres Bild von Ihrem Ideal zu entwickeln, das Ihnen jetzt zu verwirklichen möglich ist. ⌒ Wie könnte Ihr Körper aussehen – jenes Körperhaus, das Sie anstreben und jetzt natürlich auf dieser inneren Bilderebene schon sehen können? ———— Und erlauben Sie den Formen, sich wirklich klar und deutlich abzuzeichnen. Sie entscheiden jetzt, wie viel Bauch Sie sich zugestehen und wie viel Arbeit Sie zu leisten bereit sind, um ihn gegebenenfalls abzulegen. ———— Sie bestimmen auch, wie viel Muskeln Sie haben wollen und was Sie gegebenenfalls bereit sind, für deren Aufbau zu tun. ———— Jetzt setzen Sie in diesem Moment schon einmal in diesem Gedankenbild fest, in welchem Körperhaus Sie in Zukunft mit welcher Figur leben wollen und werden. ———— Lassen sie es deutlich vor Ihrem inneren Auge Gestalt annehmen und schauen es sich in allen Einzelheiten an, sodass Sie es immer gut erinnern werden. ———— Dieses Bild wird sich Ihnen in dieser besonderen Situation nicht nur besonders einprägen, es wird Ihnen auch in dem noch kommenden Ritual in Fleisch und Blut übergehen, sodass Sie einerseits daran gebunden sind, es andererseits aber auch viel leichter bei seiner Verwirklichung haben. ———— Moment für Moment wird jetzt mit der Betrachtung Ihres Selbstbildes und getragen von den Tönen der Musik dieses Bild tiefer in Ihre Seele sinken und sich fester in Ihrem Bewusstsein verankern. (½ Minute Pause) ———— So, und nun schauen Sie sich auch noch die Verfassung an, in der Ihr neues Körperhaus sein wird, was Kraft und Beweglichkeit angeht. Legen Sie also einmal Ihr Hauptaugenmerk auf Ihre Muskeln und sehen Sie sich an, wie Sie diese wünschen, und fragen Sie sich, was Sie bereit sind, dafür zu tun. ———— Und auch die in der Tiefe des Bauches, die so gern und oft sträflich vernachlässigten Bauchmuskeln. Deren Missachtung beschwört tatsächlich immer Strafen herauf, die durch die Verdauung erteilt werden. Bei Ihnen aber werden solche nicht mehr notwendig sein, denn wenn Sie sich auch Ihrer Bauchmuskeln annehmen, werden Sie eine feste und belastbare Vorderfront entwickeln, die bei der Atemmassage des Darmes dessen Ausweichen nach vorne verhindert. ———— Und vielleicht können Sie jetzt schon einmal diesen dann doch beträchtlichen Unterschied spüren – und schon einmal einen Moment mit Ihren zukünftigen Bauchmuskeln verbringen. ———— Und jetzt versetzen Sie sich noch

in Ihren Körper, um Ihre Kondition zu spüren, die Leistungsfähigkeit Ihres Herz-Kreislauf-Systems. ⁓ Was soll und muss Ihr Organismus schaffen können, was brauchen Sie? Was ist sinnvoll und die aufgebrachte Zeit auch wert? ⁓ Und wie viel Flexibilität und Koordinationsfähigkeit wollen Sie sich leisten und dafür entsprechend üben? Wie viel Bewusstseinsgymnastik ist Ihnen ein anpassungsfähiger, gut koordinierter Körper wert, der den gestellten Anforderungen leicht und entspannt entspricht und Ihnen vor allem Freude macht? ⁓ Schauen Sie sich jetzt einmal Ihren Körper an, wie er sich bewegt und zu all dem in der Lage ist, wie er all die Übungen perfekt beherrscht, die Sie können möchten. ⁓ Und genießen Sie es gleich einmal jetzt in Gedanken. – Hier geht es auch darum, Ihre Motivation zu finden und zu stärken, sich Freude an der eigenen Zukunft zu machen: Wenn Sie wieder anfangen, diesen Körper zu mögen, ihn zu schätzen und zu fördern, ja stolz darauf sind, ihn anziehend finden, werden das andere auch tun, egal wie alt Sie sind. ⁓ Ein Körper, der sein Optimum ausdrücken darf, ist immer anziehend und wird überall bewundert und geschätzt. Ja, Sie könnten sich am besten in dieses wundervolle Körperhaus verlieben, das Sie hier sehen und erleben, in dem das Allermeiste gut bis sehr gut funktioniert und in dem Sie leben dürfen, und das Ihnen so viel ermöglicht und vor allem allen Lebensgenuss vermittelt, vom Essen über Bewegen bis zum Entspannen – ja selbst Ekstase vermittelt der Körper und auch Ihr Bewusstsein braucht immer diesen Organismus, um sich ausdrücken und das Leben genießen zu können.
Verbinden Sie nun wieder Ihren Einatem mit dem Lächeln, indem Sie einatmend einfach Lächeln denken und schon wird sich der Einatem mit dieser offenen weiten Energie verbinden und diese zu Ihnen hereintragen. ⁓ Mit dem anschließenden Ausatem können Sie dann die warme weite Energie tiefer sinken lassen, sodass sie Ihnen hilft, das neue Körperbild zu verankern – gleich zusammen mit der entsprechenden Kondition und Verfassung, der Flexibilität und Koordination. ⁓ Jeder Atemzug bietet in diesem Verankerungsritual eine neue Chance, sich in der neuen Zukunft einzufühlen und zu

finden. ———— Und nun nehmen Sie sich auch noch das Bewusstseinsfeld entsprechend vor, und lassen das Bild und Gefühl davon
mit dem warmen weiten Atemstrom tief in sich hereinkommen und
einsinken, bis Sie vielleicht sogar jetzt schon spüren, dass sich da
etwas verändert in der von Ihnen gewünschten Richtung oder bald,
wenn Sie vielleicht gar nicht so damit rechnen. ———— Und nehmen
Sie sich jetzt auch noch Ihr Herz vor in der Größe und Verfassung,
die Sie sich ausgesucht haben. So, dass dieses neue Herzgefühl ebenfalls mit dem warmen Einatemstrom tief in Sie eindringt und -sinkt,
und sich in Ihnen sein neues Feld schafft. ———— Während sie all
das sanft und doch bewusst geschehen lassen, gewinnt das Ritual
nun noch an Kraft und Bedeutung, indem Ihnen all die Menschen
ins Bewusstsein kommen, die mit Ihnen verbunden sind und die Anteil an Ihrer Situation nehmen. ———— Und Sie versammeln sie jetzt
in der Seelen-Bilder-Welt um sich herum beziehungsweise um sich
in der neuen Verfassung und in dem Körperhaus, das Sie anmacht,
und das Sie wie auch die neue Verfassung selbst festgelegt haben
und in Zukunft verwirklichen werden. ———— Vielleicht spüren Sie
schon jetzt etwas von der Energie der Freunde und Unterstützer, die
Ihnen beistehen und auch ihre Energie in diesem Ritual in die Mitte
schicken, dorthin, wo Sie jetzt sind, und spüren, wie sehr es um Sie
geht und wie sich in diesem Augenblick wirklich alles um Sie dreht.
———— Und nun erleben Sie, wie auch noch all Ihre Vorfahren, die
Ahnen sozusagen, erscheinen, voran Ihre Eltern und Großeltern, die
Sie unterstützen bei dem Versuch, Ihr Körperhaus instand zu setzen
und sich in die richtige Verfassung zu bringen. ———— Es kommt so
ein weiter inspirierender Kreis zusammen und Sie staunen vielleicht,
wie viele Menschen Interesse an Ihnen haben und vor allem Energie
in Ihre Zukunft stecken, die Sie vielleicht jetzt sogar schon spüren.
Während Sie immer noch tiefer sinken in die Entspannung, wird alles
noch leichter. ———— Sie merken aber auch, dass da eine große Verantwortung auf Sie zukommt, denn all die hier Versammelten werden Sie an Ihren Taten messen – und so erleben Sie jetzt, wie daraus
ein neuerlicher Schub an Motivation kommt und Sie gleichsam be-

flügelt und Ihnen noch mehr Energie unter Ihre inneren Flügel bringt.
——— Und genießen Sie nun dieses Ritual in sich und für sich weiter mit dieser beflügelnden Musik, die Sie trägt und in die sich jetzt noch die Stimmen aller Beteiligten mischen und Ihnen Energie und Kraft zufließen lassen. (½ Minute Pause) ——— Mit all diesen entsprechenden Zeugen, den lebenden und den schon vorausgegangenen Vorfahren spüren Sie vielleicht jetzt schon oder bald eine ganz andere Kraft und Energie, wenn Sie sich nun – in dem Wissen, dass Sie jederzeit zurückkehren können – allmählich auf den Rückweg machen und mit einem tiefen Atemzug bewusst wieder den Kontakt zur Polarität von Ein- und Ausatem suchen und nun anfangen, mit kleinen Bewegungen Ihrer Finger, die langsam und wie in Zeitlupe zu den Ohrläppchen hochwandern und mit sanften Massage-Bewegungen beginnen, um so die Reflexzonen des Kopfes, die sich im Ohrläppchen finden, durchzukneten, bis sie ganz weich und warm sind. ——— Und so massieren Sie noch mit Daumen und Zeigefinger am äußeren Ohrrand weiter und erreichen zuerst im Anschluss an den Kopf, den Bereich, der der Halswirbelsäule entspricht, und der in den der Brust- und Lendenwirbelsäule übergeht. Und jetzt lassen Sie Ihre beiden Zeigefinger in die Täler und Schluchten des Ohres wandern und all die Organe und Gewebe massierend durchkneten.
——— Und anschließend und um alles Erlebte zusätzlich zu verankern, lassen Sie die Fingerspitzen ihrer beiden Hände gegeneinander klopfen und verankern so alles auch noch einmal bewusst auf diesem Weg in Ihrem Energiesystem, dessen Meridiane genau hier beginnen beziehungsweise enden.
Und ohne irgendetwas zu vergessen, lassen Sie nun noch beide Hände und Arme zusammen Achten üben – noch bevor Sie Ihre Augen öffnen. Lassen Sie beide Hände diese Übung versuchen, die Sie rasch wieder zurückholt. Malen Sie mit der rechten Hand eine aufrecht stehende Acht und zugleich mit der linken eine liegende Acht in die Luft. An der Schwierigkeit damit werden Sie nicht nur wachsen, sondern auch ganz wach werden und können sich dann anschließend ganz bewusst in Raum und Zeit orientieren.

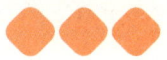

Psychotherapie in der Seelen-Bilder-Welt

Mit weiteren geführten Meditationen auf CD, in Eigenregie durchgeführt, ist es nicht nur möglich, tiefe Entspannungszustände zu erreichen, sein Körperideal zu erkennen und sich zu motivieren, es zu verwirklichen, sondern auch seinen Weg in der Seelen-Bilder-Welt zu finden und sich eine Art Psychotherapie in Eigenregie zu verschaffen. Ein Seminarteilnehmer, den ich im Laufe der Kurswoche kennen und schätzen lernte, machte mir einen verblüffend abgeklärten und bewussten Eindruck, sodass ich aus verschiedenen Anhaltspunkten schloss, er habe die vierwöchige Schatten-Psychotherapie im Heil-Kunde-Zentrum in Johanniskirchen gemacht. Nach der Seminarwoche war ich mir dessen sicher. Auf meine Frage, bei welchem der Therapeut(inn)en er gewesen wäre, sagte er mir zu meinem Erstaunen, dass er dafür früher nie das Geld gehabt habe, es aber immer für die nächste Meditations-CD gereicht hätte. So hatte er eine große Zahl von »Reisen nach Innen« zu den verschiedensten Themen gemacht, und zwar jede so oft, bis ihm all ihre Aspekte klar geworden und in Fleisch und Blut übergegangen waren. Ich bekam geradezu Lust, meine eigenen CDs nochmals von Anfang an zu erleben und tat das im nächsten Winter mit ebenfalls erstaunlichem Gewinn. Es ist lediglich die Frage, ob man sich selbst wichtig genug nimmt und sich solch ein Geschenk – vor allem an Zeit – macht. Der Kursteilnehmer rechnete mir auch noch stolz vor, wie günstig ihn diese Entwicklung gekommen war. Da er die beiden Reisen jeder CD mehr als 15-mal und manche über 20-mal gehört hatte, war ihn die Therapiesitzung auf weniger als einen halben Euro gekommen, wobei er immer noch fortfuhr, einzelne Themen je nach Bedarf zu wiederholen.

Ein praktischer Weg zu tiefer Entspannung und Selbsterkenntnis

Von den Erfahrungen dieses Seminarteilnehmers inspiriert, folgt ein ausführlicher Vorschlag, der aber natürlich ganz individuell durch Weglassen, Ergänzen und Auswechseln erst zum eigenen Weg wer-

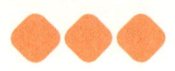

den muss. Ein guter Beginn für diesen Weg zu sich selbst ist die CD *Tiefenentspannung**, um sich mit der Methode der geführten Meditation vertraut zu machen und anzufreunden. Diese zwei Reisen sollten mit Kopfhörern gehört werden, da mit einer besonderen Technik beide Gehirnhälften mit verschieden Tonspuren angesprochen werden, was den Entspannungseffekt noch vertieft. Es ist eine Anleitung, um im eigenen Körperhaus nach dem Rechten zu sehen und Aufräumungs- und Ordnungsarbeiten in Gang zu bringen.

Die äußere Haltung bei der Meditation

Beide Reisen können wie alle anderen folgenden sowohl im Liegen als auch im Sitzen erlebt werden. Beides hat Vor- und Nachteile. Klassischerweise wird im Sitzen mit geradem Rücken meditiert, aber das erfordert bereits eine ganze Menge Erfahrung und innere Haltung und kann ohne diese auch zu Verkrampfungen und Verspannungen in der Rückenmuskulatur führen. Allerdings sollte man sich dabei keinesfalls in einen Lotossitz zwingen, etwa mit mechanischer Hebelkraft die Beine gleichsam vergewaltigen. Am besten ist es, aufrecht auf einem Stuhl zu sitzen – mit den Füßen am Boden – sozusagen zur Erdung, und die Hände in den Schoß gelegt, als äußeres Zeichen des Ruhegebens. Eine andere Möglichkeit bietet der sogenannte Diamantsitz im Knien mit einem Zen-Kissen, einem sogenannten Zafu, zwischen den Beinen – zum darauf Sitzen. Schlecht, weil unruhig bis kippelig, ist lediglich der Schneidersitz, bei dem beide Knie in der Luft sind. Wer diesen Anspruch hat, müsste noch einen Schritt weiter gehen und es bis zum halben Lotossitz schaffen. Dabei wird das eine Bein flach auf den Boden, das andere darauf gelegt.

Unter dem Strich betrachtet, ist es für die allermeisten besser, jedenfalls wenn sie nicht schon sehr geübt in Meditationshaltungen sind, im Liegen zu beginnen und später in eine aufrechte Haltung zu

* Alle im Folgenden genannten CDs und Bücher finden Sie im Anhang oder laufend aktualisiert unter www.dahlke.at bzw. heilkundeinstitut.at.

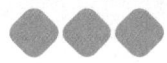

wechseln. Liegend ist jeder entspannt und kann auf der körperlichen Ebene alle Muskelgruppen loslassen.

Weitere Vertiefung

Als Nächstes lässt sich das durch »Tiefenentspannung« Erreichte mit der CD *Ganz entspannt** (GAA = Goldmann Arkana-Audio) weiter ausbauen und vertiefen. Auf zwei Reisen, die in tiefer Entspannung helfen, seelische Probleme und Traumata loszulassen, nachdem körperliche Verspannungen sich schon in der Anfangsphase gelöst haben.

Probleme und Traumata, mit denen wir nicht fertiggeworden sind und die uns in der Vergangenheit festhalten, sind das große Hindernis auf dem Weg des Loslassens. Insofern ist es sehr hilfreich, mit ihnen gleich zu Beginn einen Schritt weiter in Richtung Lösung zu kommen. Später werden Sie Techniken kennenlernen, die noch darüber hinausgehen.

Ankommen – im Reich der Elemente

Mit den CDs *Die vier Elemente* und anschließend der Doppel-CD *Elemente – Rituale* (beide GAA) lässt sich die Welt der Elemente außen und in der eigenen Körperwelt erleben. Wer in sich die Stabilität der Erde, das Fließen des Wassers, die Leichtigkeit des Luftelementes und die Begeisterung des Feuers gefunden hat, wird sich leichter tun in der Welt dieser Elemente.

Vor allem aber entsteht durch diese insgesamt sechs Reisen eine verlässliche Grundlage für die weiteren Ausflüge ins Reich der seelischen Bilderwelt, vor allem wenn einzelne Reisen je nach Belieben wiederholt werden, weil man vielleicht eingeschlafen oder gedanklich weggedriftet oder abgeschweift ist.

Schlafdefizit

Das häufigste Hindernis bei geführten Meditationen, die auch noch im Liegen durchgeführt werden, ist ein Schlafdefizit, das eben sobald die Entspannung tief genug ist, zum Einschlafen führt. Der Grund

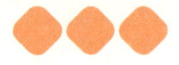

für das Defizit kann lange zurückliegen, in einer Zeit, zu der sich vielleicht aufgrund von Schichtdienst oder Arbeitsüberlastung solche Defizite ergaben, die nicht mehr durch Regeneration aufgelöst wurden. Wer etwa als junger Arzt, wie ich es noch erlebt habe, nach einem Tagdienst Nachtdienst hat und am nächsten Tag »normal« weiterarbeitet, verliert eine ganze Nacht. Wenn er ungünstigerweise in der folgenden noch Bereitschaft hat, wird ihm die zweite Nacht in Folge verloren gehen, und trotzdem muss am nächsten Tag »normal« gearbeitet werden. Wenn er dann nach solch einer Phase von 60 Stunden ohne wesentlichen Schlaf eine ganze Nacht schlafen darf, wird er trotzdem nicht 20 Stunden schlafen, sondern vielleicht neun statt sieben. Dabei holt er einen Teil der ausgefallenen REM- oder Traumphasen nach, aber nicht die tiefe Regeneration der Tiefschlafphasen. Die so entstehenden Defizite bleiben zum Teil über lange Zeiten erhalten. Sie scheinen gleichsam abzusinken auf tiefere Ebenen, die mit der »Tiefenentspannung« und sich später daraus entwickelnden Trancezuständen erreicht werden.

Der Schlaf, der Sie während der Meditationen überkommt, bietet die Chance, Schlafdefizite aufzuarbeiten.

Insofern ist das Einschlafen während der Meditationen auch wieder eine gute Chance, denn es ermöglicht, mit solchen Schlafdefiziten wirklich fertigzuwerden. Das Vorgehen dabei ist einfach. Man legt sich zu einer Reise hin und lässt sich einfach schlafen, bis zum Erwachen aus eigenem Antrieb. Dann beginnt man die Reise von vorne und schläft wahrscheinlich erst etwas später ein, und wieder lässt man sich schlafen bis zum natürlichen Erwachen. Dann beginnt man wieder von vorn mit der Reise. Das wird so lange durchgeführt, bis man die ganze Reise wach und bewusst erleben kann. Jetzt ist erst einmal der größte Teil des Schlafdefizits aufgeholt. Es mag aber sein, dass dabei ein halber oder ganzer Tag im wahrsten Sinne des Wortes verschlafen werden muss.

Später kann es immer nochmals zum Einschlafen kommen,
abhängig von den in Trance erlebten
Themen. Auch hier wäre es naheliegend, die
jeweilige Reise so lange zu wiederholen, bis sie bei Bewusstsein vollständig durchlebt werden kann. Mit dieser
einfachen Zusammenführung von geführter Meditation und Bear-
beitung eines Schlafdefizits hat auch jener mich so beeindruckende
Seminarteilnehmer seinen Weg durch die Seelen-Bilder-Welten erfolgreich genommen.

Entspannung im Schlaf

Das Thema *Entspannung* legt nahe, den Schlaf in den Mittelpunkt
zu rücken und alle hierin begründeten Probleme anzugehen. Mit
Abstand ist Schlafen unsere wichtigste Regenerations- und Entspan-
nungsquelle. Selbst die Schulmedizin legt Patienten in extremen
Notfällen in einen künstlichen Heilschlaf, den sie künstliches Koma
nennt, weil es tatsächlich ein chemisch herbeigeführter Schlaf ist. Zu
Schlafproblemen ist alles »Not-wendige« in dem Taschenbuch *Schlaf
– die bessere Hälfte des Lebens* zu finden. Aber wie der Titel schon
verrät, liegen in der dunklen Hälfte unseres Lebens noch ganz andere Chancen. Diese lassen sich auch mittels geführter Meditationen
nutzen. Die CD *Schlafprobleme* beschäftigt sich mit so grundlegenden und vorrangigen Themen wie Einschlaf- und Durchschlafpro-
blemen. Die gleichnamige CD zum Buch *Schlaf – die bessere Hälfte
des Lebens* (Integral – I) dagegen nutzt die Chancen, die sich in der
Einschlafphase und der Nacht bieten, um tiefere Entspannung, und
mehr Regeneration und Verarbeitung zu ermöglichen.

Innere Reisen in Sicherheit

Nach diesem Einstieg sollten geführte Meditationen ein Heimspiel
sein. Auf dieser selbst geschaffenen Basis können die inneren Reisen
vertieft werden. Die beiden CDs *Eine Reise nach Innen* (Ariston) verhelfen der Seele dazu, innere Führung zu finden und dem eigenen

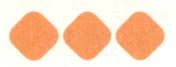

Seelenbegleiter zu begegnen – um sich ein Feld für weitere wesentliche Schritte nach innen aufzubauen.

Die CD *Schutzengel Meditationen* (I) führt auf den Schwingen eigener Gedanken-Ausflüge in jene Welt, wo jeder seinen Engel findet, auch wenn dieser natürlich nicht zwingend Flügel hat. Dieser alte Gedanke an ein engelhaftes Wesen, das uns beisteht und begleitet und dabei größeren Überblick und tiefere Einblicke in das Wesen der Dinge hat, kann auch Erwachsenen sehr wesentlich auf ihrem Weg weiterhelfen. In der entspannten Atmosphäre der *Tiefenentspannung*, die allmählich immer mehr in Trance übergeht, gelingt dieser Schritt verblüffend leicht. Diese Sicherheit, die dadurch auf inneren Ebenen gewonnen wird, greift dann unweigerlich auch auf das Leben im Wachzustand über und wird zu einer weiteren Hilfe und Chance, sich sicher und geborgen zu fühlen.

Dem Tag einen Rahmen geben

Vieles geht besser im Leben, wenn wir einen sicheren Rahmen haben, der uns vertraut ist und in dem wir uns geborgen fühlen und daher selbstsicher bewegen können. Jedem Tag solch einen Rahmen zu geben, bietet nebenbei die verblüffende Chance, ganz automatisch so schon mit der richtigen Einstellung zu starten. Im Anfang liegt alles, weiß die hermetische Philosophie, »jedem Anfang wohnt ein Zauber inne«, formulierte Hermann Hesse.

Jedem Tag sein Thema

Ganz offensichtlich ist jeder Tag der Woche einem Urprinzip gewidmet. Am deutlichsten wird uns das bei Sonn- und Mon(d)tag, aber es gilt auch für die anderen fünf, wie uns andere Sprachen noch enthüllen. Der *Dienstag* oder *mardi* beziehungsweise *martedi* hat mit Mars und der Aggression zu tun, *Mittwoch* oder *mercredi* beziehungsweise *mercoledi* mit Merkur, dem Götterboten und damit mit Vermittlung, Kontakt und Kommunikation. *Donnerstag* vom germanischen Donar heißt auf Italienisch *giovedi*, auf Französisch *jeudi* (Tag des Spiels)

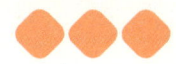

und ist dem Göttervater Jupiter gewidmet, dem es um Expansion und Wachstum, um Toleranz und Großzügigkeit geht. *Freitag* nach der germanischen Liebesgöttin Freya, oder *vendredi* beziehungsweise *venerdi* entspricht der Venus und den Themen Balance und Frieden, Liebe und Versöhnung. Samstag oder *saturday* entspricht dem Saturn-Prinzip der Reduktion auf das Wesentliche (*sabato* oder *sabat*). Mit der jeweiligen Einstimmung mit einer der *7 Morgenmeditationen* (I) wird die Einstellung zum Tag über das passende Urprinzip gewählt und die Reise durch diesen Tag so einerseits erleichtert, andererseits vertieft.

Gold im Mund der Morgenstund

Eine Alternative oder Ergänzung, je nach verfügbarer Zeit, bietet die CD *Den Tag beginnen* (GAA). Neben einer längeren Meditation zur Einstellung auf den jeweiligen Morgen bringt diese ausführlicher als auf der beiliegenden CD – ein Programm von Dehnungs- und Streckungsübungen, mit dem Sie gut gedehnt in die Gänge kommen.

Mittag – Entspannung in der Mitte des Tages

Heute gibt es Universitätsstudien, die den Wert des Mittagsschlafs belegen, weshalb amerikanische Firmen Schlafsäle dafür bauen. Einfacher und noch wirksamer wäre eine mittägliche »Tiefenentspannung«, die mit der Zeit sogar Trance-Tiefe erreichen wird und den Nachmittag energetisch noch wirksamer rettet.

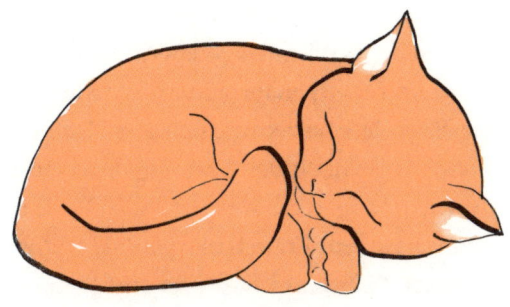

Den Feierabend feiern

Wer seiner Firma nicht auch noch den Nachmittag schenken will, könnte es mit einer »Tiefenentspannung« am Abend nach der Arbeit versuchen und wird sich dabei relativ rasch das Konzept des »Feier-Abends« erschließen. Der so ermöglichte Energie-Höhepunkt eröffnet tatsächlich die Chance, den Abend zu einer Feier, einem Fest zu machen.

Die CD *Erquickendes Abschalten mittags und abends* bringt sowohl für Mittag wie auch für den Abend kurze Entspannungsprogramme, die absichtlich nicht über 20 Minuten hinausgehen. Länger ist nicht notwendig, noch kürzer nicht sinnvoll.

Dromedar-, Kamel- oder Drachen-Energie

Damit ergibt sich die Wahl der Energiekurve für den Tag. Den morgendlichen Energieanstieg bekommen die meisten noch geschenkt. Wer sich mit dieser Dromedar-Kurve nicht zufriedengibt, kann mittels Mittagsentspannung einen zweiten Anstieg und eine Kamel-Kurve daraus machen. Der nachmittägliche Höcker kann mit der Zeit genauso hoch wie der vormittägliche werden. Wer *noch einen draufsetzen* will, kann einen weiteren »Energie-Höcker« für den Abend durch eine *Tiefenentspannung* nach der Arbeit für sich in Anspruch nehmen. Aber Vorsicht: Dieser dritte oder Drachen-Höcker führt dazu, dass das Fernsehprogramm nicht mehr reicht. Dann ist Schluss mit dem Normalprogramm, bei dem sich das alltägliche Elend des Jobs nahtlos in das abendliche des Fernsehprogramms ergießt. Der Feierabend will dann auch gefeiert werden und die vorhandene Energie braucht Räume des Ausdrucks.

Wer so beginnt, seine Nachmittage energetisch zu retten, wird kaum darum herum kommen, anspruchsvollere Karriereschritte zu machen, denn die Energie sucht sich auch am Nachmittag Betätigungsfelder. Wo obendrein noch der Abend gerettet und zum Feierabend umgeformt wird, steigen die Ansprüche an Partnerschaft und Liebesleben. Solche Menschen brauchen mehr als *Unter*haltung. Sie werden sich nicht *unten halten* lassen, sonder *auf*leben.

Spritzige Sprengkraft aus dem Energie-Reservoir der Nacht

Wo dann noch Einschlafphase und Nacht im Sinne von *Schlaf – die bessere Hälfte des Lebens* (I) für Entwicklungs- und Wachstumsprozesse genutzt werden, kommt aus dem Entspannungsaspekt eine beeindruckende Sprengkraft, die das angepasste Mainstream-Leben auf Dauer oder plötzlich beenden und in einen ungleich originelleren, spritzigeren und für viele verblüffend erfolgreichen Lebensweg lenken wird. Den anderen, die sich mittels ständiger Unterhaltung »unten halten« lassen, mag das dann sogar verdächtig vorkommen.

Wie viel Entspannung – wie oft meditieren?

In das sich so ergebende Gerüst von meditativen Entspannungen könnten – je nach Bedarf – verschiedene innere Reisen eingebaut werden. Im Fall von Krankheit darf ruhig auch oft meditiert werden, da die ganze dabei entstehende Energie in den Gesundungsprozess fließt. Bei schweren Krankheitsbildern könnte so annähernd der ganze Tag meditierend verbracht werden.

Meditation und Genesung von Krankheit

Ein MS- oder Krebs-Patient kann gar nicht zu viel Energie in Selbstheilungsprozesse lenken. Das ist eine dem schweren Trauma ähnliche Situation, in der auch die Schulmedizin mittels künstlichem Koma alle anderen körperlichen Prozesse reduziert, um die geballte Energie für die Regeneration zur Verfügung zu stellen. Die hier infrage kommenden *Reisen nach Innen* werden von den Krankheitsbildern bestimmt. In vielen Fällen gibt es entsprechende Programme, die von *Kopfschmerzen, Haut-, Leber-, Verdauungs-, Rücken-, Herz(ens)probleme* über *Allergien, Tinnitus* und *Niedriger Blutdruck* bis zu *Krebs* (alle GAA) reichen. Letzteres Programm bietet auf der ersten Reise eine Kampfanleitung gegen die Krebszellen, auf der zweiten einen Weg, sein seelisches Muster, das in die Problematik geführt hat, zu durchschauen und aufzulösen. Wer für seine Symptome und Krankheitsbilder kein fertiges Programm findet, kann sich mit der

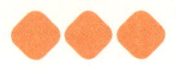

CD *Selbstheilung* (GAA) helfen, deren Reisen eine Diagnosestellung in eigener Regie erlauben und von daher für alle Symptombilder geeignet sind.

Die innere Stimme finden

Ein allgemeines Programm wie *Innerer Arzt* (GAA) vermittelt Rituale der Heilung und kann bei allen Krankheitsbildern genutzt werden. Vor allem aber stellt es einen Bezug zum eigenen inneren Heiler her, den Paracelsus »Archeus« oder »inneren Arzt« nannte. Ein anderer Ausdruck dafür ist »innere Stimme«. Mit der Doppel-CD *Heilungsrituale* (GAA) lassen sich weitere und tiefer gehende Rituale zur Gesundung von Körper, Seele und Geist erleben.

Erdung und Meditation

Gesunde, die einerseits noch gesünder im Sinne von vitaler und andererseits noch ruhiger und entspannter werden wollen, sollten bei mehr als drei geführten Meditationen pro Tag darauf achten, dass sie nicht zu sensibel und empfindsam werden. Wo das passiert, empfiehlt es sich, einerseits die Zahl der Meditationen zu verringern oder andererseits die körperlichen Aktivitäten zu steigern, um für Erdung zu sorgen. Diesbezüglich kommen neben Yogaübungen, Qigong und Tai-Chi auch alle Dehnungs- und Kräftigungsübungen infrage, wie auch Bewegung im Sauerstoffgleichgewicht, und natürlich auch körperliche Arbeit.

Psychotherapie in eigener Regie

Eine gute Basis für Psychotherapie ist immer die Bereitschaft zur Akzeptanz der vorgefundenen eigenen Situation. Diesbezüglich können die Reisen des Programms *Selbstliebe* (GAA) weiterhelfen.

Urvertrauen gewinnen

Die beste Grundlage für Psychotherapie, aber auch alles andere, wird durch ein gutes Urvertrauen gegeben, das sich in entsprechendem

Selbstvertrauen niederschlägt. Der einzige Weg zu Urvertrauen, das sich idealerweise in den ersten Monaten der Schwangerschaft bildet, führt später im Leben über Einheitserfahrungen, die leider nicht so leicht zu machen sind.

Die CD *Leichtigkeit des Schwebens* (I) führt immerhin in die Nähe derselben und macht manchmal wirklich das Geschenk schwebender Leichtigkeit des Seins. Diese bedeutet zugleich eine Art spirituelle Belohnung für alles Einlassen und die intesive Arbeit an der eigenen Seele.

Energie aus Stress

Aber auch in sogenannten negativen Emotionen, die über lange Zeit kultiviert zu Charaktereigenschaften gerinnen, steckt eine Fülle von Energie, die wir über Entspannung zurückgewinnen können, wenn wir uns den entsprechenden Themen stellen. Die CD *Ärger und Wut* (GAA) hilft, diese negativen Aggressionsenergien in positive wie Mut und Entscheidungskraft zu wandeln.

Vom Stress zur Lebensfreude möchte helfen, aus all den vorgefallenen Heraus- und Überforderungen die positive Energie herauszufiltern und ins Leben einfließen zu lassen, damit sie wieder zur Verfügung steht und Sie darauf aufbauen können.

Sich und anderen vergeben

Die *Heilkraft des Verzeihens* (I) wird eine weithin unterschätzte wundervolle Kraft im Innern in Gang bringen, egal ob Sie sich selbst oder anderen wirklich aus tiefstem Herzen verzeihen. Entscheidend ist dabei, aus der oft damit einhergehenden Überheblichkeit herauszukommen und den Eigenanteil an dem zugrunde liegenden Dilemma (an-)zu erkennen und sich damit auszusöhnen.

Die CD *Entgiften – Entschlacken – Loslassen* (GAA) bietet zwei Chancen, mit den Belastungen der letzten Zeit auf körperlicher und seelischer Ebene aufzuräumen. Körperliche Schlacken und Knoten sind immer auch von seelischen begleitet. Bei einer Fastenzeit wäre deshalb dieses Programm ideal, wie auch die speziell dafür entwi-

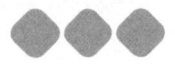

ckelte CD *Bewusst Fasten* (GAA). Was immer man anderen oder sich nachträgt, lässt sich auf diesem Weg loslassen. Diese Art von Schlepperei, um anderen zu schaden, lohnt sich einfach nicht. Das Programm hilft, es zu erkennen. Ob man Übergewicht, Vorurteile oder Vorwürfe mit sich herumschleppt, immer hat man selbst die Schlepperei und damit den Schaden. Niemanden schadet man damit jedenfalls mehr als sich selbst.

Ein Programm wie *Schattenarbeit* (GAA) hilft, seine eigenen dunklen Seiten zu sehen, anzunehmen und damit ins Reine zu kommen. Es ersetzt natürlich keine Schattentherapie, aber es kann wichtige Schritte in diese Richtung begleiten.

Krise als Chance

Lebenskrisen als Entwicklungschancen (GAA) bietet die Chance, aus alten Krisen im Zusammenhang mit Übergangszeiten des Lebens blockierte Energie zu befreien und auch mit diesen Aspekten aus der Vergangenheit zu entspannen.

Depression – Wege aus der dunklen Nacht der Seele (GAA) schafft Möglichkeiten, freiwillig in jene Bereiche der eigenen Unterwelt abzusteigen, die ansonsten nicht selten drohen die Form von Krankheitsbildern anzunehmen.

Entspannt ohne Angst

Das Programm *Angstfrei leben* (GAA) wird helfen, der Zukunft entspannter ins Auge zu schauen und die in der Enge der Angst gebundenen Energien wieder freizusetzen. Das Ergebnis ist eine neue Weite und Offenheit, der Weg ist verblüffend einfach, da Angst von der Flucht lebt. Weist man ihr dagegen einen bestimmten Zeitraum am Tag zu, wird der übrige Tag davon entlastet und selbst in der gewählten Zeit wird sich die Angst der Konfrontation kaum stellen. Das heißt, die Meditierenden begeben sich auf die Suche nach ihr, und sie flieht. Mit der Zeit lässt sich auf diese verblüffend leichte Weise mit Ängsten nicht nur umgehen, sondern viele Menschen sind so mit ihnen sogar fertiggeworden.

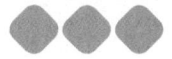

Sucht als Ersatz für Suche

Sucht und Suche zeigt die Fallen auf, die jedes moderne Leben meistern muss. In einer Gesellschaft, die die Suche nicht mehr propagiert, droht die Gefahr von Sucht allenthalben. Auch die in der Unfreiheit der Sucht gebundene Energie kann erlöst werden und erhebliche Entspannung ins Leben bringen.

Ein spezielles Programm *Rauchen – Freiwerden von Abhängigkeit* hilft, sich von dieser Sucht, die einen Energieraub auf körperlicher und seelischer Ebene beinhaltet, zu lösen.

Übergewicht leicht gemacht

Die drei CDs des Programms *Mein Idealgewicht* ermöglichen es, die seelischen Hintergründe des Übergewichts zu finden und sich mit den in ihnen verborgenen Lebensaufgaben auszusöhnen. Es ist nicht gleichgültig, ob es sich dabei um einen Schutzwall handelt, ein dickes Fell, eine Polstergalerie aus Belohnungen oder sprichwörtlichen Kummerspeck. Vielen ist es über die Mustererkenntnis in tiefer Entspannung gelungen, in Verbindung mit den im Buch angegebenen Bewegungsübungen und Ernährungsideen sich (das Leben) dramatisch und deutlich zu erleichtern.

Den eigenen Weg finden

So wichtig es ist, den eigenen individuellen und originellen Entwicklungsweg zu finden und zu nehmen, so entscheidend ist es auch, die herrschenden Gesetze zu kennen, die unsere und unser aller Wirklichkeit bestimmen. Die drei CDs zum neuen Buch *Die Schicksalsgesetze – Spielregeln fürs Leben*: 1. *Gesetz der Polarität*, 2. *Gesetz der Anziehung* und 3. *Bewusstseinsfelder* (GAA) können dabei enorm helfen. Ganz nebenbei werden die Gesetze des Lebens so in Fleisch und Blut übergehen.

Die CD zum Buch, die Sie hinten im Buchdeckel finden, wird Ihnen einen guten Einstieg in diese wohl leichteste Form der Meditation vermitteln, und zusammen mit diesen drei CDs ihrem Leben eine stimmige Basis schenken.

Archetypische Wege

Für Damen empfiehlt sich hier vor allem die CD mit dem irreführenden Titel *Frauen-Probleme* (GAA). Anliegen des Programms ist es, im Gegensatz zum Titel die archetypischen Wege des Weiblichen aufzuzeigen.

Es gibt natürlich auch im Bereich des weiblichen Prinzips viele Wege zum eigenen, persönlichen Glück. In der am Weiblichen wenig interessierten patriarchalen, christlichen Kultur ist aber nur derjenige der Jungfrau und Gottesmutter Maria übrig geblieben. Im Einklang mit allen Archetypen ist das Leben ungleich leichter und tiefer zugleich.

Die eigene Mitte

Mit *Mandalas der Welt – Wege zur eigenen Mitte* (GAA) ergibt sich tatsächlich eine gute Möglichkeit, seine eigene Mitte nicht nur zu finden, sondern sich in ihr zu erleben und zu verankern. In der eigenen Mitte ruhend geschieht Entspannung wie selbstverständlich.

Die eigene Natur

Die Reisen von *Naturmeditationen* (GAA) unterstützen das Anliegen, in der äußeren Natur der eigenen, inneren näherzukommen und Innen und Außen miteinander zu versöhnen.

Du und ich

Die CD *Partnerbeziehungen* (GAA) wird Ihnen beiden helfen, die Erwartungen aneinander zu bearbeiten und sich optimal in Wachstums- und Entwicklungsprozessen zu unterstützen.

Träumen lernen

Das Programm *Traumreisen – die eigene Seelenwelt erkunden* (GAA) eröffnet Zugang zu den reichen Fantasien der inneren Seelen-Bilder-Welt und ihren Möglichkeiten. Die eigenen Träume wiederfinden und wach für die darin zum Ausdruck kommenden Bedürfnisse werden, ist eines der wesentlichen Themen.

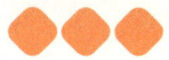

Energien spüren

Energie-Arbeit (GAA) wäre auch schon zu jedem früheren Zeitpunkt wichtig und angezeigt gewesen, um sich energetisch auf ein höheres Niveau zu bringen und vor allem auch um Schäden im Energiesystem zu beheben.

Visionen entwickeln

Schließlich eröffnet *Visionen – den eigenen Weg finden* (GAA) den Ausblick auf die eigene Zukunft in symbolischen Bildern und macht Mut, ihnen auch zu folgen.

Gegenpol

Wenn Sie nun aber merken, dass Sie nur noch zu inneren Bildern und in die innere Welt tendieren, ist auch etwas faul und Sie müssten sich fragen, inwieweit Sie nun wieder das äußere Leben gegenüber dem inneren vernachlässigen.

Atmen

Der Atem ist einer der wesentlichen Eckpfeiler unseres Wohlbefindens, und über ihn sind die tiefsten Entspannungserlebnisse erfahrbar. Nicht umsonst spricht der Volksmund vom »langen Atem« und meint damit langes Durchhalten und eigentlich den Atem der Sieger. Also selbst im übertragenen Sinn steht der lange Atem für Überlegenheit und zeichnet die Gewinner im Spiel des Lebens aus. Wenn sich Menschen privat oder beruflich in die Haare bekommen, siegt der- oder diejenige mit dem längeren Atem.

Der Atem ist laut Schöpfungsgeschichte der Beginn des Lebens. Er kommt aus der Einheit, von Gott. Dieser musste dem aus der roten Erde, der Adamah, geformten Tonkloß in Menschengestalt erst seinen göttlichen Odem einhauchen, damit Adam, der erste Mensch, zum Leben erwachte. Bis heute kann uns der Atem göttliche Erfah-

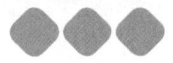

rungen ermöglichen, gerade weil er es ist, der so entschieden in die Polarität zwingt, kann er auch darüber hinaus führen bis in die Einheit oder doch in ihre Nähe.

Unser Leben in der Welt der Gegensätze spielt sich zwischen Ein- und Ausatmen ab und unser Atemzentrum ist eine der ältesten Regionen des Hirnstammes. Denn der Atem war von Anfang an von Nöten, ohne ihn ging es nie.

Der lange Atem

Ein östlicher Mythos erklärt am Beispiel von drei Schicksalsgöttinnen die Bedeutung des Atems für die Länge unseres Lebens. Im Mythos der Antike und bei den Germanen heißt es, die erste Göttin spinne den Lebensfaden, die zweite messe ihn zu und die dritte schneide ihn schließlich durch und hole die Seele – sozusagen nach getaner Arbeit – wieder zurück. Der östliche Mythos geht ebenfalls von drei Schicksalsgöttinnen aus und besagt, eine messe die Zahl der Atemzüge zu, die zweite zähle sie ab und die dritte hole die Menschen zurück, wenn ihre Zeit gekommen beziehungsweise die Zahl der zugeteilten Atemzüge verbraucht sei.

Dem entspricht meine Erfahrung, dass diejenigen, die mit hängender Zunge hektisch durchs Leben hecheln, oft auch schnell damit fertig sind und früh sterben; wirklich ganz so, als hätten sie die ihnen zugeteilten Atemzüge zu rasch und überstürzt verbraucht und oft sogar vergeudet. Wer sein Maß oder das rechte Maß überschreitet, lebt gefährlich, das wissen wir. Wer dagegen im Laufe seines Lebens einen langen Atem entwickelt, der kann sich lang an dieser »Lebens-Art« erfreuen.

Nicht auf Sparflamme leben

Aber Vorsicht: Wir dürfen aus dem eben Gesagten nicht einfach den Schluss ziehen, mit den Atemzügen hauszuhalten, um sie zu sparen und damit das Leben zu verlängern. Das würde zu einem zurückgenommenen Leben auf Sparflamme führen, das zwar möglicherweise etwas länger währte, aber um welchen Preis! Da würde es weder Sinn

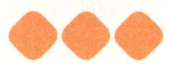

noch Spaß machen, alt zu werden. Um beim Beispiel der östlichen Schicksalsgöttinnen zu bleiben: Am besten ist es, die Atemzüge zu verlängern und das Leben in seiner ganzen Länge und in vollen Zügen zu genießen.

Atmend ist der Mensch vom ersten bis zum letzten Zug an das Aus und Ein, das Auf und Ab der Polarität gebunden. Endgültig wieder frei werden davon kann er erst mit seinem Tod. Allerdings gibt es zwischendurch auch schon Möglichkeiten, für besondere Momente und einzigartige Augenblicke aus dem Spiel der Polarität auszusteigen. In solchen »Atempausen« kann es gelingen, für mehr oder weniger lange beziehungsweise meistens kurze Augenblicke höchsten Glücks sich über das polare Regime von Aus- und Einatmen zu erheben.

Vom Glück der Atempausen

Subjektiv werden die Atempausen – die sich aus dem unten beschriebenen Prozess des »Verbundenen Atems« ergeben können – als sehr lang empfunden. Es ist ein Geschenk, ein Moment der Glückseligkeit, in dem wir mit uns im Reinen sind. Wenn der Atem steht, verlässt die Seele die gespannte Welt der Gegensätze und kann, ihrer Bestimmung gerecht werdend, Einheit mit allem erleben. Dann erst erfährt der eins mit dem großen Atem der Schöpfung Gewordene, was Leben bedeutet, und erkennt das Bisherige mehr als ein Überleben.

Der »Verbundene Atem«

Alle spirituellen Atemübungen zielen letztlich auf einen Zustand von Einssein, doch keine kann ihn so rasch ermöglichen wie der »Verbundene Atem«. Diese einfache Technik, die schon vor Jahrtausenden in Tibet bekannt war, tauchte in spirituellen Kreisen immer wieder auf. Um die vorletzte Jahrhundertwende wurde sie im »Order of the Golden Dawn«, dem Orden der goldenen Dämmerung, angewandt, in dem unter anderen der irische Dichter *William Butler Yeats* Mitglied war, aber auch die Esoterikerin *Dion Fortune*.

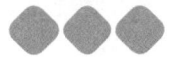

Ein Füllhorn an Lebensenergie

Verglichen mit dem normalen sparsamen Atem handelt es sich beim »Verbundenen Atem« geradezu um eine Überschwemmung mit Lebensenergie. Während normales Atmen zum Überleben reicht, führt der »Verbundene Atem« zum Leben. Warum aber, so könnte man sich fragen, atmen wir nicht alle ständig den vollen Atem des Lebens und erleben uns und die Welt ekstatisch? Der Grund dürfte vor allem darin liegen, dass unser allererster Atemzug, mit dem wir auf die Welt gekommen sind, so schmerzhaft war, dass wir unbewusst beschlossen haben, so etwas in Zukunft zu vermeiden.

Noch bis vor wenigen Jahrzehnten wurde den Regeln der alten Geburtshilfe zufolge die noch pulsierende Nabelschnur sofort durchschnitten, sodass das Neugeborene nicht nur einen fürchterlichen Schmerz, sondern auch ein abruptes Erstickungsgefühl mit extremster Todesangst durchlitt. Das liegt daran, dass mit der Unterbrechung des Zustroms mütterlichen Blutes keinerlei weitere Lebensenergie zum Kind gelangen kann. Heute lässt man die Nabelschnur auspulsieren und gibt den Lungenflügeln Zeit, sich langsam und harmonisch zu entfalten. Damit erspart man dem Kind diese erste Panik. Der erste Atemzug aller Leser über 30 war dagegen von Todesangst und Verzweiflung begleitet. Da im Anfang alles liegt, war das wirklich ein denkbar schlechter Beginn für das Leben in der Polarität.

Wo der erste Atemzug so schmerzhaft war, dass er alle Freude am Atmen nahm, ist es besonders wichtig, dem Atem wieder zu seinem Recht und seinen Möglichkeiten zu verhelfen und ihn von dem frühen Trauma zu befreien. Hier bietet sich die Technik des »Verbundenen Atems« an, die in idealer Weise verschiedene Vorteile verbindet. Dabei wird einerseits der aktive Einatem betont und verstärkt und andererseits auf Atempausen verzichtet. Ein- und Ausatmung fließen harmonisch ineinander, und darauf sollten wir uns so bewusst wie möglich konzentrieren. Durch diese Art des Atmens kommt es rasch zu einem Überfluss an Sauerstoff oder Prana, wie die Inder die Lebensenergie nennen, während die Stoffwechselschlacke Kohlendi-

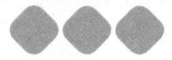

oxid in hohem Maß abgeatmet wird. Das führt zu einer drastischen Entsäuerung, denn Kohlendioxid (plus Wasser) ist ja nichts anderes als Kohlensäure. Wenn der Körper so viel Säure über den Atem verliert, wird sein Gewebe *natürlich* alkalischer.

So einfach die Technik des »Verbundenen Atems« erscheinen mag, so wirksam ist sie. Die durch das Weglassen der Atempausen entstehende Energieüberschwemmung führt dazu, dass Blockaden gelöst und Hindernisse im Fluss der Energie beseitigt werden.

Stellen Sie sich ein altes Bewässerungssystem vor, dessen Gräben mit den Jahren des Nichtbenutzens verfallen sind und plötzlich kommt wieder Wasser im Überfluss herein. So ähnlich dürfte die Situation in unserem körpereigenen feinstofflichen Energie-Bahn-System sein. Erst allmählich wird es von der Schulmedizin entdeckt, aber natürlich hat es schon immer existiert. Alten spirituellen Traditionen war es lange bekannt. Die Chinesische Medizin spricht von besonderen Gefäßen wie dem Konzeptions- und dem Gouverneursgefäß und nennt diese Energieleitungen Meridiane.

Meridiane oder Nadis

Die indisch-ayurvedische Tradition spricht im gleichen Zusammenhang von Nadis und kennt in den Chakren entsprechende Energie-Ballungszentren. Allein dass es in verschiedenen alten Kulturen Namen dafür gibt, zeigt die Bedeutung dieses feinstofflichen Energie-Bahn-Systems. Die moderne Alternativmedizin kann inzwischen die Punkte auf den Meridianen, also die Akupunkturpunkte, sowohl mittels Hautwiderstand als auch über die Thermografie messen. Selbst die Chakren entziehen sich nicht länger der Messbarkeit ihres Energieniveaus, seit der österreichische Forscher *Gerhard H. Eggetsberger* ihnen mit moderner Technik »zu Leibe« rückte. Die feinstoffliche Energie wurde auch im Westen beachtet und machte als *Orgon* oder *Od* von sich reden oder auch als tierischer Magnetismus. Im Osten fand sie jedoch bei Weitem mehr Anerkennung und Beachtung und wurde als Qi oder Chi-Energie bekannt und geschätzt und ihr freier Fluss zum Beispiel im Tai-Chi-Chuan und Qigong gefördert.

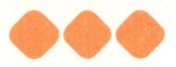

Messbare Erfolge – fließende Energie

Wenn wir dieser Energie – wie beim »Verbundenen Atem« – die Chance geben, ihre Kraft stark genug aufzubauen, wird sie wieder und wieder gegen die ihren freien Fluss hindernden Barrieren und Blockaden branden, bis diese schließlich aufgeweicht sind und den Strom des Lebens ungehindert fließen lassen. Verdeutlicht sei das an einem Beispiel: Wasser, das in ein altes, halb verschüttetes Bewässerungssystem geleitet wird, kann aus seiner steten Kraft heraus das eigene Flussbett von Hindernissen befreien, indem es diese mit sich fortschwemmt. So ähnlich erleben wir wohl auch kleinere und größere Atembefreiungen, wenn wir zum Beispiel das verbundene Atmen üben und in Atemseminaren verbessern.

Neben den großen, im wahrsten Sinne des Wortes erhebenden Möglichkeiten hat der Atem noch eine ganze Reihe äußerst wichtiger Funktionen für die Gesundheit im Allgemeinen. Zuerst einmal versorgt er uns natürlich mit Sauerstoff, wenn nicht überhaupt mit dem Prana der Inder, was am ehesten mit Lebenskraft zu übersetzen ist. Dadurch werden alle Verbrennungs- und Stoffwechselprozesse im Organismus angestoßen und in Gang gehalten. Ohne Atem geht gar nichts, kann Leben weder beginnen noch erhalten werden. Denken wir nur daran, wie schnell jemand erstickt, wohingegen wir lange ohne Flüssigkeit und noch länger ohne Nahrung existieren können. Zwar ist der Atem nicht alles, aber ohne ihn ist alles nichts.

Zwar ist der Atem nicht alles, aber ohne ihn ist alles nichts.

Von hier spannt sich der Bogen zum Kapitel Bewegung. Diese macht nämlich im Hinblick auf die Gesundheit vor allem dann Sinn, wenn sie im sogenannten Sauerstoffgleichgewicht passiert. Das heißt, der Organismus darf nicht mehr Sauerstoff verbrauchen, als über den Atem hereinkommt, denn sonst geht der Körper eine Sauerstoffschuld ein. Er landet dann im Energiedefizit und die Bewegung wird ungesund.

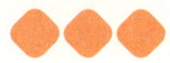

Der »Verbundene Atem« ist auch – wie schon erwähnt – eine wunderbare Möglichkeit der Entsäuerung, die all den anderen naturheilkundlichen Methoden wie etwa der Einnahme von Basenpulvern weit überlegen ist. Inzwischen leiden große Teile der Bevölkerung an Übersäuerung, wie übrigens auch die allermeisten unserer Nutz- und Schlachttiere.

Zwei Stunden mit großer Wirkung

Bereits eine zweistündige Sitzung mit dem »Verbundenen Atem« wird den Stoffwechsel in Richtung alkalisch-basisch umpolen. Für eine entsprechende Ernährungsumstellung ist das *natürlich* eine wirksame Unterstützung. Eine ganze Reihe von Symptomen, die der Übersäuerung zugeschrieben werden, können mit dieser Therapie verschwinden. Zu denken ist da etwa an unklare Schmerzsyndrome oder an all jene Erscheinungen, die früher von Ärzten als »vegetative Dystonie«, also Fehlspannungen im Eingeweidenervensystem, eingestuft wurden. Sie können von Blutdruckfehlregulationen bis hin zu Gelenk- und Weichteilbeschwerden reichen.

Allein durch seine Mechanik ist der Atem außerdem noch eine unschätzbare Hilfe beim Verdauungsprozess, denn das Zwerchfell wird bei tiefem Einatmen den ganzen Bauchraum nach unten drücken und somit die Därme massieren. Damit wird die regelmäßige Entleerung des Dickdarms unterstützt. Wer unter Verstopfung leidet, sollte also auf jeden Fall zuerst richtiges Atmen lernen, bevor er zu weiteren Maßnahmen greift. Lange vor Medikamenten sollte dann noch die Einnahme von *Abon Vital* [5] oder *Bierhefe* [5] stehen.

Auch bei der Verdauung ist der Atem eine unschätzbare Hilfe.

Mit bewusstem Atmen erhalten wir die große Chance, uns energetisch aufzuladen, fit zu werden und das Leben zu genießen, ja sogar andere mitzureißen. Am schnellsten und zugleich einfachsten

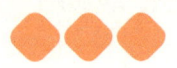

bewirkt das die Technik des »Verbundenen Atems«. Allerdings ist es wichtig, dass diese während der ersten drei bis vier Sitzungen unter Anleitung ausgebildeter und erfahrener Atemtherapeuten geübt wird.

Verschiedene der vom Heil-Kunde-Institut Graz angebotenen Seminare bieten Gelegenheit dazu. Außerdem gibt es inzwischen in vielen Städten des deutschsprachigen Raums – wie auch im Heil-Kunde-Zentrum in Johanniskirchen – entsprechend von mir ausgebildete Atemtherapeuten.

Je mehr Teilnehmer sich dabei zusammen auf die Atemreise machen, desto besser und beeindruckender sind die Ergebnisse. Wenn mehr Menschen ihre Energie zusammengeben, sind die Schritte größer, die jede(r) Einzelne machen kann. In Großgruppen von über 100 Teilnehmern ist das besonders deutlich zu erleben.

Aktive und passive Entspannungstipps

Das Schöne am Entspannen ist, dass wir es auf so unterschiedliche Weise tun können und sich jeder genau das aussuchen kann, was zu ihm passt. Das bietet auch die beste Gewähr dafür, dass wir dabei bleiben, gerne die jeweilige Methode anwenden und nicht nur eine lästige Pflicht darin sehen.

Eine Methode der Entspannung, die sich gut mit der geführten Meditation kombinieren lässt, ist die »Progressive Muskelrelaxation« nach *Jacobsen*. Bei diesen Übungen werden der Reihe nach alle Körperregionen bis zum äußersten angespannt und dann ganz bewusst wieder losgelassen. Nach der bewussten Höchstspannung kann man sich dann umso tiefer in die folgende Entspannung fallen lassen. Die »Progressive Muskelrelaxation« ist ganz einfach zu erlernen und das bewusste An- und Entspannen der einzelnen Regionen kann man auch in eigener Regie ausprobieren.

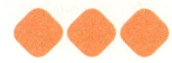

Musik

Eine wundervolle Möglichkeit loszulassen, bietet auch die Entspannung mit Musik. Jeder weiß, wie positiv sich Musik und Rhythmus auf den menschlichen Organismus auswirken. Die aufmunternde, elektrisierende Wirkung von Rock und Pop, die beruhigende Wirkung von guter Meditationsmusik oder auch die harmonisierende Kraft von Sonaten und klassischen Symphonien ist bekannt. Während der aus dem schwarzen Rhythm and Blues stammende Rock 'n' Roll vor allem über das Becken den weiblichen Pol aktiviert und eine starke körperliche Betonung hat, zielt gute Meditationsmusik auf die Synchronisation beider Gehirnhälften. Klassik spricht den ganzen Menschen an, allerdings auch mit einer Betonung im seelisch-geistigen Bereich.

Musik tut gut

Da unser Organismus ein System von vielfältigen Schwingungen und Rhythmen ist, können ihn von außen kommende Rhythmen und Frequenzen zum Mitschwingen bringen. So erklärt sich auch unser Mitwippen, wenn uns Musik gefällt. Diese hat darüber hinaus auch die Eigenschaft, unser Gehirn so zu beeinflussen, dass der gesamte Organismus auf Aktivität oder Entspannung gepolt wird. Wenn wir die richtige Musik wählen, sinkt die Gehirnaktivität, die über das EEG messbar ist und im normalen Tagesbewusstsein bei etwa 13 bis 30 Hertz liegt, auf eine Bandbreite zwischen 8 und 12 Hertz oder sogar noch tiefer. Wir nennen das Alpha-Zustand.

Jede Absenkung in solche Bereiche bringt neben weiteren erwünschten Wirkungen körperliche Regeneration und mentale Entspannung mit sich. Wir kommen zur Ruhe. Sobald die Phase des aktiven Zuhörens zu Ende ist, beginnt eine Zeit des Lauschens und

damit das zeitlose, nicht mehr vom Verstand kontrollierte Eintauchen in die Entspannung. Wenn wir entsprechende Musik hören, sollten wir am besten Kopfhörer aufsetzen, um uns vor äußeren Störungen zu schützen. Sie verbessern obendrein die Musikqualität und schaffen einen in sich geschlossenen Klangraum, in dem wir im Idealfall Zeit und Raum vergessen.

Zur Ruhe kommen

Sogenannte *Mind-machines* sollen die Entspannungseffekte noch verstärken. Sie sind allerdings sehr gewöhnungsbedürftig und ihre anfangs verblüffenden Erfolge sind meist nicht nachhaltig. Deutlich tiefer geht die Wirkung von Klangwiegen, durch sie verlängert sich die Entspannungsphase. Hier liegt der ganze Körper in einer Art Holzwiege, die außen mit Saiten bespannt ist. Ein Therapeut bringt die Saiten und die ganze Wiege sanft zum Schwingen – und versetzt damit auch den Körper in Schwingungen. Diese Methode ist leider sehr aufwendig und kann heute durch viel einfachere Schwingsysteme wie das noch zu erwähnende *Sleepy-System*[5] ersetzt werden.

Der Schlaf

Die erste und beste Möglichkeit zur Entspannung bietet uns der Schlaf. Schade, dass wir ihn nicht mehr so pflegen, wie es früher üblich war. Dieses Dilemma wird am steigenden Konsum von Schlaf- und Beruhigungsmitteln deutlich. Selbst wenn diese Medikamente uns einschlafen lassen, ist der so erzwungene Schlaf bei Weitem nicht so erholsam wie der natürliche.

Dass wir den nur noch selten genießen können, liegt unter anderem an der unnatürlichen Reizüberflutung, in der wir leben. Vielfach haben wir es geschafft, mit künstlichen Mitteln die Nacht zum Tage zu machen. Oder wir brechen mit dem Klingeln des Weckers die Zeit der Regeneration ab, bevor sie natürlicherweise beendet ist. So betrachtet ist der Wecker eine sehr negative Erfindung und der Schlaf längst nicht mehr, was er einmal war.

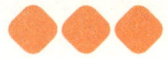

Der Schlaf ist die beste Erholung

Inzwischen sind wir so weit, dass wir die Natur ignorieren und unsere Schlafrhythmen beliebig verschieben. Wir verlängern konsequent die aktive, wache Zeit bis tief in die Nacht hinein und beenden den Schlaf, was die Anzahl der Stunden betrifft, viel zu früh. So wird es oft schon heller Tag, bevor wir endlich aus den Federn kommen. Kaum jemand lebt noch mit dem Sonnenrhythmus, auf den unser ganzer Organismus in den Jahrmillionen der Evolution geeicht worden ist.

Erholungsdefizite durch zu wenig Schlaf, Schlaf zu falschen Zeiten und die Tatsache, dass der Schlaf, je nötiger wir ihn eigentlich bräuchten, desto oberflächlicher und seichter wird, machen immer mehr Menschen zu schaffen. Viele greifen in dieser Situation zu Pillen. Doch die versetzen eher in eine chemisch bewirkte »Bewusstlosigkeit«. Da ist es kein Wunder, dass wir am nächsten Tag nicht so leistungsfähig sind, wie wir gerne wären, sondern eher müde und kraftlos. Alle natürlichen und damit sinnvollen Regenerationsformen sind Teil des weiblichen Pols oder besitzen einen hohen Anteil an diesem. Am Beispiel Schlaf lassen sich diese Zusammenhänge gut erklären. Wir dürfen uns allerdings diesem Thema nicht mit der männlichen »Machermentalität« nähern. Das aktive »Machen« stößt hier an seine Grenzen. Ohne »Geschehenlassen« kommt nichts

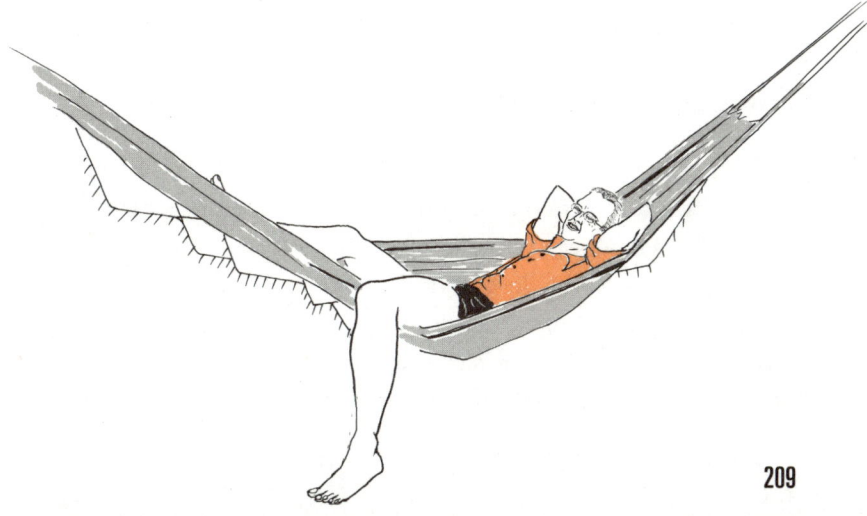

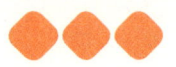

und vor allem kein Schlaf. Meditation, Regeneration und Schlaf haben gemeinsam, dass wir sie nicht machen können. Dafür haben wir es in der Hand, gute und günstige Rahmenbedingungen zu schaffen, die zulassen, dass Erholung mit hoher Wahrscheinlichkeit geschehen kann.

Meditation, Regeneration, Schlaf

Während des Tages sorgt Bewegung an der frischen Luft für angenehme körperliche Müdigkeit. Nach einem möglichst frühen und vor allem leichten Abendessen, sollten wir den Feierabend feiern und uns anschließend in einem guten Bett in beruhigender Atmosphäre zur Ruhe begeben. Natürlich sollten wir versuchen, auch innerlich zur Ruhe zu kommen, unsere Sorgen und Probleme loszulassen und uns auf die Ruhe zu freuen. Das erhöht die Wahrscheinlichkeit guten, gesunden Schlafes. Allerdings brauchen wir dazu die Geduld, das Eintreffen des gewünschten Effektes zu erwarten. Wenn östliche Philosophien von der »Kunst des Nichtstuns« sprechen, ist wohl dieser bewusste Umgang mit dem regenerativen Pol gemeint und nicht, wie im Westen oft irrtümlich angenommen, platte Faulheit. Unsere Schwierigkeiten mit dem Geschehenlassen werden gerade beim Einschlafen deutlich. Wenn wir aber das Einschlafen und das Loslassen wieder lernen, finden wir auch eher zurück zu allgemeiner Entspannung oder entdecken die Möglichkeit, mit geführten Meditationen in den Schlaf zu sinken.

Die sanfte Revolution des Schlafes

Das für die Regeneration so überaus wichtige Thema *Schlaf* könnte in naher Zukunft eine Revolution oder zumindest eine bahnbrechende Neuerung erleben, die ihren Weg über die Kinderschlafzimmer auch rasch in die der Eltern finden könnte. Die Lage ist prekär, denn Schlafprobleme werden immer massiver. Wahrscheinlich hängen sie damit zusammen, dass wir ein generelles Problem mit dem Thema *Loslassen* haben. 80 Prozent der erwachsenen Deutschen kennen Schlafprobleme aus eigener Erfahrung und auch bei Kindern sind sie keine Seltenheit mehr, wie geplagte moderne Eltern wissen.

Schlafprobleme bei Kindern

Manche fahren ihre Kleinen in erschöpfter Verzweiflung und zu vorgerückter Stunde um den Block bis sie – vom Auto sanft gewiegt – endlich einschlafen. Dann heben sie sie vorsichtig und sacht wieder heraus, so ruhig es geht, und genau dabei wachen die Kinder oft wieder auf. Denn es war ja das sanfte Schaukeln, das sie in den Schlaf gewiegt hatte. Rührt sich nichts mehr, sind sie gleich wieder munter.

Wiegen heißt das Zaubermittel. Deshalb schaukeln alle Kinder so gern auf Spielplätzen, lieben es Erwachsene, sich beim Tanzen im Arm zu wiegen, in der Hollywoodschaukel zu entspannen oder in Ruderbooten von sanften Wellen wiegen zu lassen. Das alles hat wohl damit zu tun, dass wir schon im Mutterleib im körperwarmen Fruchtwasser gewiegt wurden – von den Schritten unserer Mutter, aber auch von jedem ihrer Atemzüge.

Inzwischen gibt es unter dem Namen *Sleepy* ein System, mit dem sich Kinder selbst in den Schlaf wiegen können. Ihre Atemzüge werden dabei in sanfte Wiegebewegungen umgewandelt. Es genügt, vier Scheiben unter die Bettpfosten zu schieben, und das Schwingen kann beginnen. Dieses einfache System kann nicht nur Kinder, sondern auch Erwachsene in sanften Schlaf wiegen. Der stellt sich rascher ein, ist tiefer und wirkt erfrischender. Die schwingenden Scheiben des *Sleepy*[5] können ohne großen Aufwand für jene Regeneration in der Nacht sorgen, die uns heute so oft fehlt. Wer leichter einschläft, tiefer entspannt und nach kürzerer Zeit erfrischter erwacht, nutzt die Nacht besser und wird den Tag effektiver gestalten und ganz anders genießen. Die Nacht wird wieder zur Quelle von Energie und Regeneration, deren Ausschöpfung weder Zeit noch Mühe kostet.

Mittlerweile gibt es *Sleepy* auch für Erwachsene und ich genieße es bereits seit zwei Jahren. Die Erfahrung aber ist alt und wir nutzen seit Jahren wundervolle Schwebeliegen und Schaukelsysteme auch für Erwachsene[18].

Qigong und Tai-Chi

Tief gehende Entspannung in der Bewegung, und damit die Verbindung von zweien unserer Themen, bieten die östlichen Methoden des Tai-Chi und Qigong. Bei ihren fließenden, vom eigenen Körperrhythmus getragenen Bewegungsmustern ist Bewusstheit der entscheidende Punkt. Materiell orientierte Menschen, die nach dem leistungsorientierten Motto »viel hilft viel« an diese Übungen herangehen, übersehen deren wesentlichen meditativen Anteil. Hier liegt ein großer, vom Westen heute erst im Ansatz verstandener Schatz. Allerdings gibt es auch bereits die ersten Leistungssportler, die mit großem Erfolg Qigong üben, wie etwa die so überaus erfolgreichen Damen der österreichischen Skinationalmannschaften. Das könnte für uns Hinweis und Anreiz zugleich sein.

Alles geschieht im Augenblick

Dass wir im Westen Tai-Chi anfangs Schattenboxen nannten, kam wohl daher, dass Tai-Chi die Grundform der östlichen Kampfkunst darstellt. Allerdings handelt es sich hier nicht um westliche Kampftechniken, wie zum Beispiel Boxen. Vielmehr setzt es gerade nicht

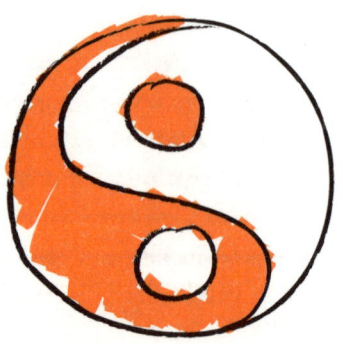

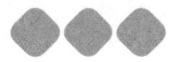

einseitig auf den männlichen Pol, sondern versöhnt, wie in seinem Symbol schon deutlich ausgedrückt, beide Pole der Wirklichkeit miteinander. Die Kraft wird dabei durch den ruhigen Fluss der Energie gelenkt.

Alle Aktivität kommt aus der beruhigten Mitte, dem Hara, und die ganze Konzentration liegt im jeweiligen Bewegungsablauf. Sie geschieht im Augenblick und ist nie auf einen etwaigen zukünftigen Sieg oder Erfolg ausgerichtet. Der Weg ist das Ziel, diese östliche Weisheit gilt vor allem auch hier. Dass Siege dabei dann doch besonders leichtfallen, wird sozusagen billigend in Kauf genommen.

Einstieg ins Tai-Chi

Die Einstellung ist das Entscheidende beim Tai-Chi. Insofern ist es eine wundervolle Übung am Morgen zur Einstimmung auf den neuen Tag. Die Übende stellt sich hin – die Füße schulterbreit mit leicht bebeugten Kniegelenken, die Bewusstheit im Hara, ein paar Fingerbreit unter dem Nabel – und stellt sich vor, wie ein Faden sie vom Scheitel nach oben zieht, zwei andere aber ihre Handgelenke langsam und bewusst nach oben führen bis auf Schulterhöhe. Dabei hängen die Finger und die Ellbogen, nur die Handgelenke werden wie von oben gezogen.

Jedes Gelenk sollte dabei Spiel in jede Richtung haben, der Geist ist wach und bereit und der Atem kann gar nicht anders als hereinströmen bei dieser ansteigenden Bewegung und ausströmen, wenn die Hände und Arme, nachdem sie zu den Schultern herangezogen worden sind, auch wieder sinken, während zugleich ein viel geringeres Sinken in den Knien stattfindet. So ist immer der ganze Körper in Bewegung und nie nur eine Region. Von dieser Eröffnungsbewegung sagte mein erster Tai-Chi-Lehrer, ein alter Chinese, sie sei völlig ausreichend für eine Inkarnation. Nach über 30 Jahren Tai-Chi bekomme ich allmählich eine Ahnung davon, was er damals meinte.

Ein Bild mag das Wesen des Tai-Chi westlichen Menschen näher bringen. Die Tai-Chi-Meisterin fängt einen Vogel nicht mit ihren Händen, was sein Leben gefährden würde, sondern durch die

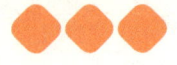

Wasserentspannung

Ideal zum Entspannen ist körperwarmes Thermalwasser, wie sich in vielen Seminaren[5] gezeigt hat. Mit entsprechender Atemtechnik oder unterstützt von schwach aufgeblasenen Schwimmflügeln an den Fesseln der Füße liegt der Körper stabil im Wasser, das genau seine Außentemperatur haben sollte. Sehr bald verliert man dann das Gefühl für seine Grenzen und gelangt zu einer tief gehenden Entspannung, die nicht selten in Einheitserfahrungen mündet. Denn wo die Grenzwahrnehmung verschwindet, wird die Erfahrung grenzenlos und die Wahrnehmung allumfassend. Das aber sind bereits Zeichen des Gipfelerlebnisses beziehungsweise der Einheitserfahrung. Wird diese Wassermeditation noch durch Unterwassermusik gefördert, ist die Entspannung perfekt.

Körperwarmes Wasser

Sogar fürs Bewegungstraining ist – wie schon früher angedeutet – Wasser ideal. Manche Menschen trainieren lieber im Schwimmbad als an Land, da so die Belastung der Gelenke minimal wird. Bei vielen Leuten kommt noch eine natürliche Freude am Wasser hinzu. Sie hat wohl damit zu tun, dass wir Menschen, wie alles Leben, aus dem Wasser kommen. In tiefer Meditation können sich einige an das körperwarme Fruchtwasser erinnern, in dem sie sich neun Monate auf dieses Leben vorbereiten konnten.

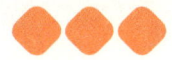

Ruhe und Ausgeglichenheit ihres Wesens. Der Vogel nimmt Platz auf ihrer Schulter, weil er sie nicht fürchten muss, eine Haltung wie sie *Franz von Assisi* vorlebte. Erst wenn er wegfliegen will, merkt er, dass er gefangen ist. Denn immer wenn er sich abstoßen will, gibt die Tai-Chi-Meisterin leicht nach, und so fehlt ihm die Möglichkeit, sich abzustoßen. Er ist sanft gefangen. Erst wenn sie ihm absichtlich Widerstand bietet, kann der Vogel wieder wegfliegen.

Insofern ist Tai-Chi auch eine »wunder-volle« Übung, aus dem Widerstand auszusteigen und ins Einverstandensein einzutauchen. Wer aber einverstanden ist, dem gehört der kommende Tag, auch wenn das wie ein Widerspruch wirken mag.

Sauna, Tepidarium und andere Wärmeanwendungen

Seit etwa 1930 ist die sogenannte »finnische Sauna« bei uns bekannt. Doch das Wissen um die wohltuende und sogar heilende Wirkung von Wärmeanwendungen ist noch viel älter. Viele geschichtliche Überlieferungen und Abbildungen erzählen von hoch entwickelten Badekulturen. So wurden heiße Quellen zu Ritualplätzen und im Römischen Weltreich trafen sich Bürger, Feldherren und Reisende gleichermaßen in eigens dafür errichteten Wärmehäusern, den sogenannten Tepidarien. Das Tepidarium stand im Mittelpunkt des kulturellen und politischen Lebens. Hier erfuhr man aktuelle Neuigkeiten und hielt Konferenzen ab, aber es war auch gleichzeitig ein Platz der Reinigung und der Entspannung. Sehr ähnlich ist auch der Hamam, die türkische Variante der Wärmeanwendung in feuchtwarmer Atmosphäre. Diese Art von Wohlfühloase findet inzwischen auch ihren Platz bei uns. In den Großstädten werden prächtige Hamams angeboten und manche Hotels haben ihre eigene, kleine Variante.

Tepidarium und Hamam bekommen einen besonderen Charme, wenn sie mit Meditationen verbunden werden. Die weiter oben besprochenen geführten Meditationen bieten dafür viele Ansätze. Der gewünschte Effekt der Entspannung und tiefen Regeneration sowie

die Unterstützung des vegetativen Gleichgewichts sind in der immer noch am meisten verbreiteten finnischen Sauna nur möglich, wenn sich die Anwender an bestimmte Regeln halten und den Saunagang gleichsam zum Ritual werden lassen. Die hohe Umgebungstemperatur im Saunaraum sorgt dafür, dass dem darin liegenden Menschen warm wird. Die Körpertemperatur erhöht sich, Schweiß wird produziert. Ein Teil des Schweißes verdunstet auf der Hautoberfläche und sorgt somit für Kühlung.

Thermoregulation des Organismus

Die Thermoregulation des Organismus ist gefordert, muss sie doch die Körperkerntemperatur in jedem Fall bei 37 Grad Celsius halten. Wer gut schwitzen will, muss abgetrocknet in die Sauna kommen. Nur eine trockene Hautoberfläche ermöglicht ein langsames Ansteigen der Körpertemperatur, ansonsten ist die Kreislaufbelastung viel zu hoch. Nach einem Wärmebad von acht bis zwölf Minuten, wobei man sich die letzten zwei Minuten aufsetzen sollte, ist der aktive Teil des Saunagangs zu Ende. Gegebenenfalls, aber nicht unbedingt zwingend, kann ein sogenannter Aufguss den Abschluss bilden, der unseren Atemapparat befeuchtet. Es reicht, zwei bis drei Kellen frisches Wasser auf die Steine des Saunaofens zu gießen, wo das Wasser dann schnell verdampft. Inzwischen werden die verschiedensten Düfte und Zusätze für den Aufguss angeboten. Aber das ist gar nicht nötig und manchmal sogar schädlich.

Leider wurde speziell der Aufguss in jüngster Zeit auch immer mehr zu einer Demonstration von Härte, Durchhaltevermögen und Selbstbestätigung. Aktionen mit zwei und sogar drei Aufgüssen hintereinander, das Hinauszögern und Warten, bis der oder die Erste »schlappmacht«, belasten das Herz-Kreislauf-System und sind gefährlich. Auf diese Art kann der Blutdruck auf Spitzenwerte von über 200 klettern.

Generell ist die sogenannte Biosauna oder die Schwitzgrotte in Thermalbädern mit einer Temperatur, die bei ungefähr 55 Grad Celsius liegt, deutlich gesünder als Spitzentemperaturen von an die

100 Grad Celsius, wie sie in vielen Hotelsaunen erreicht werden. In der finnischen Sauna steigen die Temperaturen zwar hoch, aber man befindet sich von Anfang an – mit Anheizen des Saunaofens – drinnen. Dadurch hat der Organismus die notwendige Zeit, sich an solch hohe Temperaturen zu gewöhnen.

Nach dem Verlassen der Sauna beginnt die Abkühlphase, am besten mit einem Aufenthalt an der frischen Luft. Einige Minuten lang sollte man gemütlich gehen. Das ist besser als stehen. Beim anschließenden Kühlen mit Wasser gibt es eine Grundregel: Immer vom Lauwarmen zum Kalten und eventuell sehr Kalten gehen und immer von der Peripherie zum Zentrum des Körpers. Wenn Menschen kopfüber ins Kaltwasserbecken springen, ist das – für den Körper – eine »Todsünde«. Große Blutmengen in der Haut werden so schockartig über das venöse System zum Herzen zurückgepresst und belasten es schwer. Dabei kann der systolische Blutdruck (der erste der beiden Werte) auf über 250 ansteigen. Aus diesem Grund hat es in der Sauna auch bereits Todesfälle gegeben. Das liegt aber nicht an dieser gesunden und über Jahrhunderte erprobten Einrichtung, sondern ganz einfach am Fehlverhalten moderner Benutzer mit ihren Ehrgeiz- und Hektikprogrammen, die nicht nur, aber besonders auch an diesem Ort völlig fehl am Platze sind.

Kaltwasseranwendungen

Bei richtig durchgeführten Kaltwasseranwendungen sollte nie der Atem stocken. Passiert das doch, war man einfach zu schnell. Jetzt sind gutes Trockenfrottieren des ganzen Körpers und reichliches Trinken angesagt, am besten von körperwarmem Wasser. Abnehmen kann man in der Sauna übrigens nicht: Der Gewichtsverlust nach dem Schwitzen ist ein reiner Wasserverlust, der nach einer Anwendung wieder ausgeglichen werden muss. Nichts zu trinken, weil die Waage jetzt vielleicht ein Kilo weniger anzeigt, kann lebensgefährlich werden, in jedem Fall aber ist es sehr ungesund. Vielmehr sollten wir den Saunabesuch dazu nutzen, die Wasserreserven des Körpers zu überarbeiten, und zwar im Sinne von Reinigung und Ergänzung.

Deshalb ist es empfehlenswert, wirklich gutes Wasser nachzufüllen. Dabei geht es weniger um dessen Inhaltsstoffe (von Mineralwasser ist eher abzuraten) als um seinen energetischen Zustand.[11]

Viel trinken hilft viel!

Unterstützt durch das Abkühlen ändert sich die Reaktionslage im vegetativen Nervensystem des Organismus, und der »Gegenspieler« des Sympathikus, der Parasympathikus, gewinnt an Einfluss. Wer zu diesem Zeitpunkt noch kalte Füße hat, sollte am Ende der Saunagänge ansteigende Fußbäder oder Wechselduschen machen. Mit angenehm warmen Füßen steht einer tiefen Regenerationszeit nichts mehr im Wege. Nach jedem Saunagang sollten Sie sich eine Ruhezeit von mindestens 30 Minuten gönnen. Leider ist es in unserer schnelllebigen Zeit so, dass sich kaum noch jemand diese halbe Stunde nimmt, um wirklich zur Ruhe zu kommen. Stattdessen machen die meisten lieber noch einen dritten Saunagang. Dabei sind ein bis zwei der eben beschriebenen Zyklen bereits ein hervorragender Ausgleich zu einem ereignisreichen Tag und sorgen für seelisches Gleichgewicht. Wer mag, kann sich jetzt noch eine entspannende Massage gönnen.

Wöchentlich ein- bis zweimal saunieren

Noch ein Tipp zur Häufigkeit: Wer es sich leisten kann, sollte ein- bis zweimal in der Woche in die Sauna gehen, denn damit kann er seiner Gesundheit merklich auf die Sprünge helfen. Vielleicht lohnt es sich ja sogar, im eigenen Keller eine Sauna einzubauen. Gerade im Winter ist das natürlich ein Vorteil, und so hält man den regelmäßigen Rhythmus auch besser durch.

Manche Menschen bevorzugen die Entspannung im Dampfbad. Man sollte sich aber nicht von der niedrigeren Temperatur (meist um die 50 Grad Celsius) täuschen lassen. Für den Körper ist das Dampfbad eine stärkere Belastung als die Sauna. Wegen der fehlenden Verdunstungskälte kommt es nämlich zu einer stärkeren Erwärmung des Körpers.

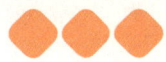

In jeder Hinsicht sehr empfehlenswert ist der weibliche Gegenpol zur finnischen Sauna, die milde Wärmeanwendung in einem Tepidarium. Hier wird die wohltuende Wirkung bereits bei Körpertemperatur, also bei 37 Grad Celsius, erreicht. Bei circa 45 Grad Celsius geschieht die Ausscheidung von Stoffwechselschlacken am leichtesten, bei etwa 55 Grad Celsius wird die Immunabwehr am besten gestärkt. Das Tepidarium ist eine Lauwarm-Kammer (lateinisch *tepidus* = lauwarm), wobei die Strahlungswärme von Wänden, Fußböden und Bänken abstrahlt und den Körper langsam durchdringt. Durch die angenehm lange Wirkzeit der Wärme sind diese Anwendungen besonders gesund. Je nach persönlichem Wohlgefühl können Sie bis zu einer halben Stunde in den 45 bis 55 Grad Celsius warmen Räumen bleiben und sogar mehrere Stunden im Körpertemperaturraum. Die Tepidariumanwendung ist vor allem für stress- und rheumageplagte Menschen ideal. Und da es davon in unserer Zeit immer mehr gibt, werden die Tepidarien wohl in Zukunft einen ziemlichen Siegeszug antreten. Überall dort, wo tiefe Regeneration auf natürliche Art gefragt ist, kommt man an dieser Einrichtung nicht mehr vorbei. Auch im Spitzensport wird der heute noch kaum genutzte Effekt der Wärmekammer immer wichtiger werden, denn sie leistet auch einen wertvollen Beitrag zur schnelleren und besseren Regeneration nach körperlichen Ausnahmebelastungen.

Viele der für das Tepidarium angeführten Vorteile gelten mit Einschränkungen auch für die Schwitzgrotten, wie man sie in manchen Thermalbädern findet. Bei Temperaturen knapp über 50 Grad Celsius kann man länger verweilen als in der Sauna. Dennoch sind die Entspannungseffekte sowie auch die der Entschlackung ähnlich. Dabei ist die Herz-Kreislauf-Belastung deutlich geringer. Das wissen Menschen zu schätzen, die sich bisher aus diesem Grund nicht in die Sauna gewagt haben. Sie fühlen sich in einer Schwitzgrotte wohler.

Nicht alles, was als segensreich angepriesen wird, tut uns persönlich gut.

Das Wellness-Angebot wird im Übrigen immer größer. Es sind nicht nur die Thermalbäder, die mit riesigen Sauna- und Wohlfühl-landschaften aufwarten, auch immer mehr Hotels bauen ihre Häu-ser zu Wellness-Tempeln aus. Am besten ist es, mit viel Feingefühl für den eigenen Organismus die verschiedenen Varianten auszupro-bieren und das für sich Beste herauszufinden nach dem Bibelwort: »Alles versuchet und das Beste behaltet.« Wir sollten nur bedenken, dass wir uns auch in diesem Bereich vor Übertreibung und Überfor-derung schützen müssen. Nicht alles, was als segensreich angeprie-sen wird, tut uns persönlich gut.

Die Infrarot-Kabine bietet viele Vorteile

Die Infrarot-Kabine ist eine Neuerrungenschaft im Saunabereich, die erst durch einen drastischen Preissturz in jüngster Zeit als An-schaffung interessant geworden ist. Sie ist sowohl für den medizi-nischen als auch für den Fitnessbereich ein großer Gewinn, denn sie kombiniert viele Vorteile. Der Durchwärmungseffekt geht in der Infrarot-Kabine wirklich durch und durch und dringt bis zu vier Zentimeter in die Tiefe. Das bedeutet, dass sich das Gewebe erwärmt und nicht nur oberflächlich die Haut. Die Infrarotwärmestrahlung entspricht weitgehend der Strahlungswärme der Sonne. Deshalb ist sie wahrscheinlich auch so gut verträglich. Die erreichte Raumtemperatur ist dabei weniger wichtig, sie liegt unter 60 Grad.

Die tief gehende Durchwärmung, die beispiels-weise alle wesentlichen Muskelpartien des Ske-lettbereichs einschließt, macht die Anwendung nach dem Sport besonders angenehm und ist

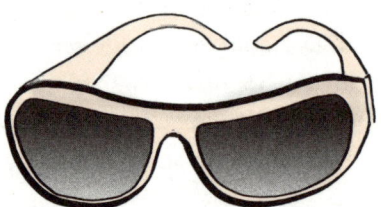

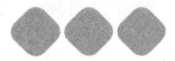

sogar der eines Entmüdungsbades überlegen. Sogar schon vor dem Sport kommt sie als schnelle Aufwärmung der Muskulatur infrage, wenn sie auch die Dehnungsübungen nicht wirklich ersetzt. Verschiedene wissenschaftliche Studien wiesen nach, dass der in der Infrarot-Kabine abgesonderte Schweiß mehr Schlacken und Schadstoffe enthält. Das bedeutet, dass man tatsächlich von gezielter Entgiftung sprechen kann. Auch die Medizin entdeckt immer häufiger den Nutzen der Infrarot-Kabine.

Stärkung der Abwehrkräfte

Im Rahmen von längeren Anwendungen, die über eine halbe Stunde hinausgehen, kann man damit nämlich sogar eine sogenannte Hyperthermie erzeugen, eine Art künstliches Fieber, welches häufig zu deutlichen Besserungen bei rheumatischen Krankheiten, aber auch bei Allergien und sogar bei Krebserkrankungen führt. Solche extremen Anwendungen sollten allerdings unter ärztlicher Aufsicht und im Zusammenhang mit einer überwachten Therapie gemacht werden. Privat kann die Infrarotsauna allerdings in einem Übergangsbereich der Medizin gut genutzt werden: Weil sie die Abwehrkräfte stärkt, hilft sie, Erkältungen vorzubeugen oder sie sogar abzufangen. Für eine Entschlackung der Haut und ihres Unterhautfettgewebes reicht schon die tägliche halbstündige Benutzung bei geringeren Temperaturen. Das schätzen vor allem Frauen, die sich mit Phänomenen wie der sogenannten Cellulitis herumschlagen.

Die Infrarot-Kabine hat darüber hinaus den Vorteil, nur minimalen Raum zu beanspruchen (es gibt sie als Einzel- und Doppelkabine). Der Energieverbrauch ist sparsam, die Aufheizzeit entfällt. Die Preise der rein medizinischen Geräte waren lange zu hoch, um sie für den Privatbereich attraktiv zu machen. Durch Serienproduktion liegen sie nun aber im Bereich einer guten Sauna. Gerade bei Platzproblemen könnte sich hier eine Alternative zur üblichen Sauna ergeben. Allerdings haben sie auch den Nachteil, dass sie bei regelmäßigem Gebrauch auch geradezu zehrende Wirkung haben, was sich bei sehr schlanken Personen im Gesicht niederschlagen kann. Andererseits

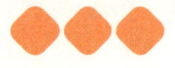

Darauf sollten Sie achten!

So erholsam und aufbauend die Stunden in den beschriebenen Wärme-Einrichtungen sind, auch beim Wärmebaden sind Fehler möglich. Wer die Gefahren kennt, geht ihnen aus dem Weg. Deshalb also nie:

- ◆ Saunieren mit vollem Magen.
- ◆ Saunieren bei akuten fiebrigen Infektionen.
- ◆ Nasses Eintreten in den Saunaraum.
- ◆ Längeres aufrechtes Sitzen im Saunabereich außer im Tepidarium. Es lässt große Blutmengen versacken und birgt Kollapsgefahr.
- ◆ Zu hohe Luftfeuchtigkeit im Saunaraum. Sie sollte unter 10 Prozent bleiben.
- ◆ Unvorbereitetes Springen ins Tauchbecken. Das kann sogar lebensgefährlich werden! Ich selbst habe nach solch einer schwachsinnigen Demonstration von (Pseudo-)Männlichkeit schon einen Leistungssportler wegen akuten Herzstillstandes reanimieren müssen. Hätten die Mädchen, denen er mit seinem Theater imponieren wollte, nicht so rasch richtig reagiert, hätte er sein Leben wahrscheinlich mit Anfang 20 im Tauchbecken versenkt.
- ◆ Zu viele Saunagänge ohne Einhaltung der notwendigen Ruhezeiten.
- ◆ Zu wenig trinken. Gewichtsverlust durch Saunieren, der nicht durch Wasser- oder Teetrinken ausgeglichen wird, ist ungesund und kann auf die Dauer sogar gefährlich werden!

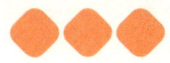

ist gerade dieser Effekt, der in Richtung Abnehmen geht, von anderen wiederum hoch erwünscht.

Ganzheitlich entspannen

Wunderbar lassen sich besonders Tepidarien auch zu geführten Meditationen nutzen, da die sanfte Wärme die Entspannung und das Loslassen unterstützt, der Kreislauf gar nicht belastet und der Stoffwechsel nur milde angeregt wird. In der hoch geheizten Sauna ist Meditieren höchstens sehr Geübten möglich. Die Finnen sind uns da voraus. Ihr Alltag spielt sich zum Teil in der Sauna ab und sogar Kinder sind hier schon in der Hitze geboren worden.

Im Tepidarium meditieren

Auch ein Dehnprogramm bringt im Tepidarium bessere Erfolge, da die Gewebe in der Wärme leichter nachgeben und sich die schöne, entspannende Umgebung auch ideal eignet, um loszulassen. *Frau* wie *Mann* muss auch nicht das Gefühl haben, etwas zu versäumen oder arbeiten zu müssen, sondern kann die sich einmal zugestandene Zeit sogar gleich doppelt nutzen. Nicht zuletzt macht es mehr Spaß, einen warmen geschmeidigen Körper zu dehnen und zu spüren als einen kalten, der alle Energie selbst aufbringen muss. Die äußere Wärme ist hier also eine willkommene Unterstützung bei den Dehnübungen.

Auch in Schwitzgrotten oder sogar im körperwarmen Thermalwasser lässt sich wunderbar dehnen. Dadurch verliert diese wichtige Übung viel von ihrer Mühsamkeit, die sie vor allem für Männer hat, deren Leben stark vom Macher-Pol dominiert ist.

Jetzt fehlt nur noch die passende Musik, dann sind Entspannung und Regeneration perfekt. So kann sich jeder, ganz nach persönlichem Geschmack, ein passendes Entspannungsfeld schaffen, das hilft, Körper und Seele in Einklang zu bringen. Manchen ist dabei auch noch der richtige Duft wichtig. Die Möglichkeiten von Aromatherapie und Räucherungen lassen hier jede Wahl. Einen besonderen

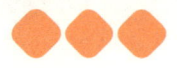

Hochgenuss bietet die Aromamassage in dieser warmen geborgenen Umgebung. Wegen der Belastung des Kreislaufs der Massierenden sollten es natürlich nur sehr sanfte Massage-Formen sein.

Gesundheit und Umwelt

Für viele Übungen zur Verbesserung unserer Gesundheit suchen wir bestimmte Umgebungen auf wie eben eine Sauna, einen Wellness-Tempel, ein Fittnessstudio oder einen Meditationsraum. Niemals würden wir ein Sanatorium oder ein Kurhaus in einer dicht bebauten Industriezone planen, sondern wann immer möglich in freier, unverbauter und möglichst reizvoller Natur. Wir haben diesbezüglich ein ganz deutliches Gefühl, was uns gut und was weniger guttut.

Nun leben wir heute in einer gesundheitlich äußerst belastenden Umwelt, die von Toxinen überschwemmt, aber vor allem mit einem sagenhaften »Wellensalat« belastet ist. Auf dem Land boykottieren Bauern neue Handymasten, weil sie erlebt haben, wie dadurch ihre Tiere insgesamt weniger und dafür häufiger missgebildete Junge bekommen. Schon vor Jahren haben 80 Ärzte im Freiburger Manifest vor den unabsehbaren Folgen dieser Schwingungsbelastung gewarnt. Seitdem ist es eher schlimmer geworden. Verantwortungsschwache und selbst so wenig sensitive Politiker, dass sie schon nichts mehr spüren, planen, ganze Großstädte unter eine flächendeckende W-LAN-Glocke zu legen.

Auf der anderen Seite können wir für unsere Fasten-Seminare keine Hotels mit nicht abschaltbarem W-LAN mehr buchen, weil ungefähr ein Viertel der Teilnehmer, vor allem Frauen, dadurch schlecht schlafen. Genau diese sensiblen Menschen sitzen aber nicht an den entscheidenden Stellen in der Politik. Tatsäch-

lich gibt es in Deutschland, das völlig überflüssig und sinnlos extrem hohe Strahlung der Sender zulässt, schon eine zunehmende Zahl von Menschen, die in Wohnmobilen auf der Flucht vor solchen Strahlungen in immer abgelegenere Bereiche zurückweichen. Nun gibt es immer noch viele unsensible Mitbürger, die das als Spinnerei und Übertreibung abtun nach dem Motto: »Was ich nicht spüre, kann auch nicht sein«, oder »Was man nicht sieht, kann auch nicht schaden.«

Inzwischen gibt es aber Untersuchungen, die auch den chronisch Unbelehrbaren unter die Haut gehen könnten. Sobald Sie ein Handy zum Telefonieren ans Ohr nehmen, verklumpen Ihre roten Blutkörperchen (=Erythrozyten) und gehen in sogenannte Geldrollenmuster über. Die Erys brauchen anschließend 40 Minuten, um sich wieder zu normalisieren.

In der Dunkelfeldmikroskopie zeigt sich das sehr deutlich, auch wenn Schulmediziner diese Art von Bluttests ablehnen. Selbst Hämatologen, die Blutspezialisten, weigern sich, das normale native oder lebendige Blut anzuschauen. Sie bestehen auf fixierten Ausstrichen, die das Leben im Blut nicht mehr zeigen können, da es durch die Fixierung abgetötet wurde.

Wenn Sie nur eine Stunde neben jemandem beim Essen im Restaurant sitzen, der sein Handy auf Empfang geschaltet hat, erleiden Sie einen Rückgang Ihrer Lymphozyten um durchschnittlich 34 Prozent, also eine erhebliche Abwehrschwächung. Diese Wirkung reicht über drei bis vier Meter.

Schlimmer noch ist, dass Handystrahlung die Bluthirn-Schranke schädigt, diese Schutzbarriere für unsere Gehirn-Zentrale. Bis zu 50 Tage nach einem über drei Minuten dauernden Handy-Gespräch kann das Bluteiweiß Albumin in die Gehirnflüssigkeit übertreten, was normalerweise nicht geht. Denjenigen, die wissen, wie wichtig die Aufrechterhaltung dieser Schranke ist, wie auch die freie Fließfähigkeit des Blutes, müssten sich allmählich Fragen aufdrängen.

Ist es eigentlich ein Zufall, dass Deutschland mit dieser verrückt hohen Strahlenbelastung auch die höchste Missbildungsrate bei

Neugeborenen in der EU hat? Sie soll bei 6,9 Prozent liegen. Auch bei Krebserkrankungen ist das Land jedenfalls in der Spitzengruppe. Dass 50 Prozent der Bevölkerung Krebs bekommen, räumt schon die Schulmedizin ein. Aber die Wahrheit schaut anders aus: 80 Prozent der 80-jährigen Männer haben ein Prostatakarzinom, aber viel mehr Männer sterben an Lungenkrebs. Allein diese beiden Zahlen machen schon fürchten und belegen, dass die Krebsrate bei Männern wohl eher 90 Prozent beträgt. Um die 50 Prozent zu retten, dürfte die der Frauen bei nur 10 Prozent liegen. Ständig hören wir aber von der – allerdings ebenso überflüssigen wie offensichtlich gefährlichen – Gebärmutterhalskrebs-Impfung. Aber viel mehr Frauen bekommen Brustkrebs, auch wenn dessen gynäkologische Anbahnung mittels Hormongaben seit den großen Studien weitgehend unterbleibt.

Wir können uns der Strahlenbelastung kaum entziehen und sollten unsere Immunabwehr stärken.

In den Städten und selbst schon Dörfern können sich die meisten Menschen dem Strahlungs-Wahnsinn aber kaum noch entziehen. Umso wichtiger ist es, entscheidende Schritte für sich alleine zu machen und seine immunologische Abwehr und Gesundheit auf ein hohes Niveau zu bringen. Wenn wir heute davon ausgehen müssen, dass viele schwere Krankheitsbilder von Krebs über MS bis Alzheimer neben der seelischen Disposition im Sinne von *Krankheit als Symbol* auch entscheidend von einer Schwächung der Mitochondrien ausgehen, wäre es besonders wichtig, diese durch regelmäßige moderate Bewegung im Sauerstoffgleichgewicht in Form zu halten. Medikamentös könnten wir ihnen mit einem Mittel wie *Calypso* unter die Arme beziehungsweise Membranen greifen, das entscheidende Stoffe wie Curcumin, Piperin und Glutathion enthält.[5]

Aber wir könnten auch so einfache Dinge machen, wie die Handy-Telefonitis reduzieren, und wenn es nicht anders geht, nur bei vollem Akku mit Ohrknopf unter weit weggehaltenem Gerät

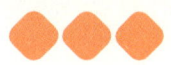

telefonieren. Vor allem aber wären die Schnurlostelefone nach dem DECT-Verfahren mit gepulster Hochfrequenz sofort abzuschaffen. Eine solche Station in der Wohnung ist, was den Vitaminverbrauch angeht, im Körper derjenigen, die sich diesem Wahnsinn aussetzen, mit dem Verbrauch beim Rauchen von 65 Zigaretten vergleichbar.

Zur Abschirmung gibt es viel Umstrittenes und wenig Unbestreitbares. Die von mir in Seminaren und im eigenen Zuhause getestete Welle von *Geowave*[5] hat sich bei uns subjektiv bewährt. Sie hat auch beeindruckende, schulmedizinisch durchgeführte Studien auf ihrer Seite. Zwar wissen wir nicht, warum sie so wirkt, aber immerhin tut sie es bis hin zu Handystrahlung. Leider ist sie nicht billig.

Wie schützen

Einen gewissen Schutz bietet jedenfalls eine vitaminreiche vollwertige Ernährung. Nach Tschernobyl konnten wir erleben, wie viel rascher sich die Böden von Demeter-Bauern im Vergleich zu denen ihrer konventionellen Kollegen erholten. Darüber hinaus ist alles, was wir tun, um uns in gute innere und äußere Form zu bringen und in dieser zu halten, hilfreich. Natürlich sollten wir keine chronischen Herde im Körper haben wie tote Zähne oder schleichende Entzündungen. Wir sollten Deos gar nicht und Shampoos nur sparsam verwenden. Erstere unterdrücken eine wichtige Ausscheidung des Körpers, was immer gefährlich ist, letztere haben meist eine Tendenz, das für die Zellkraftwerke so entscheidende Glutathion zu ruinieren.

Wasser aus Plastikflaschen mit Weichmachern ist zu meiden. Weichmacher wirken ähnlich wie Östrogen und sind in Italien nach zahlreichen Symptomen bei Männern inzwischen sogar verboten. Außerdem sind auch Zahnpasten auf Chemiebasis eine Gefahr für die Zellkraftwerke und darüber für die Gesundheit. Fleisch aus der Massenschlachtung sollte natürlich auch nicht über unsere Lippen kommen.

Der beste Schutz liegt immer im Weglassen der Schadensquelle. Wo das nicht geht, sollte man die nächste Schutzoption ergreifen, nämlich sich in eine abwehrstarke, gute Position zu bringen. Allerdings ist es natürlich hochgradig verrückt, sein Haus mit großem Aufwand von Feng-Shui-Spezialisten umgestalten zu lassen und dann ein Schnurlostelefon darin zu benutzen. Feng-Shui ist eine wirklich gute Möglichkeit, eine gesunde und den individuellen Typ fördernde Umgebung und Atmosphäre zu schaffen. Aber wichtiger als was uns umgibt, ist offensichtlich noch, was wir in uns hineinstecken an Nahrung. Auch diese sollte zu uns passen und relativ individuell und typgerecht sein, wie wir gesehen haben.

Die Kleidung ist unsere zweite Haut und sollte entsprechend beachtet werden.

Danach kommt in der Hierarchie der Wichtigkeit noch, was wir ganz nah an uns heranlassen, also an unsere Haut, und das ist vor der Wohnung noch unsere Kleidung. Dass Plastik- und Kunststoff-Sachen aus gesundheitlichen Gründen kaum infrage kommen, dürfte sich aus dem Vorigen ergeben. Gerade heute wird aber zum Sport eine Fülle von sogenannter Funktionswäsche angeboten und in bunten, oft grellen Farben herumgetragen und -gefahren. Es macht wenig Sinn für ein der Gesundheit geweihtes Unterfangen, in eine zweite Haut aus buntem Vollplastik zu schlüpfen. Die Kleidung ist nun einmal unsere zweite Haut und verdient ähnlich viel Aufmerksamkeit wie die erste. Bei den meisten Damen ist diese ja auch gegeben. Aber genauso, wie sie sich auf die Haut auch alle möglichen und vor allem unmöglichen Lösungen schmieren, die meist nicht die erhoffte Wirkung bringen, rangiert auch bei der zweiten Haut die Ästhetik weit vor der Gesundheit. Das ist wirklich schade.

Einige Jahre bekam ich – wohl durch einen deutlichen Bezug zu Leistungssport und Fernsehen – die Sportkollektionen großer Sportartikel-Firmen geschenkt oder wurde gesponsert, wie das heute heißt. Natürlich wählte ich die wenigen Baumwoll-Artikel daraus aus, fühlte mich aber trotzdem nicht so wohl darin. Als durch einen Skandal

aufflog, auf welche Weise der amerikanische Konzern diese Kleidung – gleichsam von modernen Sklaven herstellen ließ – dämmerte mir, wo mein ungutes Gefühl hergekommenen sein musste. Ich wechselte den Hersteller, aber das Gefühl wurde nicht viel besser.

Inzwischen tragen meine Partnerin und ich als zweite Haut eine Kleidung, deren Herkunft wir kennen, die aus guten Stoffen und einwandfreien Quellen stammt. Bei der sichergestellt ist, dass sie unter menschlichen Bedingungen hergestellt wird, und die obendrein einen spirituellen Bezug hat – eine Art Feng-Shui für die Haut. Die Unterhemden sind aus Bambus und die Meditations- und Trainingsanzüge zieren Mandalas wie die Blume des Lebens, das Shri-Yantra oder die Chakren. Aber die Muster sind nach innen gerichtet, sozusagen nur für uns selbst und ohne dergleichen nach außen zu demonstrieren. Wir fühlen uns damit jedenfalls spürbar wohler.[19]

Wer es sich darüber hinaus leisten kann, seine Wohnung wenigstens von den Strahlenbelastungen des Elektrosmogs durch einen Netzfreischalter zu befreien, sie nach (chinesischen) Feng-Shui- oder (indischen) Vastu-Gesichtspunkten einzurichten, kann ein weiteres tun, sein Feld stabil und gesund zu halten und für eine gute Atmosphäre und Stimmung zu sorgen.

Ganz entscheidend dafür und für das ganze Leben ist natürlich die geistig-seelische Haltung zum Leben und seinen Spielregeln. Um zu erkranken, braucht es immer beides, die körperliche Belastung, aber vor allem auch die seelische Bereitschaft. Darauf bezieht sich meine Hauptarbeit und beim Errichten eines Feldes ansteckender Gesundheit ist im geistigen und spirituellen Bereich der Schwerpunkt zu sehen. Vor allem wäre es zum Einstieg in diesen Bereich notwendig, die Spielregeln zu kennen, wie ich sie im Buch *Die Schicksalsgesetze – Spielregeln fürs Leben: Polarität – Resonanz – Bewusstsein* (Goldmann), dargelegt habe.

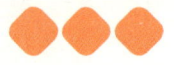

Jeder Schluss ist ein Neuanfang

Bisher ging es in diesem ganzheitlichen Gesundheitsratgeber darum, was wir alles dafür tun können, um uns wohlzufühlen und in Harmonie mit Körper, Geist und Seele zu leben. Bewegung, Ernährung, Entspannung – waren die Hauptkapitel.

Lassen Sie mich zum Schluss noch einen Blick auf einen Bereich werfen, der einen immer höheren Stellenwert in unseren modernen Leistungsgesellschaften bekommt. »Anti-Aging«, »Well-Aging« oder »forever young« heißen die neudeutschen Stichworte, die inzwischen schon einen ganzen Industriezweig beschäftigen. Und die Frage bleibt: Gibt es sichere Methoden gegen das Altern? Mit dem Altwerden haben wir ein viel tieferes Problem, als auf den ersten Blick

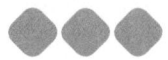

deutlich ist. Zwar wollen die meisten Menschen ziemlich alt werden, aber niemand will alt sein. Das aber führt zu einem grundsätzlichen Dilemma und macht viele unglücklich. Denn wenn alle etwas werden wollen, was dann niemand sein will, werden zum Schluss alle frustriert sein, vor allem wenn das Projekt gelingt. Wir müssen uns auch klarmachen, dass wir auf dem bestem Weg dazu sind.

Wir werden immer älter, und die gestiegene Lebenserwartung, auf die die Schulmedizin ganz zu Unrecht so stolz ist, bringt vor allem eine Steigerung der Alterserwartung, denn Kindheit und Jugendzeit können wir ja definitiv nicht verlängern, sondern nur die Zeit des Alters. Im Gegenteil, die Pubertät tritt immer rascher ein und insofern wird die in der Gesellschaft des Jugendkultes so gern überschätzte Jugend eher kürzer.

Alle wollen alt werden, aber niemand alt sein

Der Versuch, sie auszudehnen, indem die Lebensmitte oder Wechseljahre hinausgeschoben werden, scheitert ebenso kläglich wie in gefährlicher Weise. All die Hormongaben, um dem weiblichen Organismus vorzumachen, es sei noch gar nicht Zeit zum Wechseln, haben die Brustkrebszahlen so dramatisch erhöht, dass selbst beim anderen Geschlecht wagemutigste Mediziner davon abgerückt sind. Wir müssen den Organismus also wechseln lassen, wenn das an der Reihe ist, und haben nur die Wahl, die zweite Lebenshälfte ähnlich lang wie die erste zu gestalten. Bei den Damen ist mit 51 Jahren durchschnittlich der Wechsel erreicht. Männer sind ja leicht in allem etwas später dran, aber bis zur Lebensmitte haben sie dann doch meist aufgeholt. So haben beide Geschlechter inzwischen ein Problem mit dem Altern, auch wenn Letzteres bei Frauen vor allem von diesen selbst noch immer viel dramatischer gesehen wird.

Beim Altern kommen zwei Grundprobleme zusammen und summieren sich zu einer Katastrophe. Zum einen haben wir solche Angst vor dem Sterben, dass wir es um jeden Preis vermeiden wollen und schon deshalb steinalt werden möchten. Zum anderen hat sich ein bisher nie da gewesener Jugendkult entwickelt, der Menschen

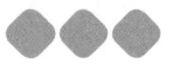

über 49 Jahren schon gar nicht mehr zählt. Zumindest ist das bei den Werbekunden im Fernsehen so. Die schalten nur dann bezahlte Spots, wenn sie wissen, dass jüngere Zuschauer zu erreichen sind

Anti-Aging ist schon deshalb eine Devise, die nicht funktionieren kann, weil wir in Wirklichkeit eben doch alle uralt werden wollen. Nur soll es niemand merken. Doch das ist natürlich unvermeidbar. Das Alter zeigt sich überall – von den typischen Krankheitssymptomen angefangen bis hin zu den markanten Hauterscheinungen.

Hormone mit Risiko

Nicht alle können das mit Würde und Fassung tragen, viele stürzen sich in einen verbitterten Kampf gegen alle sichtbaren Zeichen des Alters. Das beginnt bei gnadenlosem Fitnesstraining, das wenigstens nicht gesundheitsschädigend ist, geht weiter über kosmetische Operationen und endet bei einer Fülle sogenannter Wundermittel. Die reichen von Hormonen über Nahrungsergänzungsmittel bis hin zu völlig obskuren Wunderdrogen. Für die Industrie ist das längst ein Milliardengeschäft.

Vor der Therapie mit Hormonen ist dringend zu warnen. Sie verbessern nämlich nicht das Leben, sondern können es sogar erheblich verkürzen, da sie – wie die großen Studien an über einer Million Frauen ergeben haben – das Krebsrisiko um gut 60 Prozent erhöhen. Nach dem Ergebnis dieser Studien dürfte und müsste mit der Hormonersatztherapie endgültig Schluss sein. Die letzte große Untersuchung musste sogar von der sie überwachenden Ethikkommission abgebrochen werden, weil dieser das (Krebs-)Risiko für die Gruppe der Hormone schluckenden Frauen unzumutbar erschien.

Nahrungsergänzungsmittel müssen nicht sein

Die Flut der Nahrungsergänzungsmittel findet sicher ihren Markt, aber sie sind – wie unabhängige und größere Fallstudien zeigen – unkontrolliert und wahllos genommen letztendlich bestenfalls wirkungslos. Irgendwelche Stoffe zu schlucken, von denen Hersteller und Vertreiber Wunderwirkungen versprechen, ist ein naives und

bestenfalls wirkungsloses Konzept, auch wenn es mit noch so viel Elan vertreten und vertrieben wird. Mit welchen psychologischen Tricks gearbeitet wird, zeigt ein Beispiel: Ein Amerikaner vertritt mit Millionen Werbeaufwand sein Vitaminkonzept und behauptet frech, eine Mafia aus Pharmaindustrie und gekauften Politikern verhindere dessen weltweiten Durchbruch. Die Argumentation ist reißerisch und kann Menschen, die – oft mit Recht – Großkonzernen und Politikern skeptisch gegenüberstehen, nicht selten zu dieser »kleinen« Investition verführen. Die Argumente, warum gerade diese Vitaminpillen helfen sollen, sind aber bei genauerer Betrachtung eher lächerlich.

Es wird behauptet, Tiere bekämen nie einen Herzinfarkt, weil sie selbst die notwendigen Vitamine produzieren könnten. Menschen könnten das nicht und sollten deshalb diese Vitamine einnehmen, um sich so nicht nur vor Infarkten, sondern gleich noch vor allen anderen bösen Krankheitsbildern dieser Welt zu schützen. Das ist nicht nur naiv gedacht, sondern auch falsch. Wenn man Tiere nämlich so hält, wie Menschen heute oft leben, bekommen sie sehr wohl Herzinfarkte! Jene Hochleistungsschweine, zum Beispiel die, mit einer zusätzlichen Rippe ausgestattet, den Gewinn um je ein Steak pro Seite steigern sollten, verweigerten das, indem sie den Herztod starben. Man braucht nur zu versuchen, Zebras zu reiten, dann sterben auch sie an Herzproblemen. Aber tatsächlich können Tiere selbst viele notwendige Vitamine produzieren. Menschen können das auch, aber nicht im ausreichenden Maß.

Vitamine sind jedenfalls nicht genug

Der Schluss, Vitamintabletten könnten Infarkte vermeiden, ist dennoch nicht logisch. Genauso gut könnte man behaupten, Krokodile hätten einen Hornpanzer und niemals Geldprobleme. Daraus zu schließen, man müsse sich nur Krokohandtaschen umhängen, um Geldprobleme zu lösen, ist aber offensichtlich dumm.

Mich haben vor allem jene Witwen nachdenklich gemacht, die von mir wissen wollten, warum ihre Männer trotz der regelmäßigen

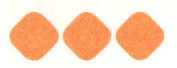

Einnahme der entsprechenden Vitamine so früh am Herztod sterben mussten. Wer nur Vitamine schluckt und damit glaubt, genug für sich und seine Gesundheit getan zu haben, der geht einen gefährlichen Weg. Wer sich dagegen regelmäßig im Sauerstoffgleichgewicht bewegt, sich sinnvoll ernährt und für ausreichende Entspannung und erholsamen Schlaf sorgt, der ist auf einem ungleich besseren Weg. Wenn er zusätzlich Vitamine schlucken will, soll er das tun. Es ist ungefährlich und manchmal sogar hilfreich.

Rezepte für ein langes vitales Leben

Um wirklich alt zu werden, gibt es einige Rezepte, die leicht und obendrein billig zu verwirklichen sind. Dass sie bei uns bisher aber nicht zum großen Renner werden, liegt daran, dass sie in Bereiche führen, die heute alles andere als populär sind. Und mit dem üblichen Anti-Aging-Konzept haben sie gar nichts zu tun. Denn auch wenn man über 2000 Dollar im Monat in Nahrungsergänzungsprodukte steckt – wie es viele US-Amerikaner längst tun –, wird man dadurch nicht älter, sondern nur ärmer.

Einschlägige Untersuchungen brachten auf der Suche nach dem langen Leben fast das genaue Gegenteil des »American Way of Life« ans Licht. Als man nämlich in den USA, der alten UdSSR und in Japan die 100-Jährigen des jeweiligen Landes auf mögliche Geheimrezepte untersuchte, kamen die Forscher zu einem deprimierenden Ergebnis: Es handelte sich fast ausschließlich um arme Menschen, die ein Leben lang einfach und wenig gegessen hatten. Eine Eiweiß- beziehungsweise Fleischmast, wie sie in den Ländern der sogenannten ersten Welt üblich geworden ist, konnten sie sich – aufgrund ihrer Armut – nicht leisten. Auch der bei uns übliche Überfluss an Fett war für sie schlicht und einfach unerschwinglich. Sie aßen Mahlzeiten, die auf einfachem Getreide- und damit Kohlenhydraten basierten. Alles andere wäre zu teuer geworden. Manche hatten sogar so wenig zum Leben, dass ihnen meist im Frühjahr die Nahrung ganz ausging und sie zeitweise fasten mussten. Auch wenn es lediglich aus

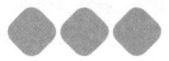

Not geschah, so aßen die meisten der 100-Jährigen ausgesprochen artgerecht und vor allem mäßig, für teure Delikatessen und Raffinessen fehlte ihnen in der Regel das Geld.

Auffällig häufig waren arme Imker unter den sehr alt gewordenen Menschen. Sie verkauften den geschleuderten Honig und behielten für sich lediglich die mit Pollen und Propolis verunreinigten Waben, die sie auskauten. Heute muss man davon ausgehen, dass sie damit unbewusst das Beste für ihre Gesundheit taten. Denn so bekamen sie die wertvollsten Stoffe aus dem Bienenhaus, die heute zum Beispiel in Form der Viabol-Kur[5] ihren Stellenwert für die Gesundheit eindrucksvoll untermauern.

Den Zusammenhang von Wohlstand und Lebenserwartung kennen wir inzwischen auch aus der umgekehrten Perspektive. Statistiken haben nämlich ergeben, dass reichere Menschen, die mehr als 50 000 Euro pro Jahr verdienen, durchschnittlich fast zwei Jahre früher sterben als ihre ärmeren Mitbürger. Wahrscheinlich verbrauchen die Bessergestellten mehr Lebenskraft beim Geldverdienen und vielleicht auch anschließend bei dessen Bewachung und vor allem können sie sich wohl viel zu viel »zu üppiges Essen« und eine Menge Bequemlichkeit leisten.

Untersuchungen von *Leon Chaitow* brachten ans Licht, dass Versuchstiere, die mit typischem US-Junkfood gefüttert wurden, dadurch etwa ein Viertel ihrer Lebenszeit einbüßten, während artgerecht und mäßig gefütterte Tiere ihre Lebenszeit um ein ganzes Drittel verlängern konnten. Diese Versuchsergebnisse sind – wie alle Tierversuche – natürlich nicht eins zu eins auf Menschen übertragbar. Aber sie zeigen doch die Richtung auf, die wir gehen müssten, um unsere Lebenserwartung wirklich zu steigern. Dabei hätte vor allem eine art- und typgerechte Ernährung, die obendrein vollwertig ist, große Vorteile: Sie verbessert neben der Quantität auch entscheidend die Qualität des Lebens.

Wir können aber noch viele weitere Pluspunkte sammeln: zum Beispiel, indem wir ausreichend trinken. Wasserreiches Gewebe hat allein schon den Vorteil, dass die Haut praller wird und wir damit viel jünger erscheinen. Als Kinder hatten wir noch ganz natürlich wasserreiches Gewebe und sahen entsprechend vital und knackig aus. Wenn wir im Laufe des Lebens – nicht nur hinter den Ohren – trockener werden – betrifft das alle Gewebe, und eben auch die Haut. Machen Sie den Test: Wenn von der Unterlage abgehobene Hautfalten einen Moment stehen bleiben, ist das ein Zeichen abnehmenden Wassergehaltes und geringerer Elastizität. Zwar lässt sich dieser Vorgang auch durch literweises Wassertrinken nicht wirklich umkehren, aber man kann diese vorzeitigen Alterszeichen auf der Haut immerhin hinauszögern.[10] Gleichzeitig lernen wir dabei, auf unseren Wasserhaushalt zu achten. Denn im Alter, wenn wir kaum noch Durst verspüren, ist die Gefahr des Austrocknens groß.

Während der sogenannten Jahrhundertdürre im Sommer 2003 gab es allein in Frankreich über 10 000 Todesopfer durch die Hitze. Sie sind letztlich verdurstet. Denn wer als junger Mensch nicht lernt, genügend Wasser zu trinken, lernt es als alter Mensch nimmermehr. Austrocknungsgefahr ist mit ein Grund dafür, dass manche Menschen auf Pflegestationen oder gar in der Psychiatrie landen. Wenn wir nicht genügend Flüssigkeit zu uns nehmen, arbeitet auch unser Gehirn nicht mehr richtig. Verwirrten alten Menschen fehlt es manchmal aber nicht am Verstand, sondern schlicht und einfach nur an der nötigen Flüssigkeit. Gerade Alleinlebende vergessen das Trinken manchmal regelrecht. Nehmen sie dann noch aus anderen medizinischen Gründen wie etwa Bluthochdruck entwässernde Tabletten, ist das Unglück schnell geschehen. Jugend kann Sünden gegen die eigene Gesundheit noch kompensieren, das Alter nicht mehr. Es lohnt sich also, auf allen Ebenen im Fluss zu bleiben.

Jugend kann Sünden gegen die eigene Gesundheit noch kompensieren, das Alter nicht mehr.

Ein weiterer Baustein zu einem langen vitalen Leben liegt darin, den eigenen Atem zu verlängern. Wie das geht, deutet das Kapitel

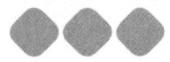

über den Atem zumindest an. Der »Verbundene Atem« kann, wenn er immer wieder ganz bewusst eingesetzt wird, zu einem wahren Lebenselixier werden. Dem Körper kommen die Abfuhr von Säure und Stoffwechselschlacken und die Zufuhr der Lebenskraft Prana enorm zugute. Die Seele wird neue Leichtigkeit spüren.

Mittagsschlaf erhält das Leben

Auch tiefe Entspannung und ein guter erholsamer Schlaf gehören zum Geheimnis jener Menschen, die auf ein langes Leben in guter Verfassung zurückblicken können. Wer Probleme mit dem Schlafen hat, könnte es mit dem beschriebenen *Sleepy-System* versuchen und obendrein den Mittagsschlaf einführen, der mittels dieses Schwingsystems noch ungleich beglückender und erhebender wird. Wer schon in jungen Jahren mittags ein kurzes, erholsames Nickerchen macht, kann daraus Kraft für den weiteren Tag, und wenn er es regelmäßig macht, auch für sein weiteres Leben schöpfen.

Die Oberstufe wirksamer Vitalisierung und Lebensverlängerung

Richtige Ernährung, Bewegung, Entspannung sind Grundlagen eines langen vitalen Lebens. Und das Schönste daran: Wir haben diese Möglichkeiten jederzeit selbst in der Hand. Darauf können und müssen sich allerdings noch seelische und geistige Schritte aufbauen. Offensichtlich ist, dass Menschen, die noch Ziele haben, die ihnen am Herzen liegen und die sie unbedingt verwirklichen wollen, die mit spürbarem Engagement im Leben stehen und es bewusst gestalten, sich wohler und vitaler fühlen und entsprechend jünger wirken – sofern sie den Bogen nicht überspannen. Dabei ist es auf den ersten Blick offenbar gar nicht so wichtig, welche Ziele wir vor Augen haben. Selbst materielle Wünsche wie der nach einem schönen Haus oder einer weiten Reise können diesen Effekt bewirken, auch wenn seelische oder gar spirituelle Ziele natürlich noch wirksamer sind. Unerfüllter und vor allem ungebrochener Ehrgeiz ist also ein Faktor, der jung erhält – allerdings nur, wenn er nicht übertrieben wird.

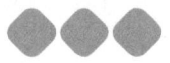

Selbst die Glücksforschung findet inzwischen heraus, dass Träume und Ziele und vor allem lebenslanges Lernen das Lebensglück deutlich messbar erhöhen.

Ja, und dann ist da noch die Liebe. Dass Verliebte aufblühen, ist unübersehbar. Und das gilt glücklicherweise in jedem Alter. Aber wenn sich kein passender Partner findet? Dann könnte man sich natürlich auch in Projekte und sogar in das Leben selbst verlieben. Sie selbst werden diesen Effekt spüren und die Menschen um Sie herum bemerken Ihre positive Veränderung und empfinden Sie als jung und von innerer Begeisterung strahlend. Allerdings liegt auch hier wieder die Gefahr in der Übertreibung. Wer zwanghaft von einer Verliebtheit in die nächste flieht, wird seine Lebenskräfte sogar früher verbrauchen und das auch nach außen spiegeln. Dasselbe passiert, wenn aus Ehrgeiz unstillbare Gier wird und die Lebenskraft im Kampf um materielle Schätze oder Ruhm verschwendet wird.

Der Charme des Einfachen

Schließlich gibt es noch einen weiteren, unerhört vielversprechenden Weg, vorzeitiges Altern zu verhindern und lange fit zu bleiben. Aber der ist ungleich schwerer zu gehen als die bisher genannten. In ihm liegen das eigentliche Geheimnis und die Quelle tiefer Zufriedenheit und ruhigen Glückes. Alle Anzeichen weisen nämlich darauf hin, dass ein einfaches Leben dasselbe deutlich verlängern, vertiefen und verbessern kann. Eine einfache Lebensführung, die alle Bereiche miteinbezieht, das klingt so einfach.

Doch bleibt das in unserem komplizierten modernen Leben für die allermeisten Menschen ein schwer erfüllbarer Traum. Zwar wollen viele gerne so leben, aber sie finden in der komplexen Lebens- und Arbeitswelt nicht den Weg dorthin. Hilfe wird inzwischen angeboten in Büchern, die es sogar bis auf Bestsellerlisten geschafft haben, und uns auffordern, die täglichen Lebenszusammenhänge zu vereinfachen. Nicht nur die Wohnung, sondern auch gleich den Alltag mit zu entrümpeln, wird von Feng-Shui-Experten empfohlen. Wem das gelingt, der fühlt sich jedenfalls wohler. Schon das Gefühl

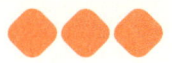

eines aufgeräumten Schreibtisches kann uns das vermitteln und uns geradezu beflügeln. Um wie viel belebender wird da das Gefühl eines aufgeräumten Alltags und Lebens wirken. Viele Menschen haben das erlebt, die zum Beispiel mit einer Woche *Fasten – Schweigen – Meditieren* oder entsprechenden Seminaren wie *Körper – Tempel der Seele* oder *Sinne, Sinn und Sinnlichkeit*[5] neue Prioritäten gesetzt und in ihrem Leben aufgeräumt haben, um anschließend wirklich mehr im Hier und Jetzt zu leben. Wer loslassen kann von seiner Vergangenheit, weil er sie einer Revision unterzogen und mit einer ehrlichen Bilanz abgeschlossen hat, der wird sich wie neugeboren fühlen und offen für den Zauber einer unbelasteten Gegenwart und daraus folgend auch Zukunft sein.

Lebenskünstler werden

Die Kunst der Unterscheidung

In einer Zeit des Überflusses und Überangebotes auf allen Ebenen müssen wir vor allem unterscheiden lernen, was uns nützt und was nur denen nützt, die mit uns ein Geschäft machen wollen. Letztere setzen natürlich alles daran, uns diesbezüglich zu verwirren und ihren Vorteil als unseren darzustellen.

Selbst die Ergebnisse wissenschaftlicher Studien sind nicht immer verlässlich. Das könnten wir auch wissen, spätestens seit ein deutsches Fernseh-Magazin juristisch abgesichert behaupten darf, 10 Prozent der Studien seien gefälscht, um an Forschungsgelder heranzukommen. Trotzdem heißt das, immerhin sind die übrigen 90 Prozent verlässlich. Selbst wo wir uns sicher wähnten, müssen wir also die buddhistische Kunst der Unterscheidungsschau üben.

Seit das ZDF-Magazin *Frontal 21* in der Sendung *Das Pharma-Kartell* aufgezeigt hat, mit wie viel Bestechung, Nötigung und Gefälligkeitsjournalismus die Pharmaindustrie Gesundheitsartikel selbst in großen Zeitschriften beeinflusst, muss auch hier ein kritischer Geist aufpassen, nicht alles leichtgläubig anzunehmen, nur weil es gedruckt ist.

Die einzig wirklich verlässliche Möglichkeit der Unterscheidung ist neben dem eigenen kritischen Verstand die Entwicklung der inneren Stimme beziehungsweise des inneren Arztes, wie *Paracelsus* diese Instanz zu nennen pflegte. Wir müssen lernen, zu spüren, was uns guttut und was uns wirklich fehlt. Dazu bietet das Programm mit den geführten Meditationen das beste Training.

Die Kunst der Unerreichbarkeit

In einem seiner ersten Bücher erzählt *Carlos Castaneda*, wie sein schamanischer Lehrer Don Juan ihm die Kunst der Unerreichbarkeit ans Herz legt. Wenn wir nicht immer sozusagen auf dem Sprung wären, wenn wir uns Rückzugsmöglichkeiten erlaubten und Zeiten ganz für uns allein – dann könnten wir viel eher in Frieden leben und unsere Lebensenergie besser und leichter erhalten. Aber das ist im Handy- und Internet-Zeitalter gar nicht so einfach. Wer das Gerät abschaltet, ist auch schnell abgeschrieben. Und wer heute im Berufsleben nicht ständig erreichbar ist, gilt schon nicht mehr als professionell. Aber wenn es im Beruf nicht geht, so sollten wir wenigstens unsere Freizeit anders organisieren und Zeiten der Unerreichbarkeit einplanen.

Schon eine halbe Stunde täglich unerreichbar sein führt zu spürbarer Entlastung.

Der Versuch lohnt sich auf jeden Fall, die Lebensführung zu vereinfachen und mehr bei sich anzukommen. In verschiedenen Seminaren habe ich erlebt, wie Menschen aufblühen, wenn sie sich von den aufwendigen und anspruchsvollen Kompliziertheiten lösen und sich einem in vieler Hinsicht bescheidenen Leben zuwenden. Entspannung tritt schon ein, wenn sie wissen, dass niemand sie mehr erreichen und in ihren Lebensrhythmus einbrechen kann.

Tatsächlich haben wir mit dem Primat der Kommunikation und Erreichbarkeit auch eine immense Störanfälligkeit geschaffen. Aussprüche in die Enge getriebener Menschen wie: »Ich halt das nicht

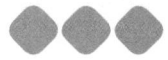

mehr aus!«, oder »Ich werde noch verrückt!«, zeigen das Dilemma. Abgesehen davon, dass es so ziemlich die dümmsten Affirmationen sind, wobei Letztere schon an sich ein Problem darstellen, fördern sie doch die Problematik als sich selbst erfüllende Prophezeiungen noch. Tatsächlich wird ja ein Drittel unserer Bevölkerung im Leben verrückt und landet in einer Psychose. All jene, die es dann nicht mehr aushalten, sammeln sich unter Diagnosen wie »Nervenzusammenbruch«, »Burnout« und »Depression«.

Wer es nur schafft, sich eine halbe Stunde am Tag unerreichbar zu machen, in dem er wirklich abschaltet, sich selbst und natürlich sein Handy und seine Online-Verbindung, erlebt schon spürbare Entlastung und Entspannung. So wäre natürlich auch der Mittagsschlaf zu retten und die Meditation zu sichern.

Einen Tag Luxus pro Woche

Wer sich das auch noch an einem ganzen Tag der Woche leistet im Sinne der alten jüdischen Sabbat-Idee, hat einen großen Schritt weiter in Richtung zu einem gesunden Leben getan. Ein ganzer Tag Abschalten und nur für sich da sein, nicht für den Partner, nicht für die Kinder und schon gar nicht für die Arbeit, ist heutzutage ein Luxus.

Ein ganzes Wochenende frei?

Wer sich sogar auf solche Art für ein ganzes Wochenende im Monat ausklinkt und dafür zu sich selbst kommt, so wie es heute viele moderne Frauen, wenn auch nur gequält mithilfe ihres PMS (= prämenstruelles Syndrom) schaffen, hat noch bessere Karten. Er könnte Energie tanken, seine Kräfte regenerieren und schon deutlich über das »Überlebensprogramm« hinauskommen. Hier beginnt schon »Leben«.

Eine Woche pro Jahreszeit

Fast schon ein Lebenskünstler ist, wer sich eine ganze Woche Ausstieg aus dem normalen Wahnsinn pro Jahreszeit leistet. Nicht selten erlebe ich den Unterschied in meinen meist einwöchigen Seminaren.

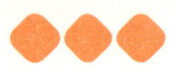

Diejenigen, die sich ausklinken, sind dann auch ganz da, im Gegensatz zu jenen, die verbunden und damit irgendwie auch (in den alten Zusammenhängen) hängen bleiben. Vier bis fünf Fastenkurse machen mir jedes Jahr von Neuem deutlich, wie gut es Menschen tut, einmal auf körperlicher, seelischer und geistiger Ebene loszulassen. Der Charme der Einfachheit ist für diejenigen, die ihn noch nicht kennen, überwältigend. Weniger kann so viel mehr sein!

Wer einmal gelernt hat, sich auch über all das zu freuen, was er nicht oder noch besser nicht mehr braucht, genießt einen Bummel durch die Stadt auf ganz eigene Art. Nichts zu brauchen ist ein wundervolles Gefühl. Sagt es uns doch, dass wir alles haben, was wir brauchen. Wer glaubt, Glück mache aus, alles zu bekommen, was man wolle, der wird dieses Ziel nie erreichen. Wer aber erkennt, dass er nur alles zu wollen braucht, was er bekommt, ist bereits am Ziel und glücklich. Glück können wir nicht machen, aber wir können es geschehen lassen. Oft brauchen wir dazu nur aufzuhören mit all dem Machen und das Glück stellt sich von ganz allein ein.

Fortgeschrittene Lebenskünstler

Fortgeschrittene in Sachen Lebenskunst leisten sich einen ganzen Monat im Jahr nur für sich und ihre Entwicklung, Entspannung und Lieblingsthemen. Selbst Angestellte bekommen das durch geschickte Lebensplanung hin – wenn sie denn wollen. In solchen Auszeiten, die eigentlich im Gegenteil jene Zeiten sind, wo man wirklich eingeschaltet ist für sich und die eigenen Träume, können die Weichen neu gestellt werden. Wahrscheinlich verlängern sie auch das Leben, sicher aber verbessern sie seine Qualität. Die Meister der Lebenskunst schließlich schenken sich pro Lebenshälfte ein ganzes Jahr. Solch ein sogenanntes Sabbatical wird nicht selten zur entscheidenden Zeit des ganzen Lebens. Allein schon die Tatsache, sich solch eine lange Zeit leisten zu können, hat etwas unglaublich Entspannendes. Vor allem kann man in seinem eigenen Jahr geistig-seelisch wieder (lebens-)fit werden, das Körperliche kommt nebenbei oder hinterher.

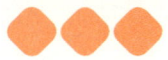

Mögliche Modelle für eine gesunde Zukunft

Wer gesund werden und sich gesund erhalten will, muss wohl in Zukunft mehr denn je auf Eigenverantwortung setzen. Denn wer sich auf den Staat und »das System« verlässt, wird zunehmend verlassen sein, weil die entsprechenden »Kassen« bereits zu sehr geplündert sind. Selbst wenn der Wille bestünde, die Weichen in Richtung »echter Vorbeugung«, sanfter Medizin und ganzheitlicher Gesundheit zu stellen, lägen hier also nur sehr überschaubare Chancen. Abgesehen davon wird diese Absicht in den in Deutschland in Fülle produzierten Gesundheitsreformen nicht einmal im Ansatz sichtbar. Da geht es immer nur um Kosteneinsparung und Verwaltung der eingetretenen Misere. Das Gesundheitssystem ist schon längst ein Krankheitssystem, in dem – wie schon beklagt

Wer gesund bleiben will, muss selbst die Verantwortung für sein Befinden übernehmen.

– 17 000 Menschen pro Jahr an vermeidbaren medizinischen Fehlern und 25 000 an den Wirkungen und Nebenwirkungen schulmedizinischer Medikamente sterben.

Natürlich kostet umfassende Gesundung Geld, wenn sie auch auf Dauer die billigste Variante ist und enorme Kosten sparen könnte. Außerdem liegt es nicht am Geldmangel, wie die große Finanzkrise nun ja enthüllt. Um die Spielschulden unverantwortlicher Investmentbanker zu sanieren, sind Hunderte von Milliarden da. Hunderte von Millionen für das Gesundheitssystem, eine überfällige Kindergelderhöhung oder Sanierung von Hochschulen sind aber keinesfalls aufzubringen. Ganz offensichtlich hängt das vom Willen der Politiker ab, und der geht eben – milde gesagt – in andere Richtungen. Das Spitzenprodukt der Evolution, der Mensch, ist es sich bisher nicht wert, bessere Regierungen zu haben, die ihn selbst, den Menschen, in den Mittelpunkt ihrer Politik stellen. Solange aber Geld und Profit im Zentrum stehen, sind die Hoffnungen auf Hilfe

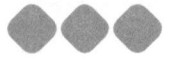

Bewusstseinsveränderung

Jeder sinnvollen Ernährungs-, Bewegungs- und Entspannungsumstellung muss eine entsprechende Bewusstseinsveränderung vorausgehen: Nicht das Sein bestimmt das Bewusstsein, sondern das Bewusstsein das Sein. Man muss lernen, wie das Bewusstsein den Körper lenkt, und nicht umgekehrt.

Anhand des Tarots lässt sich dies veranschaulichen: Unter 22 sogenannten Großen Arkana-Karten bildet bereits die vierte den Herrscher ab, auf einem Würfel sitzend. Der Würfel symbolisiert mit seinen sechs Vierecken – die aufgeklappt ein Kreuz ergeben – das Symbol der materiellen Welt. Der Herrscher besitzt und lenkt somit die Materie. Die meisten Menschen werden von der Materie beherrscht; den wenigsten gelingt es, den eigenen Körper aktiv zu lenken. Eine Möglichkeit bietet hierbei die Meditation, mit der man den Körper zur Ruhe kommen lassen kann, auch wenn dies etwas Übung voraussetzt. Er wird lernen, den Impuls, sich während einer Meditationssitzung zu kratzen, zu ignorieren, da stilles Sitzen vorgegeben ist.

Ganz Ähnliches lässt sich durch Fastenzeiten erzielen, in denen der Körper erfahren muss, erst dann wieder essen zu können, wenn das Bewusstsein sich dafür entscheidet. Auf diese Weise wird der Körper lernen, kein Hungergefühl zu entwickeln, da es ihm sowieso nicht weiterhilft.

Das Bewusstsein muss dem Körper den Weg weisen und nicht umgekehrt; die Gesundheit des Organismus sollte durch die Impulse des Bewusstseins gefördert werden. Allerdings hat man auch hier die freie Wahl, sich vom Bewusstsein zwingen zu lassen oder freiwillig bestimmte Entscheidungen zu fällen. Meistens sind es erst schwere Schicksalsschläge wie Erkrankungen, Unfälle oder Verluste,

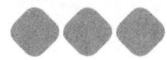

die zu Bewusstseinsveränderungen führen – im Sinne von »Krankheit als Weg«. Es wäre jedoch gar nicht notwendig, sich erst durch Schicksalsschläge zwingen zu lassen. Die Erkenntnis, dass jeder Mensch sterblich und Zeit relativ begrenzt ist, könnte uns schon vorher freiwillig auf den Weg bringen.

Warum werden Menschen erst bei Schicksalsschlägen auf die eigentlichen Themen ihres Lebens aufmerksam? Warum ist man erst über die Gesundheit des Körpers glücklich, wenn Krankheitsbilder überwunden sind, und nicht bereits, wenn er noch gesund ist und tadellos funktioniert? In der Medizin wird man erst zur Kur geschickt, wenn die Gesundheit bereits ruiniert ist. Theoretisch ist man sich einig, dass Prävention wichtig ist; in der Praxis wird dies jedoch nicht umgesetzt. Vorbeugen ist jedoch immer eine Angelegenheit des Bewusstseins.

Derjenige, der seinen Körper nur dann wahrnimmt, wenn er Defizite anzeigt, wird es gewohnt sein, sich zwingen zu lassen und nur über Schmerzen und Funktionsstörungen auf ihn »zu hören«. Ähnliches lässt sich bei Kindern beobachten, die die Zuwendung der Mutter über Erkrankungen einfordern; das Kranksein wird auf diese Weise erheblich gefördert. Untersuchungen zeigen, dass Kinder geradezu »lernen«, krank zu sein.

Das Fazit ist klar: Wer bereits seinem gesunden Körper Zuwendung und Aufmerksamkeit schenkt, wird seine Leistungsfähigkeit noch steigern können und das ungleich bessere Leben haben. Würde er überhaupt die Spielregeln des Lebens im Vorhinein lernen, wie in dem Buch *Die Schicksalsgesetze* angeregt, könnte er sich unendlich viel Leid ersparen und durch voraussehende Entscheidungen und Maßnahmen im Sinne dieses Buches und der drei guten Dinge – Bewegung – Ernährung – Entspannung – einem gesunden Bewusstsein eine gesunde Grundlage schaffen.

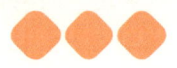

von außen gering. Wer alles, was er tut, wegen des Geldes tut, wird zum Schluss für Geld alles tun. Und genau das erleben wir ja schon ständig. Wer Abhilfe will, fängt also besser bei sich selbst an.

Hilfe von außen bräuchte ein Gesundheitssystem, das diesen Namen verdient, und dafür sorgt, dass Patienten und Ärzte gesund bleiben. Letztere müssten dafür bezahlt werden, dass sie Patienten gesund erhalten. Im gängigen System profitieren Mediziner – ob sie wollen oder nicht, wenn ihre Patienten krank bleiben. In Deutschland geht das Ende des ersten Jahrzehnts des neuen Jahrtausends in eine völlig absurde Richtung. Da die Mediziner inzwischen ihr Geld entsprechend der Schwere der behandelten Symptome und Krankheitsbilder erhalten, übertreiben sie die Diagnosen, um an mehr Geld zu kommen. Was auf den ersten Blick wie ein organisatorisches Problem aussieht, hat auf den zweiten aber erhebliche Konsequenzen. Denn übertriebene Diagnosen machen den Patienten Angst und vor allem ganz unnötige und sinnlose. Die Psychoneuroimmunologie belegt mittels Studien, wie sehr Angst und Schockerlebnisse das Immunsystem schwächen. Eine übertriebene Diagnose kann durchaus einen Schock auslösen.

Ärzte sollten sich künftig als Anwälte der Gesundheit verstehen.

Ein paar Zahlen mögen die Brisanz dieses Themas unterstreichen. Nur 2 Prozent der Raucher bekommen ein Bronchialkarzinom, aber über 60 Prozent derjenigen, die einen schweren Schock durch Verlust erleiden, haben ein Jahr später Krebs. Solche Zahlen sollten diejenigen bedenken, die in bestimmten Rhythmen Angstkampagnen inszenieren, von SARS, der gefährlichen chinesischen Lungenentzündung, über die Vogel- bis hin zur Schweinegrippe. Es sterben tatsächlich auch bei uns Menschen an diesen aufgebauschten (Schweinegrippe) oder völlig erfundenen (Vogelgrippe) Epidemien, nur ganz anders, als das behauptet wird. Menschen können durchaus an Angst sterben, aber natürlich macht sie auch nichts so

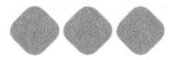

gefügig wie Angst. In einer Medizin der Zukunft müsste der Arzt – fast im Sinne der alten chinesischen Tradition – wieder zum Anwalt der Gesundheit werden, wie ich es hier in diesem Buch versucht habe. Idealerweise würden die Ärzte dann von der Gesunderhaltung ihrer Patienten leben. Ihre Zahl aber würde deutlich sinken. Unbelehrbare Schulmediziner müssten umgeschult werden etwa zu Medizintechnikern, was oft keines großen Aufwandes bedürfte. Immerhin würden 70 Prozent der Menschen in Österreich einen Arzt als Anwalt ihrer Gesundheit sehr begrüßen.

Langfristig hinterlässt ein dermaßen krankes System, auch wenn es sich noch immer frech Gesundheitswesen nennt, unerfreuliche Spuren nicht nur in Körper und Seele von Patienten, sondern auch in der von Ärzten. Auf beiden Ebenen ist dringend Abhilfe geboten. Aus den Erfahrungen mit Ausbildungen von Therapeuten kenne ich den wundervollen Effekt, wenn ein persönlich gesundeter Arzt wieder Freude an seiner Arbeit findet und Patienten in ihrem Bestreben unterstützt, ihre Gesundheit zu erhalten und weiter zu verbessern.

Auf Dauer liegt – meines Erachtens – unsere einzige Chance darin, Gesundheit primär zu erhalten und zu genießen. Es ist so viel leichter, ein gut trainiertes Muskelsystem in Schuss zu halten, als ein heruntergekommenes wieder hoch zu bringen. Anstatt täglich, kräftige ich meine Bauchmuskeln ein- bis zweimal in der Woche wenige Minuten. Das genügt vollkommen und ist auf vieles andere übertragbar. Ein fester Bauch macht in der Erhaltung kaum Arbeit, aber immer Spaß und bei jedem Atemzug hilft er bei der Massage der Därme, ohne dass wir es überhaupt merken.

Sich am Aufbau eines umfassenden Feldes ansteckender Gesundheit zu beteiligen, macht zum Glück großen Spaß. Darin liegt wiederum die Chance, dass es sich langfristig durchsetzen könnte. Ich wünsche mir und hoffe sehr, mit diesem Programm einen Beitrag zur Verbreitung ansteckender Gesundheit zu leisten. Denn besser das Leben wagen, als es versäumen. Und wir haben nichts zu verlieren, aber alles zu gewinnen!

Anmerkungen

[1] Dahlke, Dr. Ruediger: *Schwebend die Leichtigkeit des Seins erleben*. Darmstadt: Schirner, 2009.

[2] Trager, Milton/Hammond, Cathy: *Meditation und Bewegung*. München: Heyne Verlag, 2000.

[3] Dahlke, Dr. Ruediger/Hößl, Robert: *Verdauungsprobleme*. München: Knaur Verlag, 2001.

[4] Dahlke, Dr. Ruediger: *Krankheit als Symbol*. München: C. Bertelsmann, 2007.

[5] Infos dazu unter: www.heilkundeinstitut.at – Heil-Kunde-Institut Graz, A-8151 Hitzendorf, Telefon 0043(0)316/71 98 88–5, Fax, 0043(0)316/71 98 88–6.

[6] Budwig, Dr. Johanna: *Die Öl-Eiweiß-Kost*. Kernen: Sensei Verlag, 2004.

[7] Wendt, Lothar: *Krankheiten. Ernährung, Diät, Therapie*. Stuttgart: K.F. Hang, 1985.

[8] Temelie, Barbara: *Ernährung nach den fünf Elementen*. Sulzberg: Joy-Verlag, 2002.

[9] Dahlke, Dr. Ruediger/Neumayr, Dorothea: *Vom Essen, Trinken und Leben*. Stuttgart: Haug Verlag, 2007.

[10] Dahlke, Dr. Ruediger: *Das große Buch vom Fasten*. München: Goldmann Arkana Verlag, 2008.

[11] Honauer, Urs: *Wasser – Die geheimnisvolle Energie für Gesundheit und Wohlbefinden*. München: Irisiana, 1998

[12] Dahlke, Dr. Ruediger: *Reisen nach Innen*. Audio-CD. München: Ariston Verlag, 2006.

[13] Dahlke, Dr. Ruediger: *Mandalas der Welt*. München: Kailash Verlag, 2006.

[14] Dahlke, Dr. Ruediger: *Mein Idealgewicht*. Audio-CD. München: Goldmann Arkana-Audio, 2002.

[15] Dahlke, Dr. Ruediger: *Körper als Spiegel der Seele*. München: Gräfe und Unzer Verlag (GU), 2007.

[16] Meine eigenen Fastenseminare finden Sie unter www.dahlke.at

[17] Dahlke, Dr. Ruediger: *Schlaf – die bessere Hälfte des Lebens*. München: Heyne Verlag, 2008. Als Audio-CD erschienen im Ansata Verlag, 2005.

[18] www.schwebeliege.at

[19] »Spirituelle« Kleidung von »The Spirit of Om«: Manfred Weinreich, E-Mail: holismus@t-online.de

Adressen

Vorträge, Seminare, Reisen, Ausbildungen und Therapien
Heil-Kunde-Institut Graz
Oberberg 92
A-8151 Hitzendorf
Telefon 0043(0)316/71 98 88–5
Telefax 0043(0)316/71 98 88–6
E-Mail: info@dahlke.at
Internet: www.dahlke.at

Einzeltherapien, Beratungen, Wochenendseminare
Heil-Kunde-Zentrum Johanniskirchen
Schornbach 22
D-84381 Johanniskirchen
Telefon 0049(0)8564/819
Telefax 0049(0)8564/14 29
E-Mail: hkz-dahlke@t-online.de
Internet: www.dahlke-heilkundezentrum.de

Bezugsquelle
Angegebene Geräte, Fasten-Utensilien, weitere Hilfsmittel, Bücher, CDs:
www.heilkundeinstitut.at

Orthopädische Praxis
Dr. med. Eduard Lanz
Merangasse 63
A-8010 Graz
Telefon 0043(0)316/38 21 06–0
E-Mail: dr.lanz@aon.at
Internet: www.sportarzt.at

Veröffentlichungen von Ruediger Dahlke

Zahlreiche Bücher, CDs und DVDs finden sich unter www.dahlke.at. Hier werden alle Titel ständig aktualisiert und für jedes Buch kann das Inhaltsverzeichnis abgerufen werden.

Die Schicksalsgesetze – Spielregeln fürs Leben: Polarität – Resonanz – Bewusstsein. Goldmann, 2009

Krankheit als Sprache der Kinderseele. Mit V. Kaesemann. C. Bertelsmann, 2009

Krankheit als Symbol. C. Bertelsmann, überarbeitete und ergänzte Neuauflage, 2008

Die Psychologie des Geldes. Nymphenburger, 2008

Meine 50 besten Gesundheitstipps. Heyne, 2008

Das große Buch vom Fasten. Goldmann, 2008

Schwebend die Leichtigkeit des Seins erleben. Schirner, 2008

Der Körper als Spiegel der Seele. Gräfe und Unzer, 2007

Vom Essen, Trinken und Leben. Mit D. Neumayr. Haug, 2007

Notfallapotheke für die Seele. Nymphenburger, 2007

Wage dein Leben jetzt! www.heilkundeinstitut.at, 2007

Das große Buch der ganzheitlichen Therapien. Integral, 2007

Depression. Wege aus der dunklen Nacht der Seele. Goldmann, 2006

Richtig essen. Knaur, 2006

Schlaf — die bessere Hälfte des Lebens. Integral, 2005

Worte der Heilung. Schirner, 2005

Fasten Sie sich gesund. Irisiana, 2004

Von der Weisheit des Körpers. Knaur, 2004

Aggression als Chance. C. Bertelsmann, 2003, Goldmann

Krankheit als Sprache der Seele. Goldmann, 1999

Lebenskrisen als Entwicklungschancen. Goldmann, 1999

Mandalas der Welt. Kailash, 1985

Das Arbeitsbuch zur Mandala-Therapie. Irisiana, 1999

Entschlacken — Entgiften — Entspannen. www.heilkundeinstitut.at, 2003

Frauen-Heil-Kunde. Mit M. Dahlke und Prof. Dr. V. Zahn. Goldmann Taschenbuch, 2003

Gewichtsprobleme. Knaur, 1989

Der Weg ins Leben. Mit M. Dahlke und Prof. Dr. V. Zahn. Goldmann Taschenbuch

Verdauungsprobleme. Mit Dr. R. Hößl. Knaur, 1990

Herz(ens)probleme. Knaur, 1990

Die Psychologie des blauen Dunstes. Mit Margit Dahlke. Knaur, 1989

Reisen nach Innen. Ullstein Taschenbuch, 2004

Die wunderbare Heilkraft des Atmens. Mit A. Neumann. Integral, 2000

Das senkrechte Weltbild. Ullstein Taschenbuch, 2005

Krankheit als Weg. C. Bertelsmann, 1983

Habakuck und Hibbelig. Heyne, 1994

Woran krankt die Welt? Riemann, 2001

Meditationsführer. Mit Margit Dahlke. Schirner, 1999

Mandala-Malblock. Edition Neptun, 1984

Die Säulen der Gesundheit. Mit B. Preiml und F. Mühlbauer, Goldmann Taschenbuch, 2001

Meditationen bei Goldmann-Arkana-Audio (CDs):
Hintergrundmusik: Bruce Werber und Claudia Fried
Das Gesetz der Polarität, Das Gesetz der Entsprechung, Bewusstseinsfelder

»Heil-Meditationen«
Allergien, Angstfrei leben (auch als CD mit Begleitbuch), *Ärger und Wut, Bewusst Fasten, Bewusstseinsfeld, Den Tag beginnen, Depression, Elemente-Rituale, Die 4 Elemente, Energiearbeit, Entgiften – Entschlacken – Loslassen* (auch als CD mit Begleitbuch), *Frauenprobleme, Ganz entspannt, Gesetz der Anziehung, Gesetz der Polarität, Hautprobleme, Heilungsrituale, Herzensprobleme* (hoher Blutdruck und Infarkt), *Innerer Arzt, Kopfschmerzen, Krebs, Lebenskrisen als Entwicklungschance, Leberprobleme, Mandalas – Wege zur eigenen Mitte, Mein Idealgewicht* (auch als CD mit Begleitbuch), *Naturmeditation, Niedriger Blutdruck, Partnerbeziehungen, Rauchen* (auch als CD mit Begleitbuch), *Rückenprobleme, Schattenarbeit, Schlafprobleme, Schwangerschaft und Geburt, Selbstheilung, Selbstliebe, Vom Stress zur Lebensfreude, Sucht und Suche, Tiefenentspannung, Tinnitus und Gehörschäden* (auch als CD mit Begleitbuch), *Traumreisen, Verdauungsprobleme, Visionen.*

»Kindermeditation«
bei Goldmann Arkana Audio (CD): *Märchenland*
bei Schirner (CD): *Ich bin mein Lieblingstier*

Meditationen bei Integral (CD): *Erquickendes Abschalten mittags und abends, Schlaf – die bessere Hälfte des Lebens, Leichtigkeit des Schwebens, Schutzengel-Meditationen, 7 Morgenmeditationen, Die Heilkraft des Verzeihens.*

Vorträge (CD, Video, DVD)
Aggression als Aufgabe und Chance, Anfang und Ende, Angst, Bedeutung der Rituale in Vergangenheit und Gegenwart, Depressionen, Der verbundene Atem, Deutung und Bedeutung von Krankheitsbildern, Die archetypische Bedeutung von Wasser und Kristallsalz, Die Leichtigkeit des Schwebens, Die Medizin der Zukunft, Die Psychosomatik von Krebs, Die Reifungskrisen des Lebens, Entgiften – Entschlacken – Loslassen, Fasten, Geführte Fantasiereisen, Geleitete Meditationen, Gesund sein – ganzheitlich leben, Gesunder Egoismus – gesunde Aggression, Gesundheitliche Krisen, Gewichtsprobleme, Heilung und Meditation, Homöopathie, Kopfschmerzen, Krankheit als Sprache der Seele, Krankheit als Symbol, Krankheitsdeutung, Lebenskrisen als Entwicklungschance, Mandalas als Ausdruck des göttlichen Selbst, Moderne Reinkarnationstherapie, Partnerschaft als Chance und Aufgabe, Psychotherapie und Reinkarnationstherapie, Reise nach Innen, Säulen der Gesundheit, Sucht und Suche, Übergänge im Leben, Wege der Heilung, Woran krankt die Welt?, Wunden des Weiblichen.
Zu beziehen über **Auditorium- Netzwerk**, Habspergstraße 9a, 79379 Müllheim-Baden, Telefon 07631/17 07 43, Telefax 07631/17 07 45, E-Mail: info@auditoriumnetzwerk.de

Seminare, Ausbildungen, Reisen mit Ruediger Dahlke
Grundausbildung »Archetypische Medizin«. Weiterführende Ausbildungen: Atemtherapeut/in, Meditationslehrer/in, Fastenberater/in, Reinkarnationstherapeut/in.

Informationen: Heil-Kunde-Institut Graz, Oberberg 92, A-8151 Hitzendorf, Telefon 0043(0)316/71 98 88–5, Telefax 0043(0)316/71 98 88–6, Internet: www.dahlke.at

Bestellungen von Büchern und Hilfsmitteln: www.heilkundeinstitut.at

Informationen zu Psychotherapien, Beratungen, Seminaren
Heil-Kunde-Zentrum, Schornbach 22, 84381 Johanniskirchen, Telefon 08564/819, Telefax 08564/14 29, Internet: www.dahlke.at

Vita

Dr. med. Ruediger Dahlke studierte Medizin in München; Weiterbildung zum Arzt für Naturheilweisen, in Psychotherapie und Homöopathie. Seit 1978 ist er als Psychotherapeut und Fastenarzt tätig. Er entwickelte die deutende Psychosomatik, die sich 1983 in dem Werk *Krankheit als Weg* niederschlägt; mehrjährige Zusammenarbeit mit Thorwald Dethlefsen; 1989 Trennung, um den eigenen Weg der Krankheitsbilder-Deutung und einer spirituellen Medizin unbehindert fortzusetzen.

Aufbau des Heil-Kunde-Zentrums im niederbayrischen Johanniskirchen und Weiterentwicklung der Krankheitsbilder-Deutung; 20 Jahre Ausbildungen zur »Archetypischen Medizin« im Rahmen des Heil-Kunde-Instituts Graz; weiteres Ziel: Verbreitung eines Feldes ansteckender Gesundheit auf Seminaren, geführten Reisen und Kreuzfahrten, Trainings, Kongressen und Vorträgen und ab Ende 2009 in dem Internetportal *Mymedworld (www.mymedworld.cc)*.

Viele seiner Bücher wie *Krankheit als Sprache der Seele, Lebenskrisen als Entwicklungschancen, Körper als Spiegel der Seele, Depression – Wege aus der dunklen Nacht der Seele, Krankheit als Weg* und zuletzt *Psychologie des Geldes* wurden Bestseller. *Mandalas der Welt* brachte die Mandala-Malwelle in Schwung.

Krankheit als Symbol entwickelte sich als Nachschlagewerk zum Standardwerk der ganzheitlichen Psychosomatik, *Bewusst Fasten* bzw. heute *Das große Buch vom Fasten* halfen der neuen Fasten-Tradition auf den Weg. Die Integration spiritueller Themen ist ihm bei all dem ein wichtiges Anliegen.

In seinen über 50 Audio-Selbsthilfeprogrammen auf CD setzt er in besonderer Weise auf die Wirkung des ganzheitlichen Ansatzes. Seine Bücher wurden über 200 Mal übersetzt und liegen in 23 Sprachen vor.

Informationen zu Seminaren, Veranstaltungen und Veröffentlichungen unter www.dahlke.at oder im Heil-Kunde-Institut Graz, A-8151 Hitzendorf, Telefon 0043(0)316/71 98 88-5, Telefax 0043(0)316/71 98 88-6, E-Mail: info@dahlke.at

Register

Impressum

© 2009 by Südwest Verlag,
einem Unternehmen der
Verlagsgruppe Random House GmbH,
81637 München

Hinweis
Die Ratschläge in diesem Buch sind von Autor und Verlag sorgfältig erwogen und geprüft, dennoch kann keine Garantie übernommen werden. Eine Haftung des Autors bzw. des Verlages und seiner Beauftragten für Personen-, Sach- und Vermögensschäden ist ausgeschlossen.

Redaktionsleitung: Dr. Harald Kämmerer

Projektleitung: Isabella Kortz

Redaktion: Eva-Maria Klaffenböck, Susanne Schneider

Layout & Satz: Grafikatelier luk / Tilman Leher

Umschlaggestaltung: R.M.E Eschlbeck / Kreuzer / Botzenhardt unter Verwendung eines Motivs von Christian M. Weiß, München

Bildnachweis
Illustrationen: Janine Waintrop
Fotos und Covermotiv: Christian M. Weiß
Illustrationen Tipp-Kästen, S. 212: Tilman Leher

CD-Produktion aufgenommen im Rhytmus Verlag / Tonstudio Johanniskirchen, Musik: Bruce Werber und Claudia Fried

Herstellung: Reinhard Soll

Druck und Bindung: GGP Media GmbH, Pößneck

Printed in Germany

ISBN: 978-3-517-08554-8

9817 2635 4453 6271

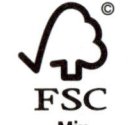

FSC
Mix
Produktgruppe aus vorbildlich
bewirtschafteten Wäldern und
anderen kontrollierten Herkünften
Zert.-Nr. SGS-COC-1940
www.fsc.org
© 1996 Forest Stewardship Council

Verlagsgruppe Random House
FSC-DEU-0100

Das FSC-zertifizierte Papier
Munken White für dieses Buch
liefert Arctic Paper, Munkedals